陕西省肿瘤登记监测报告
（2020—2021 年）

张一力　程永兵　主编

西北大学出版社
·西安·

图书在版编目（CIP）数据

陕西省肿瘤登记监测报告. 2020—2021年 / 陕西省疾病预防控制中心编；张一力，程永兵主编. — 西安：西北大学出版社，2023.11

ISBN 978 - 7 - 5604 - 5264 - 7

Ⅰ. ①陕… Ⅱ. ①陕… ②张… ③程… Ⅲ. ①肿瘤—卫生监测—研究报告—陕西 Ⅳ. ①R73

中国国家版本馆 CIP 数据核字（2023）第 219166 号

陕西省肿瘤登记监测报告（2020—2021 年）

作　　者	陕西省疾病预防控制中心　编
	张一力　程永兵　主编
出版发行	西北大学出版社
地　　址	西安市太白北路 229 号
邮　　编	710069
电　　话	029 - 88302590
网　　址	http：//nwupress.nwu.edu.cn
电子邮箱	xdpress@nwu.edu.cn
经　　销	全国新华书店
印　　装	陕西瑞升印务有限公司
开　　本	787mm×1092mm　1/16
印　　张	16.5
字　　数	350 千字
版　　次	2023 年 11 月第 1 版　2023 年 11 月第 1 次印刷
书　　号	ISBN 978 - 7 - 5604 - 5264 - 7
定　　价	149.00 元

如有印装质量问题，请与本社联系调换，电话 029 - 88302966。

《陕西省肿瘤登记监测报告（2020—2021年）》编委会

前　言

恶性肿瘤是严重威胁人类生命和健康的一大类疾病。肿瘤登记是定期搜集、储存、整理、统计分析和评价肿瘤发病、死亡及生存资料的统计制度，也是国际公认的恶性肿瘤信息的收集方法。通过开展肿瘤登记工作，可以全面、准确、及时地掌握居民恶性肿瘤发生与死亡等相关信息，为制订肿瘤防治措施、探索肿瘤防治方法和评价肿瘤防控效果提供主要科学依据。

陕西省肿瘤登记工作起步于 2008 年。随着该项目被纳入"国家重大公共卫生服务项目"，陕西省肿瘤登记项目覆盖范围也不断扩大，数据质量不断提高。自 2020 年起，陕西省疾病预防控制中心相继发布了《2018 年陕西省肿瘤登记年报》《陕西省肿瘤登记监测报告（2019 年）》，旨在分析陕西省肿瘤流行特征，将最新数据提供给卫生行政部门及专业科研人员。

根据《健康中国行动——癌症防治实施方案（2019—2022 年）》的要求，我们将不断提升肿瘤登记数据质量，逐年发布肿瘤登记监测报告。《陕西省肿瘤登记监测报告（2020—2021 年）》（以下简称《报告》）系统报告了 2017 年和 2018 年陕西省肿瘤登记地区人群恶性肿瘤发病与死亡的流行情况，为恶性肿瘤的防控与研究提供了基础数据。其中 2017 年陕西省肿瘤监测报告覆盖 18 个区县，包括 9 个城市地区和 9 个农村地区；2018 年陕西省肿瘤监测报告覆盖 32 个区县，包括 13 个城市地区和 19 个农村地区。本《报告》内容共分 7 章：第一章为概述；第二章为肿瘤登记的统计学分类及指标；第三章为数据质量评价；第四章为 2017 年陕西省肿瘤登记地区恶性肿瘤的发病与死亡情况；第五章为 2017 年陕西省肿瘤登记地区各部位恶性肿瘤的发病与死亡情况；第六章为 2018 年陕西省肿瘤登记地区恶性肿瘤的发病与死亡情况；第七章为 2018 年陕西省肿瘤登记地区各部位恶性肿瘤的发病与死亡情况；最后为附录。

本《报告》是在国家癌症中心、国家肿瘤登记中心和陕西省卫生健康委员会的大力支持下完成的，同时也凝结着全省各级疾病预防控制中心和医疗机构肿瘤登记工作者的辛勤劳动，在此表示衷心的感谢！

编者

2023 年 8 月

目　　录

第一章 概 述

一、陕西省肿瘤登记系统介绍

2008 年，卫生部（现为国家卫生健康委员会）和财政部将肿瘤登记工作纳入中央财政补助地方公共卫生专项，在全国建立起有代表性、统一规范的肿瘤登记报告制度。在此专项的支持下，陕西省肿瘤随访登记项目正式启动，启动伊始，成立了省级和县级两级组织，其中省级组织由省卫生厅（现为省卫生健康委员会）牵头，设立项目领导工作组和项目办公室，项目领导工作组负责项目的组织、协调及对项目的督导检查，项目办公室设在省疾病预防控制中心慢病所，负责项目的组织实施、管理、技术指导、培训和督导检查工作。县级组织由县区卫生行政部门牵头、疾控中心慢病科工作人员作为项目实施小组成员，负责项目的具体组织实施和管理。

2015 年，国家卫生与计划生育委员会（现为国家卫生健康委员会）、国家中医药管理局联合下发了《关于印发肿瘤登记管理办法的通知》（国卫疾控发〔2015〕6 号），明确了各级、各类机构在肿瘤登记工作中的职责以及该项工作的主要内容、流程等。同年，陕西省卫生与计划生育委员会（现为陕西省卫生健康委员会）转发了该文件，并强调要认真落实该项制度，为陕西省开展肿瘤登记工作提供了良好的制度保障。

自 2020 年以来，陕西省疾病预防控制中心相继编写发布了《2018 年陕西省肿瘤登记年报》《陕西省肿瘤登记监测报告（2019 年）》，及时将掌握的恶性肿瘤流行数据提供给业内专家及卫生行政部门，标志着陕西省肿瘤登记工作迈入了新的发展阶段。

近年来，在国家肿瘤登记中心、陕西省卫生健康委员会的领导和指导下，陕西省肿瘤登记工作取得了一定的成效，各登记点数据质量不断提高，为我省肿瘤防控规划的制定、监督、监测和评价打下了良好的基础。

二、数据说明

1. 覆盖地区

2017 年陕西省肿瘤登记监测数据覆盖全省 18 个区县，其中城市地区 9 个，农村地区 9 个。城市地区覆盖范围为地级市全部城区，农村地区覆盖范围为全县范围。

2018 年陕西省肿瘤登记监测数据覆盖全省 32 个区县，其中城市地区 13 个，农村地区 19 个。城市地区覆盖范围为地级市全部城区，农村地区覆盖范围为全县范围。

2. 时间范围

2017 年陕西省肿瘤登记监测数据收集的肿瘤发病和死亡资料为 2017 年 1 月 1 日至

2017 年 12 月 31 日全年的发病和死亡数据，以及各年龄段的年均人口数。

2018 年陕西省肿瘤登记监测数据收集的肿瘤发病和死亡资料为 2018 年 1 月 1 日至 2018 年 12 月 31 日全年的发病和死亡数据，以及各年龄段的年均人口数。

3. 覆盖人群

2017 年陕西省肿瘤登记监测报告覆盖人口 8976816 人，占全省人口数的 23.62%。其中男性 4573533 人，女性 4403283 人。

2018 年陕西省肿瘤登记监测报告覆盖人口 14869465 人，占全省人口数的 39.13%。其中男性 7621957 人，女性 7247508 人。

4. 登记数据质量

根据《中国肿瘤登记工作指导手册》，使用国际癌症研究机构（IARC）/国际癌症登记协会（IACR）的 IARC-crgTools 软件，对各区县的原始登记资料进行审核、整理，对资料的完整性和可靠性进行评估。对审核中发现的问题及时反馈给各区县进行修改，并根据各区县提交的修改后的数据库进行再次评估，最终确定本《报告》的数据库。

5.《报告》内容

本《报告》汇总了肿瘤登记地区 2017 年、2018 年肿瘤的发病、死亡及人口资料，包括死亡发病比（mortality to incidence ratio，M/I）、病理学诊断率（percentage of morphologic verification，MV%）、仅有死亡医学证明书比例（percentage of death certification only，DCO%）等质量控制指标，发病率、死亡率以及中国人口标化率（简称中标率）、世界人口标化率（简称世标率）和累积率等肿瘤登记数据的指标，以及各年龄组段分性别的发病率和死亡率。

第二章　肿瘤登记的统计学分类及指标

一、统计分类

1. 癌症分类

参照国际上常用的癌症 ICD-10 分类统计表，根据 ICD-10 前 3 位"C"类编码，将包括男性、女性肿瘤细分类为 59 个部位及 25 个大类，其中脑、神经系统包括良性及良恶性未定肿瘤（表 2-1）。

表 2-1　常用癌症分类统计表（大类）

部位	ICD-10 编码范围
口腔和咽喉（除鼻咽外）	C00—10，C12—14
鼻咽	C11
食管	C15
胃	C16
结直肠、肛门	C18—21
肝脏	C22
胆囊及其他	C23—24
胰腺	C25
喉	C32
气管、支气管、肺	C33—34
其他胸腔器官	C37—38
骨	C40—41
皮肤黑色素瘤	C43
乳房	C50
子宫颈	C53
子宫体及子宫部位不明	C54—55
卵巢	C56
前列腺	C61
睾丸	C62
肾及泌尿系统部位不明	C64—66，C68
膀胱	C67

续表

部位	ICD - 10 编码范围
脑、神经系统	C70—72，D32—33，D42—43
甲状腺	C73
淋巴瘤	C81—86，C88，C90，C96
白血病	C91—95

2. 城乡分类

城市与农村的分类标准：根据国家标准 GB/T 14396—2016，将地级以上城市归为城市地区，县及县级市归为农村地区。

二、常用统计指标

1. 年均人口数

年均人口数是计算发病（死亡）率指标的分母，本《报告》以年初和年末人口数的算术平均数作为年均人口数的近似值。年均人口数的计算公式如下：

$$年均人口数 = \frac{年初人口数 + 年末人口数}{2}$$

2. 性别、年龄别人口数

性别、年龄别人口数是指按男、女性别和不同年龄分组的人口数。年龄的分组，除 0 岁组、1～4 岁组及 85 岁及以上年龄组外，常用每增加 5 岁为一个年龄组分组。本报告使用的 19 个年龄分组分别为：不满 1 岁、1～4 岁、5～9 岁、10～14 岁……80～84 岁、85 岁及以上。

3. 发病（死亡）率

发病（死亡）率即粗发病（死亡）率，指某年该地登记的每 10 万人口恶性肿瘤新发（死亡）病例数，是反映人口发病（死亡）情况最基本的指标。发病（死亡）率的计算公式如下：

$$发病（死亡）率（1/10 万） = \frac{某年该地恶性肿瘤新发（死亡）病例数}{某年该地年平均人口数} \times 100000$$

4. 性别、年龄别发病（死亡）率

人口的性别年龄结构是影响癌症发病（死亡）水平的重要因素，性别年龄别发病率（死亡）率是指某年某性别某年龄段人群中每 10 万人口肿瘤新发（死亡）人口数。性别、年龄别发病（死亡）率计算公式如下：

$$性别、年龄别发病（死亡）率（1/10 万） = \frac{某性别、某年龄组发病（死亡）人数}{同年龄组人口数} \times 100000$$

5. 年龄标化发病（死亡）率或年龄调整发病（死亡）率

年龄标化发病（死亡）率或年龄调整发病（死亡）率是指采用标准人口构成计算的发

病(死亡)率，便于与不同年龄结构的人群进行比较。本《报告》分别采用 2000 年全国普查人口年龄构成和 Segi's 世界人口年龄构成作为标准人口，来计算中国人口标化率(简称中标率)和世界人口标化率(简称世标率)。年龄标化发病(死亡)率或年龄调整发病(死亡)率计算公式如下：

$$年龄标化发病(死亡)率或年龄调整发病(死亡)率 = $$

$$\frac{\sum 标准人口年龄构成 \times 年龄别发病(死亡)率}{\sum 标准人口年龄构成}$$

6. 分类构成

分类构成指某类癌症在同时期所有癌症里的所占百分比，是反映各类癌症对居民健康危害的情况的指标。某恶性肿瘤构成计算公式如下：

$$某恶性肿瘤构成 = \frac{某恶性肿瘤发病(死亡)人数}{总发病(死亡)人数} \times 100\%$$

7. 累积发病(死亡)率

累积发病(死亡)率是指某病在某一年龄阶段内按年龄的发病(死亡)率进行累积的总指标。累积发病率消除了年龄构成不同的影响，故不需要标化便可以与不同地区直接比较。恶性肿瘤一般是计算 0～74 岁的累积发病(死亡)率。累积发病(死亡)率计算公式如下：

$$累积发病(死亡)率 = \{\sum [年龄组发病(死亡)率 \times 年龄组距]\} \times 100\%$$

第三章 数据质量评价

一、数据来源

本《报告》中 2017 年的相关数据，来源于 2017 年陕西省 18 个区县的肿瘤登记资料，分别为碑林区、莲湖区、未央区、高陵区、凤翔县、千阳县、泾阳县、临渭区、华州区、潼关县、大荔县、富平县、汉台区、城固县、汉滨区、宁陕县、紫阳县、商州区（表 3-1）。

表 3-1 本《报告》收录的 2017 年陕西省肿瘤登记地区

地市	区县	登记机构名单
西安市	碑林区	碑林区疾病预防控制中心
	莲湖区	莲湖区疾病预防控制中心
	未央区	未央区疾病预防控制中心
	高陵区	高陵区疾病预防控制中心
宝鸡市	凤翔县	凤翔县疾病预防控制中心
	千阳县	千阳县疾病预防控制中心
咸阳市	泾阳县	泾阳县疾病预防控制中心
渭南市	临渭区	临渭区疾病预防控制中心
	华州区	华州区疾病预防控制中心
	潼关县	潼关县疾病预防控制中心
	大荔县	大荔县疾病预防控制中心
	富平县	富平县疾病预防控制中心
汉中市	汉台区	汉台区疾病预防控制中心
	城固县	城固县疾病预防控制中心
安康市	汉滨区	汉滨区疾病预防控制中心
	宁陕县	宁陕县疾病预防控制中心
	紫阳县	紫阳县疾病预防控制中心
商洛市	商州区	商州区疾病预防控制中心

本《报告》中 2018 年的相关数据，来源于 2018 年陕西省 32 个区县的肿瘤登记资料，分别为碑林区、莲湖区、未央区、雁塔区、高陵区、鄠邑区、陈仓区、岐山县、千阳

县、陇县、凤翔县、麟游县、泾阳县、武功县、临渭区、华州区、大荔县、蒲城县、富平县、华阴市、宝塔区、富县、黄陵县、汉台区、城固县、汉滨区、汉阴县、旬阳县、紫阳县、宁陕县、商州区、镇安县(表3-2)。

表3-2 本《报告》收录的2018年陕西省肿瘤登记地区

地市	区县	登记机构名单
西安市	碑林区	碑林区疾病预防控制中心
	莲湖区	莲湖区疾病预防控制中心
	未央区	未央区疾病预防控制中心
	雁塔区	雁塔区疾病预防控制中心
	高陵区	高陵区疾病预防控制中心
	鄠邑区	鄠邑区疾病预防控制中心
宝鸡市	陈仓区	凤翔县疾病预防控制中心
	岐山县	岐山县疾病预防控制中心
	凤翔县	凤翔县疾病预防控制中心
	千阳县	千阳县疾病预防控制中心
	陇县	陇县疾病预防控制中心
	麟游县	麟游县疾病预防控制中心
咸阳市	泾阳县	泾阳县疾病预防控制中心
	武功县	武功县疾病预防控制中心
渭南市	临渭区	临渭区疾病预防控制中心
	华州区	华州区疾病预防控制中心
	大荔县	大荔县疾病预防控制中心
	蒲城县	蒲城县疾病预防控制中心
	富平县	富平县疾病预防控制中心
	华阴市	华阴市疾病预防控制中心
延安市	宝塔区	宝塔区疾病预防控制中心
	富县	富县疾病预防控制中心
	黄陵县	黄陵县疾病预防控制中心
汉中市	汉台区	汉台区疾病预防控制中心
	城固县	城固县疾病预防控制中心
安康市	汉滨区	汉滨区疾病预防控制中心
	汉阴县	汉阴县疾病预防控制中心
	旬阳县	旬阳县疾病预防控制中心
	宁陕县	宁陕县疾病预防控制中心
	紫阳县	紫阳县疾病预防控制中心
商洛市	商州区	商州区疾病预防控制中心
	镇安县	镇安县疾病预防控制中心

二、2017 年肿瘤登记资料评价

1. 覆盖人口、发病数和死亡数

2017 年陕西省肿瘤登记地区覆盖人口 8976816 人（男性人口 4573533 人，女性人口 4403283 人）。其中城市人口 4979916 人，占登记地区总人口的 55.48%；农村人口 3996900 人，占登记地区总人口的 44.52%。

2017 年陕西省肿瘤登记地区报告恶性肿瘤新发病例数合计 22483 例。其中城市地区 14296 例，占 63.59%；农村地区报告新发病例 8187 例，占 36.41%。上报恶性肿瘤死亡病例合计 15019 例。其中城市上报 9512 例，占 63.33%；农村地区上报 5507 例，占 36.67%（表 3-3）。

表 3-3　2017 年各肿瘤登记地区覆盖人口、发病数和死亡数

地市	区县	人口数	发病数	死亡数
西安市	碑林区	679588	1675	1029
	莲湖区	669708	3968	3034
	未央区	461202	1448	877
	高陵区	340327	806	479
宝鸡市	凤翔县	483471	915	724
	千阳县	128326	258	154
咸阳市	泾阳县	528117	1100	696
渭南市	临渭区	744429	1586	1061
	华州区	327904	685	490
	潼关县	158399	280	169
	大荔县	701100	1559	940
	富平县	754700	1443	1021
汉中市	汉台区	541426	1325	687
	城固县	557070	1038	680
安康市	汉滨区	978469	1845	1118
	宁陕县	71138	173	130
	紫阳县	286675	736	503
商洛市	商州区	564767	1643	1227

2. 各登记地区数据质量评价

陕西省根据《中国肿瘤登记指导手册》以及国际癌症研究机构（IARC）/国际癌症登记协会（IACR）制订的数据审核规则进行质量控制，2020 年对各登记地区上报的 2017 年肿瘤发病、死亡数据的资料进行综合审核与评价，选取质量符合标准的 18 个肿瘤登记地区的资料进行合并分析。

陕西省 2017 年肿瘤登记地区的数据：合计 MV％为 74.53％，DCO％为 1.20％，M/I 为 0.67。其中，城市地区的 MV％为 75.93％，DCO％为 1.66％，M/I 为 0.67；农村地区的 MV％为 72.08％，DCO％为 0.40％，M/I 为 0.67（表 3 - 4）。

表 3 - 4　陕西省肿瘤登记地区 2017 年主要恶性肿瘤质控指标

部位	全省			城市			农村		
	M/I	MV％	DCO％	M/I	MV％	DCO％	M/I	MV％	DCO％
口腔和咽喉（除鼻咽外）	0.69	78.97	1.03	0.72	79.07	1.55	0.64	78.79	0.00
鼻咽	0.62	84.03	1.68	0.61	86.84	2.63	0.65	79.07	0.00
食管	0.75	81.97	1.17	0.73	86.67	1.58	0.79	75.41	0.58
胃	0.77	81.47	1.34	0.77	85.42	1.88	0.77	74.73	0.43
结直肠、肛门	0.53	84.72	1.21	0.55	86.85	1.61	0.49	80.23	0.38
肝脏	0.83	57.37	1.70	0.82	58.06	2.57	0.85	56.29	0.32
胆囊及其他	0.83	68.53	1.09	0.81	72.40	1.91	0.85	63.44	0.00
胰腺	0.90	72.02	1.79	0.91	76.70	2.49	0.87	63.04	0.43
喉	0.64	77.50	1.67	0.68	81.32	2.20	0.52	65.52	0.00
气管、支气管、肺	0.77	69.19	1.40	0.78	70.52	1.98	0.75	66.87	0.38
其他胸腔器官	1.13	71.88	0.00	1.35	73.91	0.00	0.56	66.67	0.00
骨	0.57	45.54	1.98	0.58	34.15	2.44	0.56	63.29	1.27
皮肤黑色素瘤	1.00	93.55	3.23	1.00	91.67	4.17	1.00	100.00	0.00
乳腺	0.36	86.35	0.76	0.39	90.09	0.91	0.32	81.07	0.55
子宫颈	0.34	91.16	0.26	0.33	93.18	0.00	0.36	88.36	0.63
子宫体及子宫部位不明	0.31	89.26	0.51	0.31	92.54	0.88	0.31	84.66	0.00
卵巢	0.44	85.34	0.65	0.41	84.58	0.93	0.51	87.10	0.00
前列腺	0.54	83.08	1.54	0.55	84.31	1.63	0.48	78.57	1.19
睾丸	0.44	68.75	0.00	0.14	28.57	0.00	0.67	100.00	0.00
肾及泌尿系统不明	0.54	74.23	1.55	0.53	74.83	1.36	0.55	72.34	2.13
膀胱	0.46	81.49	1.20	0.44	82.55	1.82	0.49	79.43	0.00
脑、神经系统	0.57	45.84	0.00	0.56	36.49	0.00	0.59	60.51	0.00
甲状腺	0.17	88.24	0.00	0.13	88.38	0.00	0.24	87.91	0.00
淋巴瘤	0.52	96.40	0.00	0.50	96.60	0.00	0.58	95.83	0.00
白血病	0.73	96.21	0.54	0.71	97.18	0.40	0.78	94.21	0.83
其他	0.58	61.99	1.39	0.56	56.03	1.85	0.64	76.01	0.31
所有部位合计	0.67	74.53	1.20	0.67	75.93	1.66	0.67	72.08	0.40

三、2018年肿瘤登记资料评价

1. 覆盖人口、发病数和死亡数

2018年陕西省肿瘤登记地区覆盖人口14869465人（男性人口7621957人，女性人口7247508人）。其中城市人口7141862人，占登记地区总人口的48.03%；农村人口7727603人，占登记地区总人口的51.97%。

2018年陕西省肿瘤登记地区报告恶性肿瘤新发病例数合计32364例。其中城市地区16304例，占50.38%；农村地区报告新发病例16060例，占49.62%。上报恶性肿瘤死亡病例合计22172例。其中城市上报10876例，占49.05%；农村地区上报11296例，占50.95%（表3-5）。

表3-5 2018年各肿瘤登记地区覆盖人口、发病数和死亡数

地市	区县	人口数	发病数	死亡数
西安市	碑林区	717497	1519	1082
	莲湖区	737800	2059	1425
	未央区	653100	2235	1253
	雁塔区	948968	1928	1465
	高陵区	356999	770	558
	鄠邑区	543471	1038	820
宝鸡市	陈仓区	439958	820	551
	凤翔县	491400	999	757
	岐山县	466500	831	615
	陇县	272437	572	371
	千阳县	125200	269	177
	麟游县	91621	190	128
咸阳市	泾阳县	316600	725	574
	武功县	457158	926	575
渭南市	临渭区	753899	1708	997
	华州区	327904	673	493
	大荔县	704400	1581	1114
	蒲城县	752000	1491	1158
	富平县	753701	1522	1125
	华阴市	263400	505	304
延安市	宝塔区	471879	892	514
	富县	157484	387	174
	黄陵县	125579	254	139

续表

地市	区县	人口数	发病数	死亡数
汉中市	汉台区	540801	1188	803
	城固县	559434	1080	724
安康市	汉滨区	960587	1765	1247
	汉阴县	249000	461	292
	宁陕县	71303	155	98
	紫阳县	287201	770	517
	旬阳县	431702	1013	668
商洛市	商州区	560374	1420	981
	镇安县	280108	618	473

2. 各登记地区数据质量评价

陕西省根据《中国肿瘤登记指导手册》以及国际癌症研究机构(IARC)/国际癌症登记协会(IACR)制订的数据审核规则进行质量控制，2021年对各登记地区上报的2018年肿瘤发病、死亡数据的资料进行综合审核与评价，选取质量符合标准的32个肿瘤登记地区的资料进行合并分析。

陕西省2018年肿瘤登记地区的数据：合计MV%为76.52%，DCO%为1.38%，M/I为0.69。其中，城市地区的MV%为78.45%，DCO%为1.72%，M/I为0.67；农村地区的MV%为74.56%，DCO%为1.05%，M/I为0.70(表3-6)。

表3-6　陕西省肿瘤登记地区2018年主要恶性肿瘤质控指标

部位	全省			城市			农村		
	M/I	MV%	DCO%	M/I	MV%	DCO%	M/I	MV%	DCO%
口腔和咽喉(除鼻咽外)	0.76	78.34	1.78	0.90	81.04	2.37	0.54	73.81	0.79
鼻咽	0.58	81.60	2.45	0.67	76.92	5.13	0.51	85.88	0.00
食管	0.78	80.16	0.81	0.74	82.72	1.10	0.81	78.08	0.58
胃	0.76	79.37	1.49	0.76	81.65	1.73	0.77	77.16	1.27
结直肠、肛门	0.54	82.56	0.84	0.51	84.78	1.06	0.59	79.63	0.56
肝脏	0.89	64.60	1.94	0.92	62.74	2.41	0.86	66.17	1.53
胆囊及其他	0.88	70.45	2.21	0.82	70.90	2.74	0.93	70.10	1.78
胰腺	0.84	70.92	1.88	0.84	71.62	2.51	0.84	70.18	1.22
喉	0.70	81.12	1.40	0.69	78.67	2.67	0.71	83.82	0.00
气管、支气管、肺	0.82	73.49	1.79	0.81	77.53	2.34	0.82	69.59	1.25
其他胸腔器官	0.52	66.06	2.75	0.60	64.15	3.77	0.45	67.86	1.79

续表

部位	全省			城市			农村		
	M/I	MV%	DCO%	M/I	MV%	DCO%	M/I	MV%	DCO%
骨	0.72	60.37	1.48	0.68	54.90	0.98	0.75	63.69	1.79
皮肤黑色素瘤	1.06	100.00	0.00	1.00	100.00	0.00	1.25	100.00	0.00
乳腺	0.27	85.82	0.50	0.23	87.87	0.64	0.33	83.35	0.33
子宫颈	0.35	85.82	0.79	0.34	85.54	0.85	0.36	86.05	0.74
子宫体及子宫部位不明	0.32	86.34	0.17	0.33	88.89	0.00	0.30	84.34	0.30
卵巢	0.53	82.89	1.32	0.58	82.95	1.52	0.47	82.81	1.04
前列腺	0.50	80.40	0.80	0.46	83.54	0.63	0.59	75.00	1.09
睾丸	0.19	76.19	0.00	0.13	62.50	0.00	0.23	84.62	0.00
肾及泌尿系统不明	0.45	77.15	0.91	0.46	76.62	1.62	0.44	77.82	0.00
膀胱	0.42	82.46	1.61	0.42	83.71	1.97	0.41	81.10	1.22
脑、神经系统	0.69	57.34	0.98	0.66	50.72	1.20	0.71	62.82	0.80
甲状腺	0.12	88.37	0.38	0.09	91.30	0.29	0.19	82.98	0.53
淋巴瘤	0.70	92.89	0.76	0.69	95.26	1.29	0.70	89.51	0.00
白血病	0.83	93.10	0.92	0.83	94.94	0.42	0.83	90.91	1.52
其他	0.69	69.96	2.22	0.70	70.16	2.65	0.67	69.69	1.65
所有部位合计	0.69	76.52	1.38	0.67	78.45	1.72	0.70	74.56	1.05

第四章 2017年陕西省肿瘤登记地区恶性肿瘤的发病与死亡情况

一、2017年陕西省肿瘤登记地区覆盖人口

2017年陕西省肿瘤登记地区覆盖人口8976816人（男性人口4573533人，女性人口4403283人）。其中城市人口4979916人（男性人口2532693人，女性人口2447223人），占登记地区总人口的55.48%；农村人口3996900人（男性人口2040840人，女性人口1956060人），占登记地区总人口的44.52%（表4-1，图4-1～图4-3）。

表4-1 2017年陕西省肿瘤登记地区覆盖人口

年龄（岁）	全省			城市			农村		
	合计	男	女	合计	男	女	合计	男	女
0～	91280	47643	43637	50494	26220	24274	40786	21423	19363
1～	352540	184740	167800	184699	95991	88708	167841	88749	79092
5～	413265	214600	198665	220913	114468	106445	192352	100132	92220
10～	375263	201026	174237	211692	112578	99114	163571	88448	75123
15～	541437	285811	255626	283409	149326	134083	258028	136485	121543
20～	770953	401250	369703	398996	213365	185631	371957	187885	184072
25～	678206	342705	335501	359829	179481	180348	318377	163224	155153
30～	634992	321740	313252	387811	195754	192057	247181	125986	121195
35～	679462	348077	331385	387522	198642	188880	291940	149435	142505
40～	750212	385735	364477	412057	212181	199876	338155	173554	164601
45～	795468	407303	388165	437514	225119	212395	357954	182184	175770
50～	691600	355210	336390	384448	197910	186538	307152	157300	149852
55～	632156	312375	319781	358053	173502	184551	274103	138873	135230
60～	493558	246904	246654	276028	137379	138649	217530	109525	108005
65～	385542	190730	194812	211091	104453	106638	174451	86277	88174
70～	286100	137951	148149	161522	77083	84439	124578	60868	63710
75～	212197	100058	112139	128919	60393	68526	83278	39665	43613
80～	119902	56944	62958	77036	36718	40318	42866	20226	22640
85+	72683	32731	39952	47883	22130	25753	24800	10601	14199
合计	8976816	4573533	4403283	4979916	2532693	2447223	3996900	2040840	1956060

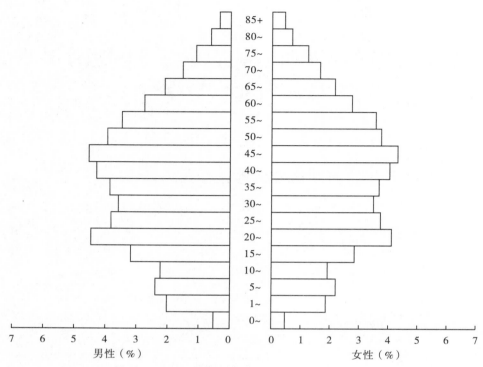

图 4－1　2017 年陕西省肿瘤登记地区人口金字塔

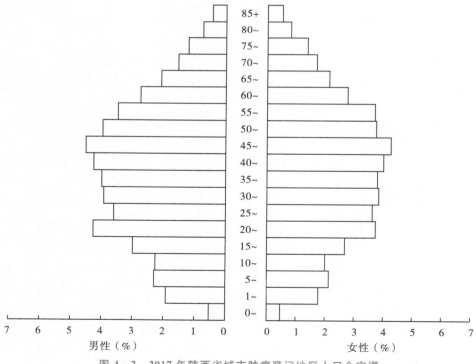

图 4－2　2017 年陕西省城市肿瘤登记地区人口金字塔

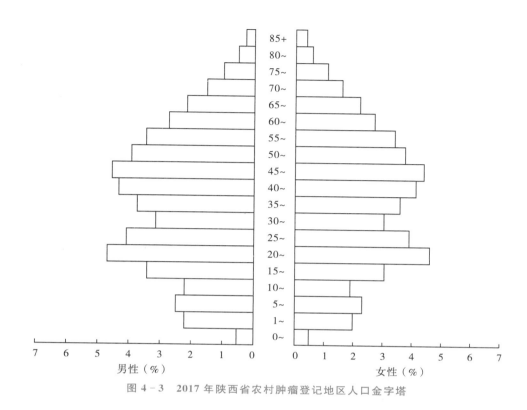

图 4 - 3　2017 年陕西省农村肿瘤登记地区人口金字塔

二、全部恶性肿瘤(ICD - 10：C00—96)

1. 全部恶性肿瘤(ICD - 10：C00—96)发病情况

2017 年陕西省肿瘤登记地区新发病例 22483 例(男性 13060 例，女性 9423 例)。其中，城市肿瘤登记地区新发病例 14296 例(男性 8389 例，女性 5907 例)，占全省肿瘤登记地区新发病例数的 63.59%；农村肿瘤登记地区新发病例 8187 例(男性 4671 例，女性 3516 例)，占全省肿瘤登记地区新发病例数的 36.41%。

2017 年陕西省肿瘤登记地区肿瘤发病率为 250.46/10 万(男性为 285.56/10 万，女性为 214.00/10 万)，中标率为 157.67/10 万(男性为 183.34/10 万，女性为 133.77/10 万)，世标率为 156.24/10 万(男性为 183.54/10 万，女性为 130.64/10 万)，累积率(0~74 岁)为 18.15%(男性为 21.72%，女性为 14.73%)。

城市地区恶性肿瘤发病率为 287.07/10 万(男性为 331.23/10 万，女性为 241.38/10 万)，中标率为 172.56/10 万(男性为 203.90/10 万，女性为 143.40/10 万)，世标率为 171.60/10 万(男性为 204.72/10 万，女性为 140.59/10 万)，累积率(0~74 岁)为 19.87%(男性为 24.23%，女性为 15.73%)。

农村地区恶性肿瘤发病率为 204.83/10 万(男性为 228.88/10 万，女性为 179.75/10 万)，中标率为 136.82/10 万(男性为 155.15/10 万，女性为 119.80/10 万)，世标率为 134.70/10 万(男性为 154.36/10 万，女性为 116.28/10 万)，累积率(0~74 岁)为

15.98%（男性为 18.59%，女性为 13.44%）（表 4 - 2）。

城乡不同地区相比，城市地区无论是男性还是女性，在发病率、中标率、世标率、累积率（0～74 岁）等方面均高于农村地区。

表 4 - 2　2017 年陕西省肿瘤登记地区全部恶性肿瘤（ICD - 10：C00—96）发病情况

地区	性别	发病数	发病率 （1/10 万）	中标率 （1/10 万）	世标率 （1/10 万）	累积率（0～74 岁） （%）
全省	合计	22483	250.46	157.67	156.24	18.15
	男	13060	285.56	183.34	183.54	21.72
	女	9423	214.00	133.77	130.64	14.73
城市	合计	14296	287.07	172.56	171.60	19.87
	男	8389	331.23	203.90	204.72	24.23
	女	5907	241.38	143.40	140.59	15.73
农村	合计	8187	204.83	136.82	134.70	15.98
	男	4671	228.88	155.15	154.36	18.59
	女	3516	179.75	119.80	116.28	13.44

2. 全部恶性肿瘤（ICD - 10：C00—96）年龄别发病率

2017 年全省肿瘤登记地区全部恶性肿瘤年龄别发病率：在"35～岁"组之前处于较低水平，"35～岁"组之后快速增高；全省合计、男性、女性均在"80～岁"组达到峰值，到"85＋岁"组略微下降。

城市肿瘤登记地区全部恶性肿瘤年龄别发病率：在"35～岁"组之前处于较低水平，从"35～岁"之后开始逐渐上升；城市地区合计、男性、女性一直到"80～岁"组达到峰值，之后又略微下降。

农村肿瘤登记地区全部恶性肿瘤年龄别发病率：在"25～岁"组之前处于较低水平，"25～岁"组之后开始上升；农村地区合计、男性、女性一直到"80～岁"组达到峰值，之后略微下降。

年龄别发病率城乡不同地区比较：在"35～岁"组之前，城乡不同地区年龄别发病率差异不大；"35～岁"组之后，城市地区恶性肿瘤年龄别发病率远高于农村地区。

年龄别发病率性别比较：在"50～岁"之前，男性和女性恶性肿瘤发病率基本一致；"50～岁"组之后，男性恶性肿瘤年龄别发病率高于女性（表 4 - 3，图 4 - 4～图 4 - 6）。

表 4 - 3　2017 年陕西省肿瘤登记地区恶性肿瘤年龄别发病率（1/10 万）

年龄 （岁）	全省			城市			农村		
	合计	男	女	合计	男	女	合计	男	女
合计	250.46	285.56	214.00	287.07	331.23	241.38	204.83	228.88	179.75
0～	10.96	14.69	6.87	13.86	15.26	12.36	7.36	14.00	0.00
1～	9.36	11.91	6.56	9.75	12.50	6.76	8.94	11.27	6.32

续表

年龄（岁）	全省			城市			农村		
	合计	男	女	合计	男	女	合计	男	女
5～	7.99	7.92	8.05	7.24	6.99	7.52	8.84	8.99	8.67
10～	4.80	5.97	3.44	5.20	7.11	3.03	4.28	4.52	3.99
15～	4.06	4.20	3.91	4.23	4.69	3.73	3.88	3.66	4.11
20～	9.08	7.98	10.28	10.28	8.90	11.85	7.80	6.92	8.69
25～	23.15	21.01	25.34	21.40	21.73	21.07	25.13	20.22	30.29
30～	39.06	32.95	45.33	41.77	34.74	48.94	34.79	30.16	39.61
35～	47.68	39.36	56.43	46.19	37.76	55.06	49.67	41.49	58.24
40～	95.71	80.11	112.22	103.14	91.43	115.57	86.65	66.26	108.14
45～	162.67	146.33	179.82	169.14	155.47	183.62	154.77	135.03	175.23
50～	287.45	287.44	287.46	306.15	317.32	294.31	264.04	249.84	278.94
55～	374.27	433.77	316.15	405.25	489.91	325.66	333.82	363.64	303.19
60～	670.64	830.69	510.43	741.95	919.35	566.18	580.15	719.47	438.87
65～	822.22	1063.81	585.69	926.61	1216.82	642.36	695.90	878.57	517.16
70～	1071.65	1369.33	794.47	1175.07	1520.44	859.79	937.57	1177.96	707.90
75～	1190.40	1543.10	875.70	1313.23	1680.66	989.41	1000.26	1333.67	697.04
80～	1696.39	2117.87	1315.16	1944.55	2410.26	1520.41	1250.41	1587.07	949.65
85+	1507.92	1964.50	1133.86	1852.43	2354.27	1421.19	842.74	1150.83	612.72

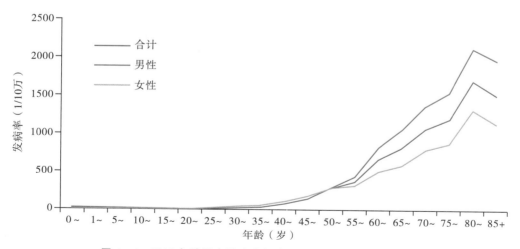

图4-4 2017年陕西省肿瘤登记地区恶性肿瘤年龄别发病率

17

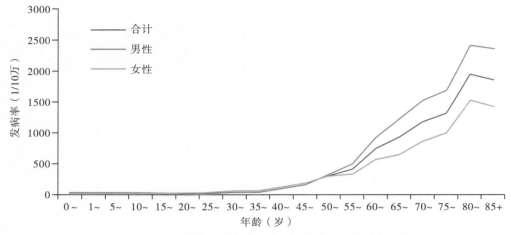

图 4-5　2017 年城市肿瘤登记地区恶性肿瘤年龄别发病率

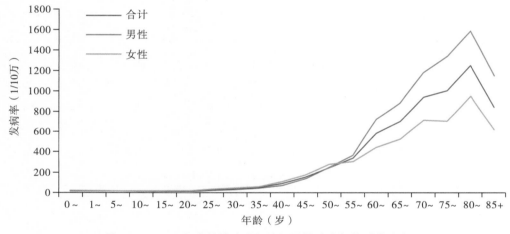

图 4-6　2017 年农村肿瘤登记地区恶性肿瘤年龄别发病率

3. 全部恶性肿瘤(ICD-10：C00—96)死亡情况

2017 年陕西省肿瘤登记地区死亡病例 15019 例（男性 9435 例，女性 5584 例）。其中，城市肿瘤登记地区死亡病例 9512 例（男性 6035 例，女性 3477 例），占全省肿瘤登记地区死亡病例数的 63.33%；农村肿瘤登记地区死亡病例 5507 例（男性 3400 例，女性 2107 例），占全省肿瘤登记地区死亡病例数的 36.67%。

2017 年全省肿瘤登记地区恶性肿瘤死亡率为 167.31/10 万（男性为 206.30/10 万，女性为 126.81/10 万），中标率为 101.26/10 万（男性为 129.94/10 万，女性为 73.77/10 万），世标率为 100.59/10 万（男性为 129.93/10 万，女性为 72.44/10 万），累积率（0～74 岁）为 11.40%（男性为 14.81%，女性为 8.08%）。

城市地区恶性肿瘤死亡率为 191.01/10 万（男性为 238.28/10 万，女性为 142.08/10 万），中标率为 109.03/10 万（男性为 142.52/10 万，女性为 77.10/10 万），世标率为 108.48/10 万（男性为 142.79/10 万，女性为 75.72/10 万），累积率（0～74 岁）为

12.13%（男性为16.15%，女性为8.26%）。

农村地区恶性肿瘤死亡率为137.78/10万（男性为166.60/10万，女性为107.72/10万），中标率为89.73/10万（男性为111.89/10万，女性为68.37/10万），世标率为88.82/10万（男性为111.42/10万，女性为67.06/10万），累积率（0～74岁）为10.47%（男性为13.13%，女性为7.85%）（表4-4）。

城乡不同地区相比，城市地区无论是男性还是女性，在发病率、中标率、世标率、累积率（0～74岁）等方面均高于农村地区。

表4-4　2017年陕西省肿瘤登记地区全部恶性肿瘤（ICD-10：C00—96）死亡情况

地区	性别	死亡数	死亡率 （1/10万）	中标率 （1/10万）	世标率 （1/10万）	累积率（0～74岁） （%）
全省	合计	15019	167.31	101.26	100.59	11.40
	男	9435	206.30	129.94	129.93	14.81
	女	5584	126.81	73.77	72.44	8.08
城市	合计	9512	191.01	109.03	108.48	12.13
	男	6035	238.28	142.52	142.79	16.15
	女	3477	142.08	77.10	75.72	8.26
农村	合计	5507	137.78	89.73	88.82	10.47
	男	3400	166.60	111.89	111.42	13.13
	女	2107	107.72	68.37	67.06	7.85

4. 全部恶性肿瘤（ICD-10：C00—96）年龄别死亡率

2017年陕西省肿瘤登记地区全部恶性肿瘤和女性恶性肿瘤年龄别死亡率均在"40～岁"组之前处于较低水平，"40～岁"组之后逐渐上升，到"80～岁"组达到峰值，"85＋岁"组略微下降。而男性恶性肿瘤年龄别死亡率从"40～岁"组开始上升后，到"85＋岁"组达到峰值。

城市肿瘤登记地区全部恶性肿瘤和女性恶性肿瘤年龄别死亡率均在"40～岁"组之前处于较低水平，"40～岁"组之后逐渐上升，到"80～岁"组达到峰值，"85＋岁"组略微下降。而男性恶性肿瘤年龄别死亡率在"40～岁"组开始上升后，到"85＋岁"组达到峰值。

农村肿瘤登记地区全部恶性肿瘤、男性恶性肿瘤和女性恶性肿瘤死亡率变化趋势相同，都是在"35～岁"组之前处于较低水平，"35～岁"组之后逐渐上升，到"80～岁"组达到峰值，"85＋岁"组略微下降。

恶性肿瘤年龄别死亡率性别及城乡不同地区比较：在"40～岁"组之前，城市地区男性与农村地区男性年龄别死亡率大致一致；在"40～岁"组之后，城市地区男性年龄别死亡率远高于农村地区男性。在"60～岁"组之前，城市地区女性与农村地区女性年龄别死亡率差别不大；在"60～岁"组之后，城市地区女性年龄别死亡率远高于农村地区女性（表4-5，图4-7～图4-9）。

表 4-5　2017 年陕西省肿瘤登记地区恶性肿瘤年龄别死亡率(1/10 万)

年龄（岁）	全省			城市			农村		
	合计	男	女	合计	男	女	合计	男	女
合计	167.31	206.30	126.81	191.01	238.28	142.08	137.78	166.60	107.72
0~	6.57	8.40	4.58	11.88	15.26	8.24	0.00	0.00	0.00
1~	3.69	5.95	1.19	3.25	6.25	0.00	4.17	5.63	2.53
5~	2.66	3.26	2.01	2.72	3.49	1.88	2.60	3.00	2.17
10~	2.66	2.98	2.30	1.89	3.55	0.00	3.67	2.26	5.32
15~	1.85	2.45	1.17	0.35	0.67	0.00	3.49	4.40	2.47
20~	4.02	3.74	4.33	3.51	4.22	2.69	4.57	3.19	5.98
25~	10.62	13.42	7.75	10.84	14.49	7.21	10.37	12.25	8.38
30~	13.70	16.78	10.53	13.67	18.90	8.33	13.76	13.49	14.03
35~	20.75	21.55	19.92	21.16	21.14	21.18	20.21	22.08	18.24
40~	39.32	43.03	35.39	36.16	39.12	33.02	43.18	47.82	38.27
45~	80.46	94.52	65.69	86.85	101.72	71.09	72.64	85.63	59.17
50~	146.76	178.77	112.96	152.69	189.48	113.65	139.34	165.29	112.11
55~	211.97	279.15	146.35	228.46	321.61	140.88	190.44	226.11	153.81
60~	409.27	557.30	261.09	438.72	616.54	262.53	371.90	482.99	259.25
65~	538.20	731.40	349.05	576.05	786.00	370.41	492.40	665.30	323.22
70~	793.43	1006.88	594.67	848.18	1101.41	617.01	722.44	887.17	565.06
75~	1037.71	1351.22	757.99	1140.25	1478.65	842.02	878.98	1157.19	625.96
80~	1457.02	1791.23	1154.74	1677.14	2069.83	1319.51	1061.45	1285.47	861.31
85+	1422.62	1894.23	1036.24	1687.45	2200.63	1246.46	911.29	1254.60	654.98

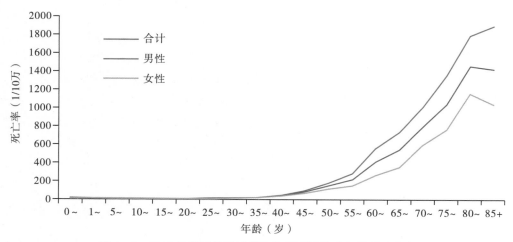

图 4-7　2017 年陕西省肿瘤登记地区恶性肿瘤年龄别死亡率

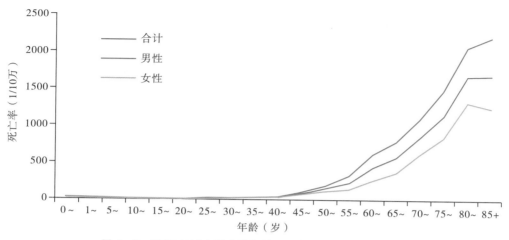

图 4 - 8　2017 年城市肿瘤登记地区恶性肿瘤年龄别死亡率

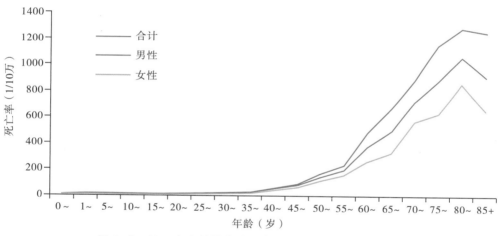

图 4 - 9　2017 年农村肿瘤登记地区恶性肿瘤年龄别死亡率

三、2017 年陕西省肿瘤登记地区前 10 位恶性肿瘤

1. 前 10 位恶性肿瘤发病情况

2017 年陕西省肿瘤登记地区恶性肿瘤发病率排在第 1 位的是肺癌，其次是乳腺癌、胃癌、肝癌和食管癌，前 10 位恶性肿瘤发病人数占全部恶性肿瘤发病人数的 76.93%。男性恶性肿瘤发病率排在第 1 位的是肺癌，其次是胃癌、肝癌、食管癌和结直肠癌，男性前 10 位恶性肿瘤发病人数占男性全部恶性肿瘤发病人数的 86.10%。女性恶性肿瘤发病率排在第 1 位的是肺癌，其次是乳腺癌、宫颈癌、肝癌和结直肠癌，女性前 10 位恶性肿瘤发病人数占女性全部恶性肿瘤发病人数的 78.27%（表 4 - 6，图 4 - 10～图 4 - 15）。

表4-6 2017年陕西省肿瘤登记地区前10位恶性肿瘤发病主要指标

顺位	合计				男性				女性			
	部位	发病率 (1/10万)	构成比 (%)	中标率 (1/10万)	部位	发病率 (1/10万)	构成比 (%)	中标率 (1/10万)	部位	发病率 (1/10万)	构成比 (%)	中标率 (1/10万)
1	气管、支气管、肺	56.59	22.59	33.90	气管、支气管、肺	77.42	27.11	48.38	气管、支气管、肺	34.95	16.33	19.85
2	乳腺	28.68	5.83	19.71	胃	40.87	14.31	25.61	乳腺	28.68	13.40	19.71
3	胃	28.25	11.28	17.13	肝脏	36.38	12.74	24.25	子宫颈	17.21	8.04	11.90
4	肝脏	26.89	10.74	17.14	食管	32.49	11.38	20.30	肝脏	17.03	7.96	10.01
5	食管	22.93	9.15	13.70	结直肠、肛门	21.21	7.43	13.51	结直肠、肛门	15.42	7.21	9.07
6	结直肠、肛门	18.37	7.33	11.24	胰腺	8.79	3.08	5.47	胃	15.15	7.08	8.98
7	子宫颈	17.21	3.37	11.90	前列腺	8.53	2.99	4.95	食管	12.99	6.07	7.37
8	子宫体及子宫部位不明	8.88	1.74	5.78	脑、神经系统	7.61	2.66	5.77	胆囊及其他	8.97	4.19	5.02
9	前列腺	8.53	1.73	4.95	膀胱	7.11	2.49	4.34	子宫体及子宫部位不明	8.88	4.15	5.78
10	脑、神经系统	7.90	3.15	5.67	胆囊及其他	5.47	1.91	3.34	脑、神经系统	8.20	3.83	5.55

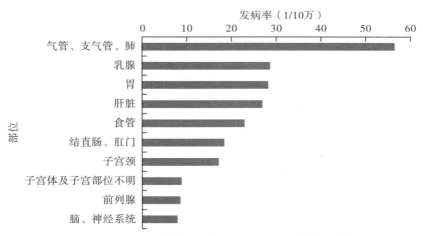

图 4 - 10　2017 年陕西省肿瘤登记地区前 10 位恶性肿瘤发病率

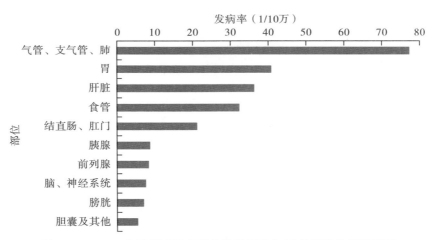

图 4 - 11　2017 年陕西省肿瘤登记地区男性前 10 位恶性肿瘤发病率

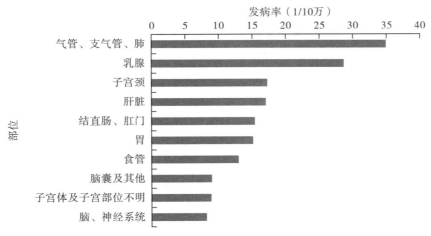

图 4 - 12　2017 年陕西省肿瘤登记地区女性前 10 位恶性肿瘤发病率

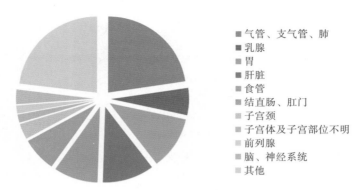

图4-13　2017年陕西省肿瘤登记地区恶性肿瘤发病构成（%）

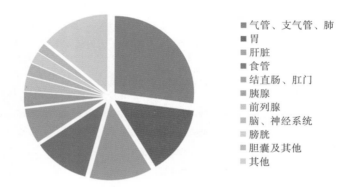

图4-14　2017年陕西省肿瘤登记地区男性恶性肿瘤发病构成（%）

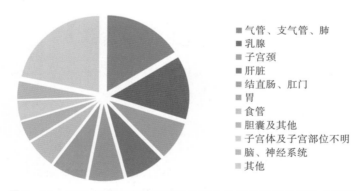

图4-15　2017年陕西省肿瘤登记地区女性恶性肿瘤发病构成（%）

2. 前10位恶性肿瘤死亡情况

2017年陕西省肿瘤登记地区恶性肿瘤死亡率排在第1位的是肺癌，其次是肝癌、胃癌、食管癌和乳腺癌，前10位恶性肿瘤死亡人数占全部恶性肿瘤死亡人数的82.31%。男性恶性肿瘤死亡率排在第1位的是肺癌，其次是肝癌、胃癌、食管癌和结直肠癌，男性前10位恶性肿瘤死亡人数占男性全部恶性肿瘤死亡人数的88.43%。女性恶性肿瘤死亡率排在第1位的是肺癌，其次是肝癌、胃癌、乳腺癌和食管癌，女性前10位恶性肿瘤死亡人数占女性全部恶性肿瘤死亡人数的81.54%（表4-7，图4-16～图4-21）。

表4-7 2017年陕西省肿瘤登记地区前10位恶性肿瘤死亡主要指标

顺位	合计				男性				女性			
	部位	死亡率(1/10万)	构成比(%)	中标率(1/10万)	部位	死亡率(1/10万)	构成比(%)	中标率(1/10万)	部位	死亡率(1/10万)	构成比(%)	中标率(1/10万)
1	气管、支气管、肺	43.47	25.98	25.65	气管、支气管、肺	60.00	29.08	37.19	气管、支气管、肺	26.30	20.74	14.53
2	肝脏	22.44	13.41	14.13	肝脏	31.16	15.10	20.50	肝脏	13.38	10.55	7.78
3	胃	21.78	13.02	12.95	胃	30.85	14.95	19.18	胃	12.35	9.74	6.99
4	食管	17.20	10.28	10.08	食管	24.84	12.04	15.28	乳腺	10.11	7.97	6.26
5	乳腺	10.11	3.12	6.26	结直肠、肛门	10.58	5.13	6.44	食管	9.27	7.31	5.13
6	结直肠、肛门	9.69	5.79	5.63	胰腺	7.72	3.74	4.77	结直肠、肛门	8.77	6.91	4.87
7	胰腺	6.74	4.03	3.95	脑、神经系统	5.12	2.48	3.71	胆囊及其他	7.68	6.05	4.23
8	胆囊及其他	5.95	3.56	3.42	前列腺	4.57	2.22	2.57	子宫颈	5.90	4.66	3.82
9	子宫颈	5.90	1.73	3.82	胆囊及其他	4.29	2.08	2.57	胰腺	5.72	4.51	3.14
10	前列腺	4.57	1.39	2.57	膀胱	3.30	1.60	1.91	脑、神经系统	3.93	3.10	2.59

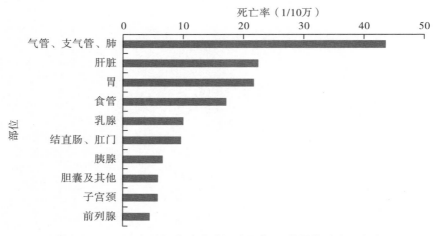

图 4-16 2017 年陕西省肿瘤登记地区前 10 位恶性肿瘤死亡率

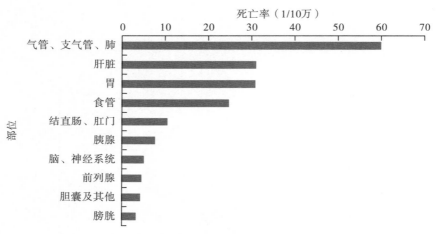

图 4-17 2017 年陕西省肿瘤登记地区男性前 10 位恶性肿瘤死亡率

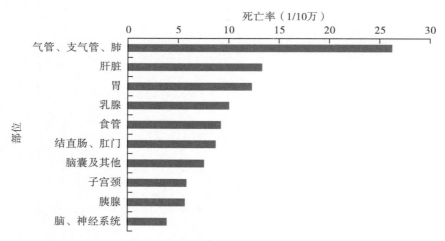

图 4-18 2017 年陕西省肿瘤登记地区女性前 10 位恶性肿瘤死亡率

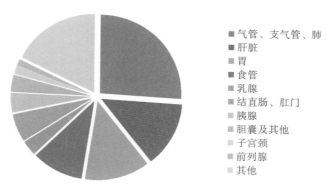

气管、支气管、肺
肝脏
胃
食管
乳腺
结直肠、肛门
胰腺
胆囊及其他
子宫颈
前列腺
其他

图 4-19　2017 年陕西省肿瘤登记地区恶性肿瘤死亡构成(%)

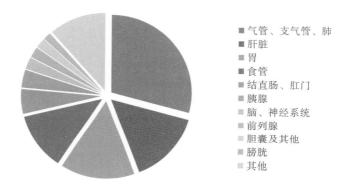

气管、支气管、肺
肝脏
胃
食管
结直肠、肛门
胰腺
脑、神经系统
前列腺
胆囊及其他
膀胱
其他

图 4-20　2017 年陕西省肿瘤登记地区男性恶性肿瘤死亡构成(%)

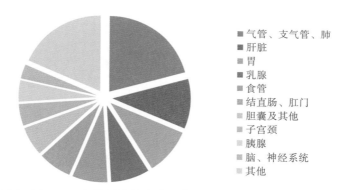

气管、支气管、肺
肝脏
胃
乳腺
食管
结直肠、肛门
胆囊及其他
子宫颈
胰腺
脑、神经系统
其他

图 4-21　2017 年陕西省肿瘤登记地区女性恶性肿瘤死亡构成(%)

3. 城市地区前 10 位恶性肿瘤发病情况

2017 年陕西省城市肿瘤登记地区恶性肿瘤发病率排在第 1 位的是肺癌，其次是胃癌、乳腺癌、肝癌和食管癌，城市地区前 10 位恶性肿瘤发病人数占城市地区全部恶性肿瘤发病人数的 75.62%。城市地区男性恶性肿瘤发病率排在第 1 位的是肺癌，其次是胃癌、肝癌、食管癌和结直肠癌，城市地区男性前 10 位恶性肿瘤发病人数占城市地区男性全部恶性肿瘤发病人数的 85.05%。城市地区女性恶性肿瘤发病率排在第 1 位的是肺癌，其次是乳腺癌、肝癌、结直肠癌和宫颈癌，城市地区女性前 10 位恶性肿瘤发病人数占城市地区女性全部恶性肿瘤发病人数的 76.07%(表 4-8，图 4-22～图 4-27)。

表4-8　2017年全省城市肿瘤登记地区前10位恶性肿瘤发病主要指标

顺位	合计				男性				女性			
	部位	发病率(1/10万)	构成比(%)	中标率(1/10万)	部位	发病率(1/10万)	构成比(%)	中标率(1/10万)	部位	发病率(1/10万)	构成比(%)	中标率(1/10万)
1	气管、支气管、肺	64.98	22.64	37.08	气管、支气管、肺	88.32	26.67	53.07	气管、支气管、肺	40.82	16.91	21.69
2	胃	32.09	11.18	18.68	胃	46.63	14.08	28.12	乳腺	29.87	12.38	19.50
3	乳腺	29.87	5.37	19.50	肝脏	39.88	12.04	25.76	肝脏	19.04	7.89	10.44
4	肝脏	29.64	10.32	18.11	食管	34.31	10.36	21.03	结直肠、肛门	18.14	7.52	9.99
5	食管	24.10	8.39	14.03	结直肠、肛门	26.61	8.03	16.10	子宫颈	17.98	7.45	12.46
6	结直肠、肛门	22.45	7.82	12.97	前列腺	12.08	3.65	6.38	胃	17.04	7.06	9.68
7	子宫颈	17.98	3.08	12.46	胰腺	10.42	3.15	6.01	食管	13.53	5.60	7.32
8	前列腺	12.08	2.14	6.38	膀胱	8.41	2.54	4.91	子宫体及子宫部位不明	9.32	3.86	6.02
9	子宫体及子宫部位不明	9.32	1.59	6.02	脑、神经系统	8.25	2.49	5.86	脑、神经系统	9.15	3.79	5.84
10	胰腺	8.88	3.09	4.87	肾及泌尿系统部位不明	6.79	2.05	4.23	卵巢	8.74	3.62	5.57

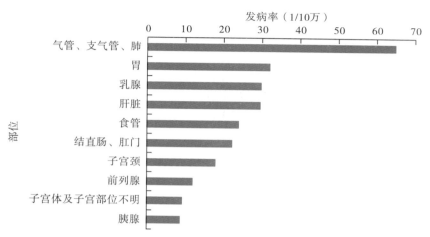

图 4-22　2017 年陕西省城市肿瘤登记地区前 10 位恶性肿瘤发病率

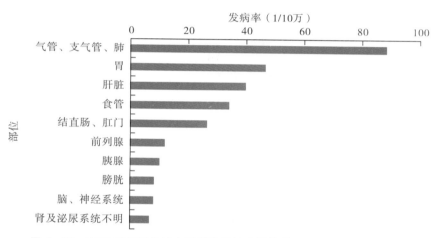

图 4-23　2017 年陕西省城市肿瘤登记地区男性前 10 位恶性肿瘤发病率

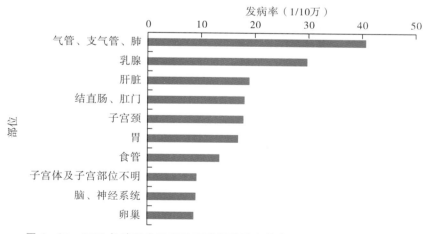

图 4-24　2017 年陕西省城市肿瘤登记地区女性前 10 位恶性肿瘤发病率

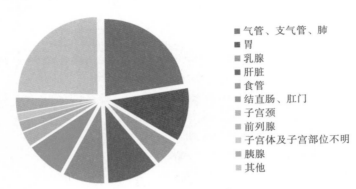

图 4-25　2017 年陕西省城市肿瘤登记地区恶性肿瘤发病构成（%）

- ■气管、支气管、肺
- ■胃
- ■乳腺
- ■肝脏
- ■食管
- ■结直肠、肛门
- ■子宫颈
- ■前列腺
- ■子宫体及子宫部位不明
- ■胰腺
- ■其他

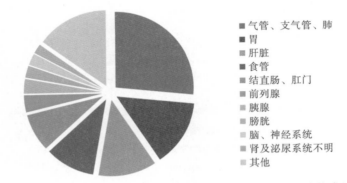

图 4-26　2017 年陕西省城市肿瘤登记地区男性恶性肿瘤发病构成（%）

- ■气管、支气管、肺
- ■胃
- ■肝脏
- ■食管
- ■结直肠、肛门
- ■前列腺
- ■胰腺
- ■膀胱
- ■脑、神经系统
- ■肾及泌尿系统不明
- ■其他

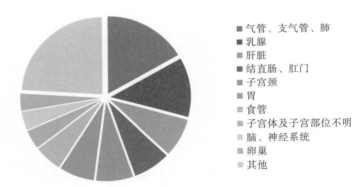

图 4-27　2017 年陕西省城市肿瘤登记地区女性恶性肿瘤发病构成（%）

- ■气管、支气管、肺
- ■乳腺
- ■肝脏
- ■结直肠、肛门
- ■子宫颈
- ■胃
- ■食管
- ■子宫体及子宫部位不明
- ■脑、神经系统
- ■卵巢
- ■其他

4. 城市地区前 10 位恶性肿瘤死亡情况

2017 年陕西省城市肿瘤登记地区恶性肿瘤死亡率排在第 1 位的是肺癌，其次是胃癌、肝癌、食管癌和结直肠癌，城市地区前 10 位恶性肿瘤死亡人数占城市地区全部恶性肿瘤死亡人数的 81.49%。城市地区男性恶性肿瘤死亡率排在第 1 位的是肺癌，其次是胃癌、肝癌、食管癌和结直肠癌，城市地区男性前 10 位恶性肿瘤死亡人数占城市地区男性全部恶性肿瘤死亡人数的 87.41%。城市地区女性恶性肿瘤死亡率排在第 1 位的是肺癌，其次是肝癌、胃癌、乳腺癌和结直肠癌，城市地区女性前 10 位恶性肿瘤死亡人数占城市地区女性全部恶性肿瘤死亡人数的 80.50%（表 4-9，图 4-28～图 4-33）。

表4-9 2017年全省城市肿瘤登记地区前10位恶性肿瘤死亡主要指标

顺位	合计				男性				女性			
	部位	死亡率(1/10万)	构成比(%)	中标率(1/10万)	部位	死亡率(1/10万)	构成比(%)	中标率(1/10万)	部位	死亡率(1/10万)	构成比(%)	中标率(1/10万)
1	气管、支气管、肺	50.40	26.39	28.10	气管、支气管、肺	69.45	29.15	40.97	气管、支气管、肺	30.69	21.60	15.78
2	胃	24.78	12.97	13.96	胃	35.54	14.91	21.03	肝脏	14.42	10.15	7.84
3	肝脏	24.42	12.78	14.71	肝脏	34.07	14.30	21.63	胃	13.65	9.61	7.28
4	食管	17.47	9.15	9.85	食管	25.31	10.62	15.05	乳腺	11.44	8.05	6.67
5	结直肠、肛门	12.25	6.41	6.60	结直肠、肛门	13.82	5.80	7.87	结直肠、肛门	10.62	7.48	5.42
6	乳腺	11.44	3.11	6.67	胰腺	9.24	3.88	5.30	食管	9.36	6.59	4.95
7	前列腺	8.11	4.25	4.40	前列腺	6.67	2.80	3.37	胆囊及其他	7.11	5.00	3.65
8	脑、神经系统	6.67	1.78	3.37	脑、神经系统	5.53	2.32	3.86	胰腺	6.95	4.89	3.55
9	胆囊及其他	5.98	3.13	3.21	胆囊及其他	4.90	2.05	2.74	子宫颈	5.88	4.14	3.69
10	子宫颈	5.88	1.51	3.69	白血病	3.75	1.57	2.81	脑、神经系统	4.25	2.99	2.55

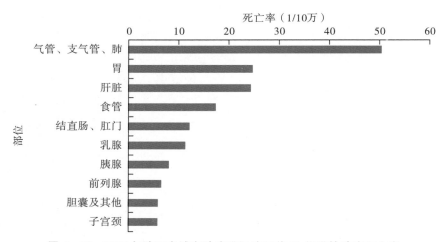

图 4 – 28 2017 年陕西省城市肿瘤登记地区前 10 位恶性肿瘤死亡率

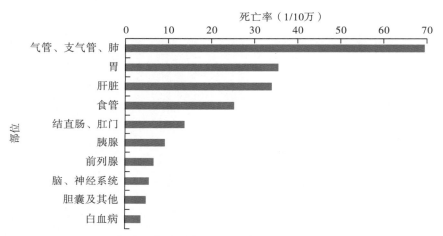

图 4 – 29 2017 年陕西省城市肿瘤登记地区男性前 10 位恶性肿瘤死亡率

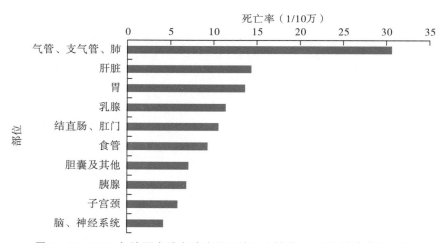

图 4 – 30 2017 年陕西省城市肿瘤登记地区女性前 10 位恶性肿瘤死亡率

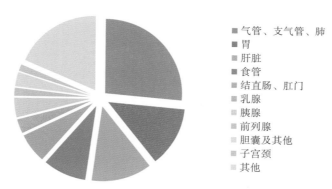

图 4 - 31　2017 年陕西省城市肿瘤登记地区恶性肿瘤死亡构成（%）

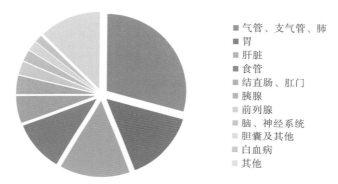

图 4 - 32　2017 年陕西省城市肿瘤登记地区男性恶性肿瘤死亡构成（%）

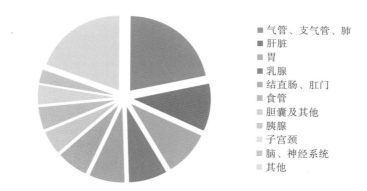

图 4 - 33　2017 年陕西省城市肿瘤登记地区女性恶性肿瘤死亡构成（%）

5. 农村地区前 10 位恶性肿瘤发病情况

2017 年陕西省农村肿瘤登记地区恶性肿瘤发病率排在第 1 位的是肺癌，其次是乳腺癌、肝癌、胃癌和食管癌，农村地区前 10 位恶性肿瘤发病人数占农村地区全部恶性肿瘤发病人数的 81.70%。农村地区男性恶性肿瘤发病率排在第 1 位的是肺癌，其次是胃癌、肝癌、食管癌和结直肠癌，农村地区男性前 10 位恶性肿瘤发病人数占农村地区男性全部恶性肿瘤发病人数的 88.33%。农村地区女性恶性肿瘤发病率排在第 1 位的是肺癌，其次是乳腺癌、宫颈癌、肝癌和胃癌，农村地区女性前 10 位恶性肿瘤发病人数占农村地区女性全部恶性肿瘤发病人数的 82.05%（表 4 - 10，图 4 - 34～图 4 - 39）。

表4-10 2017年全省农村肿瘤登记地区前10位恶性肿瘤发病主要指标

顺位	合计				男性				女性			
	部位	发病率(1/10万)	构成比(%)	中标率(1/10万)	部位	发病率(1/10万)	构成比(%)	中标率(1/10万)	部位	发病率(1/10万)	构成比(%)	中标率(1/10万)
1	气管、支气管、肺	46.14	22.52	29.37	气管、支气管、肺	63.90	27.92	41.88	气管、支气管、肺	27.61	15.36	17.09
2	乳腺	27.20	6.64	19.78	胃	33.71	14.73	22.28	乳腺	27.20	15.13	19.78
3	肝脏	23.47	11.46	15.72	肝脏	32.05	14.00	22.15	子宫颈	16.26	9.04	11.16
4	胃	23.47	11.46	15.07	食管	30.23	13.21	19.67	肝脏	14.52	8.08	9.24
5	食管	21.47	10.48	13.40	结直肠、肛门	14.50	6.34	9.90	胃	12.78	7.11	8.07
6	子宫颈	16.26	3.88	11.16	脑、神经系统	6.81	2.98	5.58	食管	12.32	6.85	7.43
7	结直肠、肛门	13.29	6.49	8.78	胰腺	6.76	2.95	4.56	结直肠、肛门	12.01	6.68	7.70
8	子宫体及子宫部位不明	8.33	1.99	5.48	膀胱	5.49	2.40	3.54	胆囊及其他	9.46	5.26	5.72
9	胆囊及其他	6.98	3.41	4.40	胆囊及其他	4.61	2.01	3.01	子宫体及子宫部位不明	8.33	4.64	5.48
10	脑、神经系统	6.91	3.37	5.36	前列腺	4.12	1.80	2.69	脑、神经系统	7.00	3.90	5.12

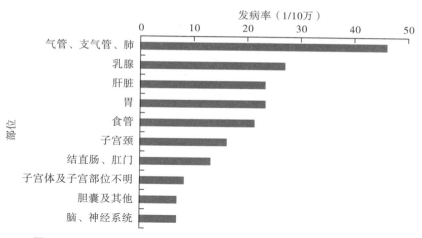

图 4 - 34 2017 年陕西省农村肿瘤登记地区前 10 位恶性肿瘤发病率

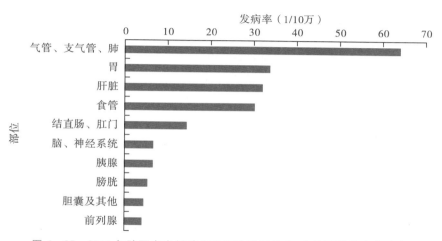

图 4 - 35 2017 年陕西省农村肿瘤登记地区男性前 10 位恶性肿瘤发病率

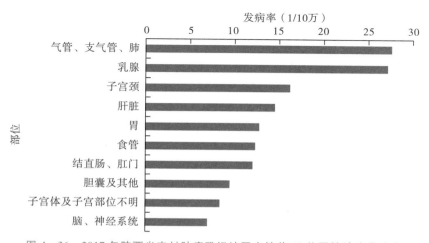

图 4 - 36 2017 年陕西省农村肿瘤登记地区女性前 10 位恶性肿瘤发病率

35

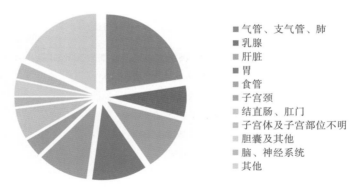

图 4－37　2017 年陕西省农村肿瘤登记地区恶性肿瘤发病构成（％）

气管、支气管、肺
乳腺
肝脏
胃
食管
子宫颈
结直肠、肛门
子宫体及子宫部位不明
胆囊及其他
脑、神经系统
其他

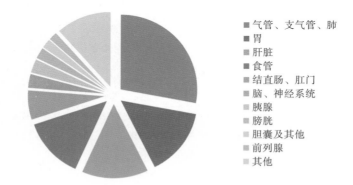

图 4－38　2017 年陕西省农村肿瘤登记地区男性恶性肿瘤发病构成（％）

气管、支气管、肺
胃
肝脏
食管
结直肠、肛门
脑、神经系统
胰腺
膀胱
胆囊及其他
前列腺
其他

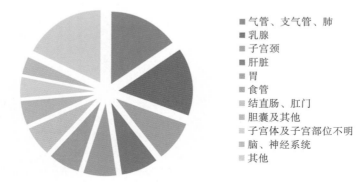

图 4－39　2017 年陕西省农村肿瘤登记地区女性恶性肿瘤发病构成（％）

气管、支气管、肺
乳腺
子宫颈
肝脏
胃
食管
结直肠、肛门
胆囊及其他
子宫体及子宫部位不明
脑、神经系统
其他

6. 农村地区前 10 位恶性肿瘤死亡情况

2017 年陕西省农村肿瘤登记地区恶性肿瘤死亡率排在第 1 位的是肺癌，其次是肝癌、胃癌、食管癌和乳腺癌，农村地区前 10 位恶性肿瘤死亡人数占农村地区全部恶性肿瘤死亡人数的 86.96％。农村地区男性恶性肿瘤死亡率排在第 1 位的是肺癌，其次是肝癌、胃癌、食管癌和结直肠癌，农村地区男性前 10 位恶性肿瘤死亡人数占农村地区男性全部恶性肿瘤死亡人数的 90.59％。农村地区女性恶性肿瘤死亡率排在第 1 位的是肺癌，其次是肝癌、胃癌、食管癌和乳腺癌，农村地区女性前 10 位恶性肿瘤死亡人数占农村地区女性全部恶性肿瘤死亡人数的 83.25％（表 4－11，图 4－40～图 4－45）。

表 4 – 11 全省农村肿瘤登记地区前 10 位恶性肿瘤死亡主要指标

顺位	合计				男性				女性			
	部位	死亡率 (1/10万)	构成比 (%)	中标率 (1/10万)	部位	死亡率 (1/10万)	构成比 (%)	中标率 (1/10万)	部位	死亡率 (1/10万)	构成比 (%)	中标率 (1/10万)
1	气管、支气管、肺	34.83	25.28	22.02	气管、支气管、肺	48.26	28.97	31.71	气管、支气管、肺	20.81	19.32	12.59
2	肝脏	19.97	14.49	13.25	肝脏	27.54	16.53	18.89	肝脏	12.07	11.20	7.61
3	胃	18.04	13.09	11.49	胃	25.04	15.03	16.58	胃	10.74	9.97	6.55
4	食管	16.86	12.24	10.49	食管	24.25	14.56	15.81	食管	9.15	8.50	5.42
5	乳腺	8.44	3.14	5.63	结直肠、肛门	6.57	3.94	4.36	乳腺	8.44	7.83	5.63
6	结直肠、肛门	6.51	4.72	4.19	胰腺	5.83	3.50	3.91	胆囊及其他	8.38	7.78	4.99
7	子宫颈	5.93	2.11	4.03	脑、神经系统	4.61	2.76	3.50	结直肠、肛门	6.44	5.98	4.02
8	胆囊及其他	5.90	4.29	3.67	胆囊及其他	3.53	2.12	2.30	子宫颈	5.93	5.51	4.03
9	胰腺	5.03	3.65	3.22	膀胱	2.79	1.68	1.82	胰腺	4.19	3.89	2.51
10	脑、神经系统	4.08	2.96	3.07	白血病	2.50	1.50	2.05	脑、神经系统	3.53	3.27	2.64

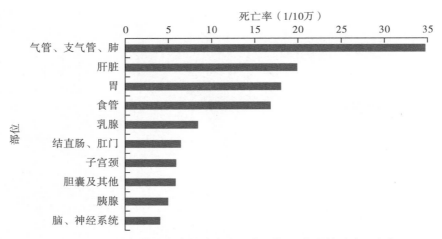

图 4 - 40　2017 年陕西省农村肿瘤登记地区前 10 位恶性肿瘤死亡率

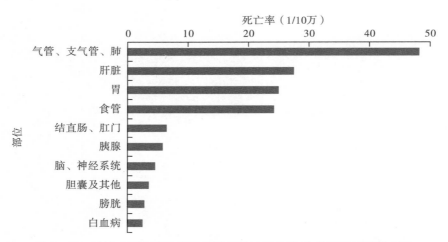

图 4 - 41　2017 年陕西省农村肿瘤登记地区男性前 10 位恶性肿瘤死亡率

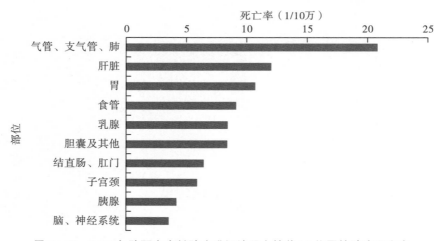

图 4 - 42　2017 年陕西省农村肿瘤登记地区女性前 10 位恶性肿瘤死亡率

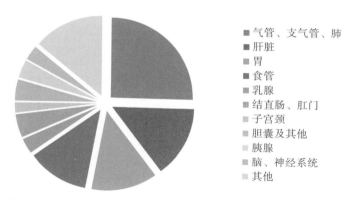

气管、支气管、肺
肝脏
胃
食管
乳腺
结直肠、肛门
子宫颈
胆囊及其他
胰腺
脑、神经系统
其他

图 4-43 2017 年陕西省农村肿瘤登记地区恶性肿瘤死亡构成(%)

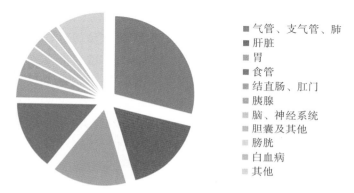

气管、支气管、肺
肝脏
胃
食管
结直肠、肛门
胰腺
脑、神经系统
胆囊及其他
膀胱
白血病
其他

图 4-44 2017 年陕西省农村肿瘤登记地区男性恶性肿瘤死亡构成(%)

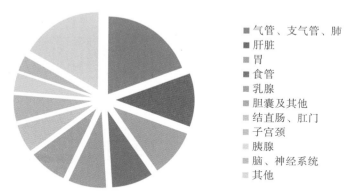

气管、支气管、肺
肝脏
胃
食管
乳腺
胆囊及其他
结直肠、肛门
子宫颈
胰腺
脑、神经系统
其他

图 4-45 2017 年陕西省农村肿瘤登记地区女性恶性肿瘤死亡构成(%)

第五章　2017 年陕西省肿瘤登记地区各部位恶性肿瘤的发病与死亡情况

一、口腔和咽（除鼻咽外）（C00—10，C12—14）

2017 年陕西省肿瘤登记地区口腔和咽（除鼻咽外）恶性肿瘤的发病率为 2.17/10 万，中标率为 1.39/10 万，世标率为 1.37/10 万，其发病人数占全部恶性肿瘤发病人数的 0.87%。其中男性口腔和咽（除鼻咽外）恶性肿瘤的发病率为 2.71/10 万，女性口腔和咽（除鼻咽外）恶性肿瘤的发病率为 1.61/10 万，男性口腔和咽（除鼻咽外）恶性肿瘤发病的中标率是女性的 1.62 倍，城市地区口腔和咽（除鼻咽外）恶性肿瘤发病的中标率是农村地区的 1.41 倍。同期口腔和咽（除鼻咽外）恶性肿瘤的死亡率为 1.50/10 万，中标率为 0.88/10 万，世标率为 0.89/10 万，男性口腔和咽（除鼻咽外）恶性肿瘤死亡的中标率是女性的 1.58 倍。城市地区口腔和咽（除鼻咽外）恶性肿瘤死亡的中标率是农村地区的 1.51 倍。口腔和咽（除鼻咽外）恶性肿瘤发病和死亡的累积率（0～74 岁）分别为 0.15% 和 0.10%（表 5-1）。

表 5-1　2017 年陕西省肿瘤登记地区口腔和咽（除鼻咽外）恶性肿瘤发病与死亡情况

地区	性别	病例数	粗率 (1/10 万)	构成 (%)	中标率 (1/10 万)	世标率 (1/10 万)	累积率(0～74 岁) (%)
发病							
全省	合计	195	2.17	0.87	1.39	1.37	0.15
	男性	124	2.71	0.95	1.73	1.74	0.18
	女性	71	1.61	0.75	1.07	1.03	0.12
城市	合计	129	2.59	0.90	1.59	1.61	0.19
	男性	82	3.24	0.98	1.95	2.00	0.23
	女性	47	1.92	0.80	1.26	1.25	0.15
农村	合计	66	1.65	0.81	1.13	1.06	0.11
	男性	42	2.06	0.90	1.44	1.37	0.13
	女性	24	1.23	0.68	0.83	0.75	0.08
死亡							
全省	合计	135	1.50	0.90	0.88	0.89	0.10
	男性	83	1.81	0.88	1.09	1.12	0.12

续表

地区	性别	病例数	粗率 (1/10万)	构成 (%)	中标率 (1/10万)	世标率 (1/10万)	累积率(0~74岁) (%)
城市	女性	52	1.18	0.93	0.69	0.68	0.08
	合计	93	1.87	0.98	1.04	1.07	0.14
	男性	61	2.41	1.01	1.38	1.44	0.17
农村	女性	32	1.31	0.92	0.72	0.72	0.11
	合计	42	1.05	0.76	0.69	0.66	0.06
	男性	22	1.08	0.65	0.72	0.71	0.05
	女性	20	1.02	0.95	0.66	0.63	0.06

　　口腔和咽(除鼻咽外)恶性肿瘤年龄别发病率在"40~岁"组之前处于较低水平,"40~岁"组之后缓慢上升,到"85+岁"组达到发病率峰值,男性口腔和咽(除鼻咽外)恶性肿瘤年龄别发病率高于女性。口腔和咽(除鼻咽外)恶性肿瘤年龄别死亡率在"45~岁"组之前处于较低水平,"45~岁"组之后快速上升,到"85+岁"组达到死亡率峰值。城乡不同地区口腔和咽(除鼻咽外)恶性肿瘤年龄别发病率和死亡率虽有一定差异,但总体趋势类同(图5-1~图5-6)。

　　在9个城市肿瘤登记地区中,男性口腔和咽(除鼻咽外)恶性肿瘤标化发病率最高的区县是临渭区(3.42/10万),其次是莲湖区和汉台区;女性口腔和咽(除鼻咽外)恶性肿瘤标化发病率最高的区县是高陵区(2.32/10万),其次是莲湖区和临渭区。男性口腔和咽(除鼻咽外)恶性肿瘤标化死亡率最高的区县是莲湖区(3.29/10万),女性口腔和咽(除鼻咽外)恶性肿瘤标化死亡率最高的区县是高陵区(1.60/10万)(图5-7)。

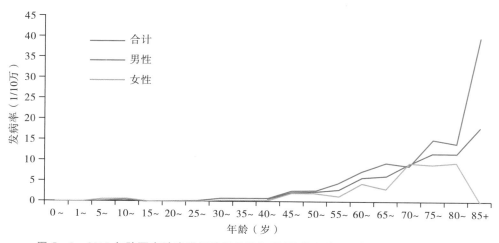

图5-1　2017年陕西省肿瘤登记地区口腔和咽(除鼻咽外)恶性肿瘤年龄别发病率

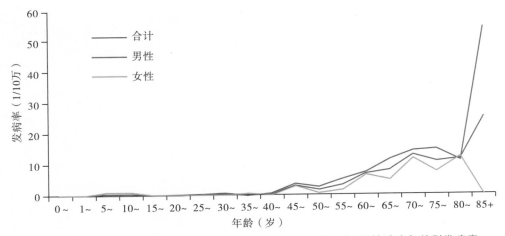

图 5 - 2   2017 年陕西省城市肿瘤登记地区口腔和咽（除鼻咽外）恶性肿瘤年龄别发病率

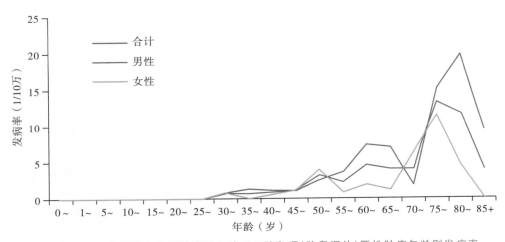

图 5 - 3   2017 年陕西省农村肿瘤登记地区口腔和咽（除鼻咽外）恶性肿瘤年龄别发病率

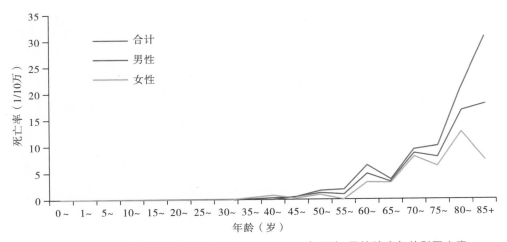

图 5 - 4   2017 年陕西省肿瘤登记地区口腔和咽（除鼻咽外）恶性肿瘤年龄别死亡率

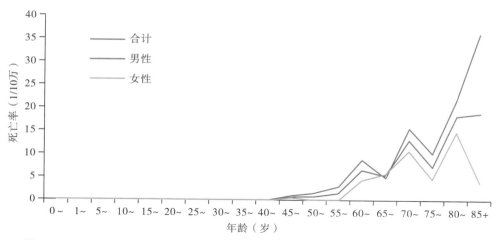

图 5-5　2017 年陕西省城市肿瘤登记地区口腔和咽(除鼻咽外)恶性肿瘤年龄别死亡率

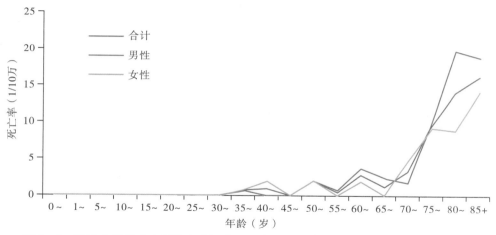

图 5-6　2017 年陕西省农村肿瘤登记地区口腔和咽(除鼻咽外)恶性肿瘤年龄别死亡率

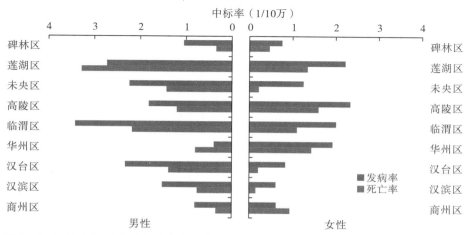

图 5-7　2017 年陕西省城市肿瘤登记地区口腔和咽(除鼻咽外)恶性肿瘤发病率和死亡率

在9个农村肿瘤登记地区中，男性口腔和咽（除鼻咽外）恶性肿瘤标化发病率最高的区县是紫阳县（7.05/10万），其次是潼关县和宁陕县；女性口腔和咽（除鼻咽外）恶性肿瘤标化发病率最高的区县是大荔县（1.24/10万），其次是千阳县和潼关县。男性口腔和咽（除鼻咽外）恶性肿瘤标化死亡率最高的区县是紫阳县（2.33/10万）；女性口腔和咽（除鼻咽外）恶性肿瘤标化死亡率最高的区县是紫阳县（1.81/10万）（图5-8）。

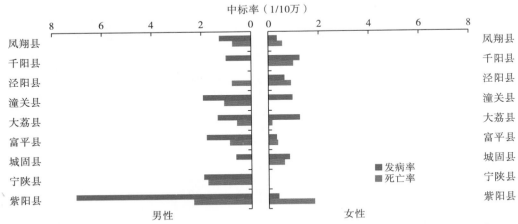

图5-8　2017年陕西省农村肿瘤登记地区口腔和咽（除鼻咽外）恶性肿瘤发病率和死亡率

二、鼻咽（C11）

2017年陕西省肿瘤登记地区鼻咽恶性肿瘤的发病率为1.33/10万，中标率为0.92/10万，世标率为0.90/10万，其发病人数占全部恶性肿瘤发病人数的0.53%。其中男性鼻咽恶性肿瘤的发病率为1.81/10万，女性鼻咽恶性肿瘤的发病率为0.82/10万，男性鼻咽恶性肿瘤发病的中标率是女性的2.27倍，城市地区鼻咽恶性肿瘤发病的中标率是农村地区的1.29倍。同期鼻咽恶性肿瘤的死亡率为0.82/10万，中标率为0.52/10万，世标率为0.52/10万，其中男性鼻咽恶性肿瘤的死亡率为1.12/10万，女性鼻咽恶性肿瘤的死亡率为0.52/10万，男性鼻咽恶性肿瘤死亡的中标率是女性的1.97倍。鼻咽恶性肿瘤发病和死亡的累积率（0~74岁）分别为0.10%和0.06%（表5-2）。

表5-2　2017年陕西省肿瘤登记地区鼻咽恶性肿瘤发病与死亡情况

地区	性别	病例数	粗率 （1/10万）	构成 （%）	中标率 （1/10万）	世标率 （1/10万）	累积率（0~74岁） （%）
发病							
全省	合计	119	1.33	0.53	0.92	0.90	0.10
	男性	83	1.81	0.64	1.27	1.23	0.14
	女性	36	0.82	0.38	0.56	0.57	0.06
城市	合计	76	1.53	0.53	1.01	1.02	0.12
	男性	55	2.17	0.66	1.47	1.44	0.17

续表

地区	性别	病例数	粗率 (1/10万)	构成 (%)	中标率 (1/10万)	世标率 (1/10万)	累积率(0～74岁) (%)
	女性	21	0.86	0.36	0.56	0.60	0.07
农村	合计	43	1.08	0.53	0.78	0.75	0.08
	男性	28	1.37	0.60	1.00	0.96	0.11
	女性	15	0.77	0.43	0.56	0.54	0.05
死亡							
全省	合计	74	0.82	0.49	0.52	0.52	0.06
	男性	51	1.12	0.54	0.69	0.73	0.08
	女性	23	0.52	0.41	0.35	0.33	0.04
城市	合计	46	0.92	0.48	0.57	0.57	0.06
	男性	31	1.22	0.51	0.75	0.77	0.09
	女性	15	0.61	0.43	0.40	0.37	0.04
农村	合计	28	0.70	0.51	0.45	0.47	0.06
	男性	20	0.98	0.59	0.62	0.67	0.08
	女性	8	0.41	0.38	0.28	0.27	0.03

　　鼻咽恶性肿瘤年龄别发病率和死亡率在"35～岁"组之前处于较低水平，"35～岁"组之后呈上升趋势。各年龄组发病率和死亡率波动较大，城市地区男性鼻咽恶性肿瘤年龄别发病率和死亡率峰值分别处于"65～岁"组和"85＋岁"组，城市地区女性鼻咽恶性肿瘤年龄别发病率和死亡率峰值分别处于"70～岁"组和"75～岁"组。农村地区男性鼻咽恶性肿瘤年龄别发病率和死亡率峰值分别处于"60～岁"组和"85＋岁"组；农村地区女性鼻咽恶性肿瘤年龄别发病率峰值处于"85＋岁"组，女性鼻咽恶性肿瘤年龄别死亡率峰值处于"80～岁"组（图5-9～图5-14）。

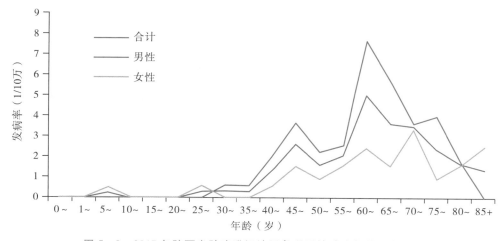

图5-9　2017年陕西省肿瘤登记地区鼻咽恶性肿瘤年龄别发病率

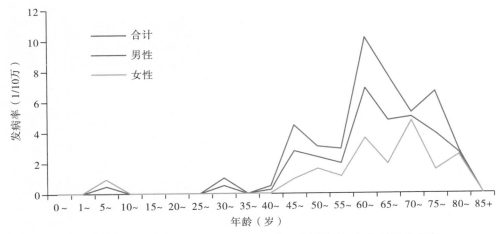

图 5-10　2017 年陕西省城市肿瘤登记地区鼻咽恶性肿瘤年龄别发病率

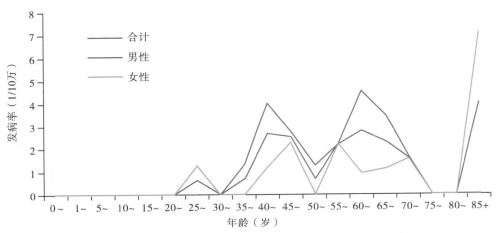

图 5-11　2017 年陕西省农村肿瘤登记地区鼻咽恶性肿瘤年龄别发病率

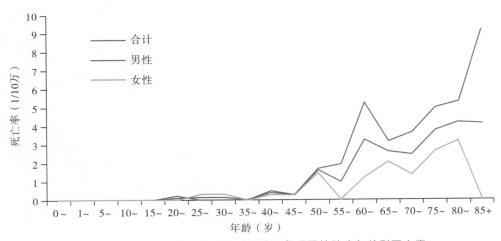

图 5-12　2017 年陕西省肿瘤登记地区鼻咽恶性肿瘤年龄别死亡率

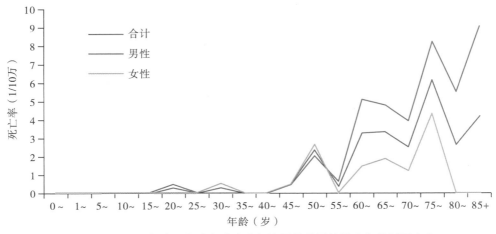

图 5 - 13　2017 年陕西省城市肿瘤登记地区鼻咽恶性肿瘤年龄别死亡率

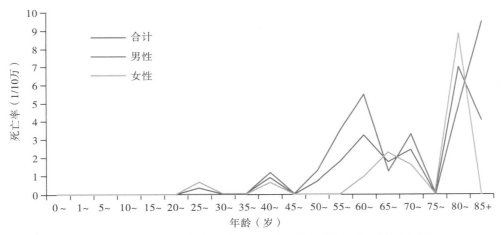

图 5 - 14　2017 年陕西省农村肿瘤登记地区鼻咽恶性肿瘤年龄别死亡率

在 9 个城市肿瘤登记地区中，男性鼻咽恶性肿瘤标化发病率最高的区县是汉台区（3.13/10 万），其次是高陵区和汉滨区；女性鼻咽恶性肿瘤标化发病率最高的区县是汉滨区（1.22/10 万），其次是碑林区和汉台区。男性鼻咽恶性肿瘤标化死亡率最高的区县是汉台区（1.65/10 万），其次是临渭区和未央区；女性鼻咽恶性肿瘤标化死亡率最高的区县是汉台区（0.88/10 万），其次是汉滨区和莲湖区（图 5 - 15）。

在 9 个农村肿瘤登记地区中，男性鼻咽恶性肿瘤标化发病率最高的区县是紫阳县（2.19/10 万），其次是城固县和宁陕县；女性鼻咽恶性肿瘤标化发病率最高的区县是宁陕县（1.95/10 万），其次是紫阳县和大荔县。男性鼻咽恶性肿瘤标化死亡率最高的区县是紫阳县（2.00/10 万），其次是宁陕县和泾阳县；女性标化死亡率最高的区县是紫阳县（0.84/10 万），其次是大荔县和泾阳县（图 5 - 16）。

中标率（1/10万）

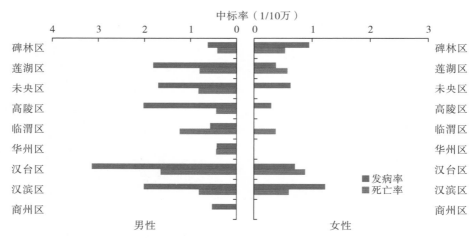

图 5-15 2017 年陕西省城市肿瘤登记地区鼻咽恶性肿瘤发病率和死亡率

中标率（1/10万）

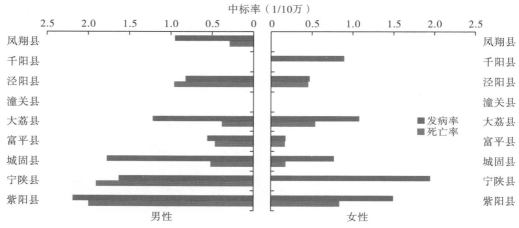

图 5-16 2017 年陕西省农村肿瘤登记地区鼻咽恶性肿瘤发病率和死亡率

三、食管（C15）

2017 年陕西省肿瘤登记地区食管恶性肿瘤的发病率为 22.93/10 万，中标率为 13.70/10 万，世标率为 13.77/10 万，其发病人数占全部恶性肿瘤发病人数的 9.15%。其中男性食管恶性肿瘤的发病率为 32.49/10 万，女性食管恶性肿瘤的发病率为 12.99/10 万，男性食管恶性肿瘤发病的中标率是女性的 2.75 倍，城市地区食管恶性肿瘤发病的中标率是农村地区的 1.05 倍。同期食管恶性肿瘤的死亡率为 17.20/10 万，中标率为 10.08/10 万，世标率为 10.08/10 万，其中男性食管恶性肿瘤的死亡率为 24.84/10 万，女性食管恶性肿瘤的死亡率为 9.27/10 万，男性食管恶性肿瘤死亡的中标率是女性的 2.98 倍。食管恶性肿瘤发病和死亡的累积率（0~74 岁）分别为 1.77% 和 1.29%（表 5-3）。

表 5 - 3　2017 年陕西省肿瘤登记地区食管恶性肿瘤发病与死亡情况

地区	性别	病例数	粗率 (1/10 万)	构成 (%)	中标率 (1/10 万)	世标率 (1/10 万)	累积率(0～74 岁) (%)
发病							
全省	合计	2058	22.93	9.15	13.70	13.77	1.77
	男性	1486	32.49	11.38	20.30	20.45	2.64
	女性	572	12.99	6.07	7.37	7.36	0.93
城市	合计	1200	24.10	8.39	14.03	14.12	1.83
	男性	869	34.31	10.36	21.03	21.16	2.79
	女性	331	13.53	5.60	7.32	7.36	0.92
农村	合计	858	21.47	10.48	13.40	13.45	1.69
	男性	617	30.23	13.21	19.67	19.86	2.45
	女性	241	12.32	6.85	7.43	7.37	0.94
死亡							
全省	合计	1544	17.20	10.28	10.08	10.08	1.29
	男性	1136	24.84	12.04	15.28	15.36	1.96
	女性	408	9.27	7.31	5.13	5.04	0.64
城市	合计	870	17.47	9.15	9.85	9.91	1.30
	男性	641	25.31	10.62	15.05	15.25	2.01
	女性	229	9.36	6.59	4.95	4.85	0.63
农村	合计	674	16.86	12.24	10.49	10.41	1.27
	男性	495	24.25	14.56	15.81	15.74	1.89
	女性	179	9.15	8.50	5.42	5.34	0.66

　　食管恶性肿瘤年龄别发病率和死亡率在"40～岁"组之前处于较低水平,"40～岁"组之后快速上升,到"80～岁"组达到峰值,男性食管恶性肿瘤年龄别发病率和死亡率均高于女性。城乡不同地区食管恶性肿瘤年龄别发病率和死亡率虽有一定差异,但总体趋势类同(图 5 - 17～图 5 - 22)。

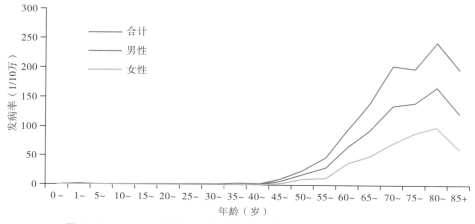

图 5 - 17　2017 年陕西省肿瘤登记地区食管恶性肿瘤年龄别发病率

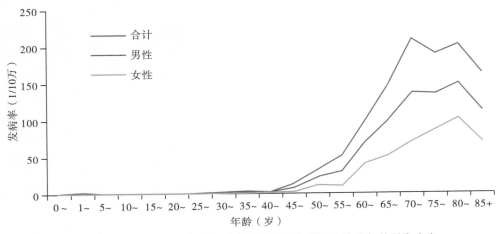

图 5-18 2017 年陕西省城市肿瘤登记地区食管恶性肿瘤年龄别发病率

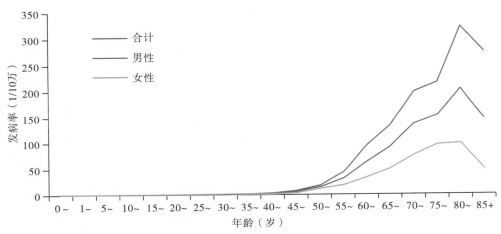

图 5-19 2017 年陕西省农村肿瘤登记地区食管恶性肿瘤年龄别发病率

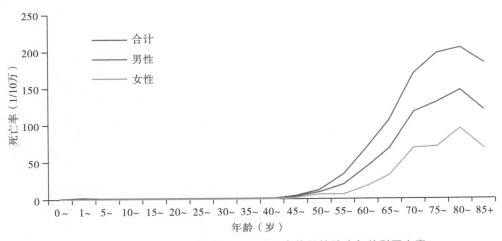

图 5-20 2017 年陕西省肿瘤登记地区食管恶性肿瘤年龄别死亡率

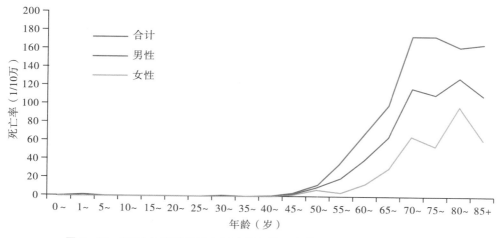

图 5-21 2017 年陕西省城市肿瘤登记地区食管恶性肿瘤年龄别死亡率

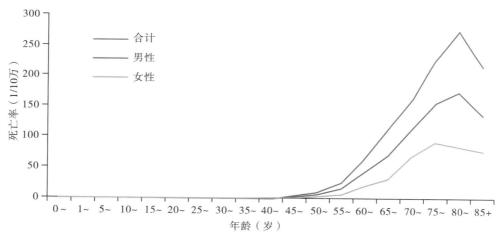

图 5-22 2017 年陕西省农村肿瘤登记地区食管恶性肿瘤年龄别死亡率

在 9 个城市肿瘤登记地区中，男性食管恶性肿瘤标化发病率最高的区县是商州区（48.94/10 万），其次是汉滨区和华州区；女性食管恶性肿瘤标化发病率最高的区县是商州区（17.94/10 万），其次是华州区和高陵区。男性食管恶性肿瘤标化死亡率最高的区县是商州区（37.16/10 万），其次是华州区和汉滨区；女性食管恶性肿瘤标化死亡率最高的区县是商州区（13.80/10 万），其次是华州区和汉滨区（图 5-23）。

在 9 个农村肿瘤登记地区中，男性食管恶性肿瘤标化发病率最高的区县是富平县（32.28/10 万），其次是潼关县和紫阳县；女性食管恶性肿瘤标化发病率最高的区县是泾阳县（11.13/10 万），其次是富平县和紫阳县。男性食管恶性肿瘤标化死亡率最高的区县是潼关县（25.67/10 万），其次是富平县和紫阳县，女性标化死亡率最高的区县是潼关县（7.80/10 万），其次是泾阳县和宁陕县（图 5-24）。

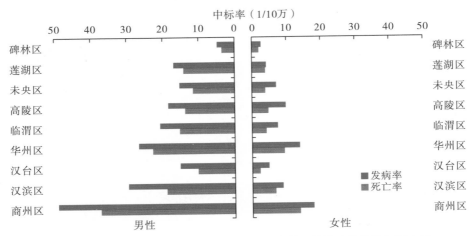

图 5-23 2017 年陕西省城市肿瘤登记地区食管恶性肿瘤发病率和死亡率

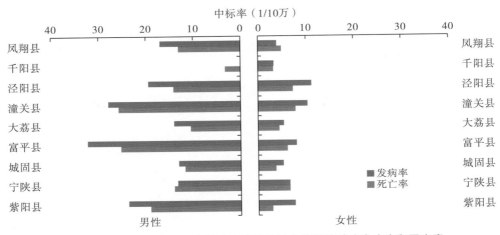

图 5-24 2017 年陕西省农村肿瘤登记地区食管恶性肿瘤发病率和死亡率

四、胃（C16）

2017 年陕西省肿瘤登记地区胃恶性肿瘤的发病率为 28.25/10 万，中标率为 17.13/10 万，世标率为 17.09/10 万，其发病人数占全部恶性肿瘤发病人数的 11.28%。其中男性胃恶性肿瘤的发病率为 40.87/10 万，女性胃恶性肿瘤的发病率为 15.15/10 万，男性胃恶性肿瘤发病的中标率是女性的 2.85 倍，城市地区胃恶性肿瘤发病的中标率是农村地区的 1.24 倍。同期胃恶性肿瘤的死亡率为 21.78/10 万，中标率为 12.95/10 万，世标率为 12.90/10 万。其中男性胃恶性肿瘤的死亡率为 30.85/10 万，女性胃恶性肿瘤的死亡率为 12.35/10 万，男性胃恶性肿瘤死亡的中标率是女性的 2.74 倍。胃恶性肿瘤发病和死亡的累积率（0～74 岁）分别为 2.11% 和 1.55%（表 5-4）。

表 5-4 2017 年陕西省肿瘤登记地区胃恶性肿瘤发病与死亡情况

地区	性别	病例数	粗率 (1/10 万)	构成 (%)	中标率 (1/10 万)	世标率 (1/10 万)	累积率(0～74 岁) (%)
发病							
全省	合计	2536	28.25	11.28	17.13	17.09	2.11
	男性	1869	40.87	14.31	25.61	25.76	3.21
	女性	667	15.15	7.08	8.98	8.73	1.03
城市	合计	1598	32.09	11.18	18.68	18.74	2.32
	男性	1181	46.63	14.08	28.12	28.42	3.54
	女性	417	17.04	7.06	9.68	9.48	1.13
农村	合计	938	23.47	11.46	15.07	14.88	1.85
	男性	688	33.71	14.73	22.28	22.23	2.81
	女性	250	12.78	7.11	8.07	7.73	0.90
死亡							
全省	合计	1955	21.78	13.02	12.95	12.90	1.55
	男性	1411	30.85	14.95	19.18	19.24	2.36
	女性	544	12.35	9.74	6.99	6.83	0.75
城市	合计	1234	24.78	12.97	13.96	13.89	1.66
	男性	900	35.54	14.91	21.03	21.06	2.58
	女性	334	13.65	9.61	7.28	7.08	0.79
农村	合计	721	18.04	13.09	11.49	11.49	1.39
	男性	511	25.04	15.03	16.58	16.67	2.09
	女性	210	10.74	9.97	6.55	6.46	0.71

　　胃恶性肿瘤年龄别发病率和死亡率在"45～岁"组之前处于较低水平,"45～岁"组之后快速上升,到"80～岁"组达到峰值,男性胃恶性肿瘤年龄别发病率和死亡率均高于女性。城乡不同地区胃恶性肿瘤年龄别发病率和死亡率虽有一定差异,但总体趋势类同(图 5-25～图 5-30)。

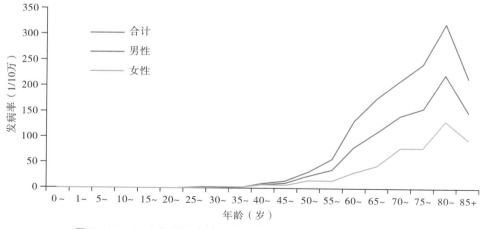

图 5-25 2017 年陕西省肿瘤登记地区胃恶性肿瘤年龄别发病率

53

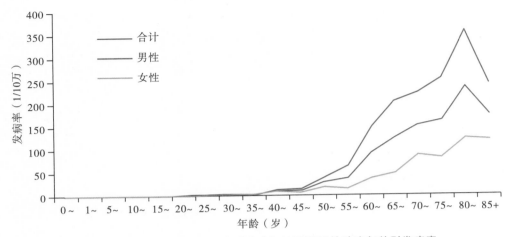

图 5－26　2017 年陕西省城市肿瘤登记地区胃恶性肿瘤年龄别发病率

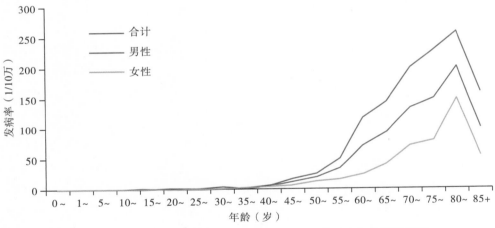

图 5－27　2017 年陕西省农村肿瘤登记地区胃恶性肿瘤年龄别发病率

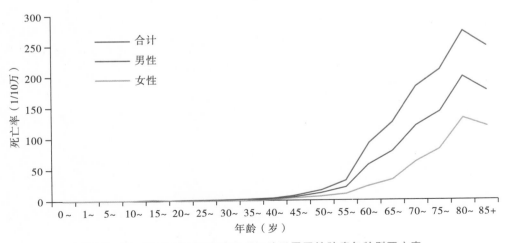

图 5－28　2017 年陕西省肿瘤登记地区胃恶性肿瘤年龄别死亡率

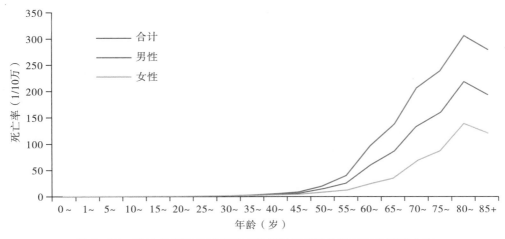

图 5-29　2017 年陕西省城市肿瘤登记地区胃恶性肿瘤年龄别死亡率

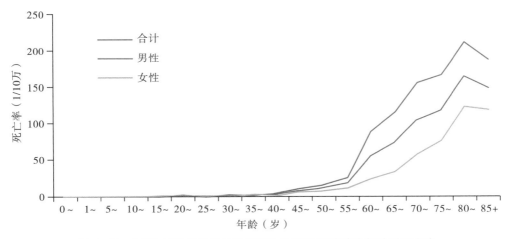

图 5-30　2017 年陕西省农村肿瘤登记地区胃恶性肿瘤年龄别死亡率

　　在 9 个城市肿瘤登记地区中，男性胃恶性肿瘤标化发病率最高的区县是商州区（45.97/10 万），其次是莲湖区和华州区；女性胃恶性肿瘤标化发病率最高的区县是莲湖区（14.80/10 万），其次是未央区和华州区。男性胃恶性肿瘤标化死亡率最高的区县是商州区（41.60/10 万），其次是莲湖区和华州区；女性胃恶性肿瘤标化死亡率最高的区县是商州区（11.83/10 万），其次为莲湖区和未央区（图 5-31）。

　　在 9 个农村肿瘤登记地区中，男性胃恶性肿瘤标化发病率最高的区县是潼关县（30.45/10 万），其次是紫阳县和凤翔县，女性胃恶性肿瘤标化发病率最高的区县是紫阳县（10.62/10 万），其次是凤翔县和潼关县。男性胃恶性肿瘤标化死亡率最高的是凤翔县（26.36/10 万），其次是宁陕县和潼关县；女性胃恶性肿瘤标化死亡率最高的区县是紫阳县（9.46/10 万），其次为凤翔县和大荔县（图 5-32）。

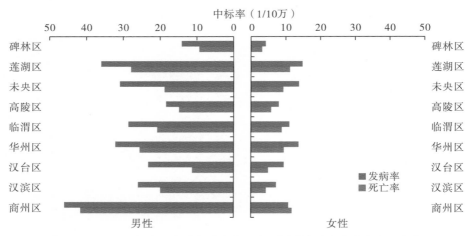

图 5－31　2017 年陕西省城市肿瘤登记地区胃恶性肿瘤发病率和死亡率

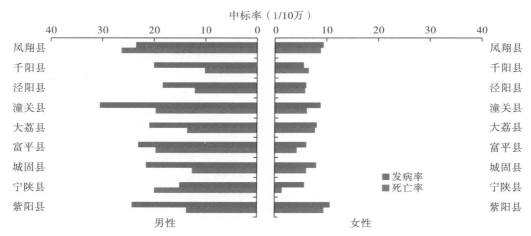

图 5－32　2017 年陕西省农村肿瘤登记地区胃恶性肿瘤发病率和死亡率

五、结直肠、肛门(C18—21)

2017 年陕西省肿瘤登记地区结直肠、肛门恶性肿瘤的发病率为 18.37/10 万，中标率为 11.24/10 万，世标率为 11.09/10 万，其发病人数占全部恶性肿瘤发病人数的 7.33%。其中男性结直肠、肛门恶性肿瘤的发病率为 21.21/10 万，女性结直肠、肛门恶性肿瘤的发病率为 15.42/10 万，男性结直肠、肛门恶性肿瘤发病的中标率是女性的 1.49 倍，城市地区结直肠、肛门恶性肿瘤发病的中标率是农村地区的 1.48 倍。同期结直肠、肛门恶性肿瘤的死亡率为 9.69/10 万，中标率为 5.63/10 万，世标率为 5.54/10 万，其中男性结直肠、肛门恶性肿瘤的死亡率为 10.58/10 万，女性结直肠、肛门恶性肿瘤的死亡率为 8.77/10 万，男性结直肠、肛门恶性肿瘤死亡的中标率是女性的 1.32 倍。结直肠、肛门恶性肿瘤发病和死亡的累积率(0～74 岁)分别为 1.30% 和 0.59%(表 5－5)。

表5-5　2017年陕西省肿瘤登记地区结直肠、肛门恶性肿瘤的发病与死亡情况

地区	性别	病例数	粗率 (1/10万)	构成 (%)	中标率 (1/10万)	世标率 (1/10万)	累积率(0～74岁) (%)
发病							
全省	合计	1649	18.37	7.33	11.24	11.09	1.30
	男性	970	21.21	7.43	13.51	13.41	1.57
	女性	679	15.42	7.21	9.07	8.88	1.03
城市	合计	1118	22.45	7.82	12.97	12.86	1.48
	男性	674	26.61	8.03	16.10	16.06	1.87
	女性	444	18.14	7.52	9.99	9.81	1.11
农村	合计	531	13.29	6.49	8.78	8.57	1.06
	男性	296	14.50	6.34	9.90	9.68	1.20
	女性	235	12.01	6.68	7.70	7.50	0.93
死亡							
全省	合计	870	9.69	5.79	5.63	5.54	0.59
	男性	484	10.58	5.13	6.44	6.36	0.68
	女性	386	8.77	6.91	4.87	4.78	0.51
城市	合计	610	12.25	6.41	6.60	6.53	0.68
	男性	350	13.82	5.80	7.87	7.79	0.85
	女性	260	10.62	7.48	5.42	5.35	0.53
农村	合计	260	6.51	4.72	4.19	4.07	0.48
	男性	134	6.57	3.94	4.36	4.26	0.47
	女性	126	6.44	5.98	4.02	3.88	0.48

　　结直肠、肛门恶性肿瘤年龄别发病率和死亡率在"40～岁"组之前处于较低水平，"40～岁"之后快速上升，到"80～岁"组或"85＋岁"组达到峰值，男性结直肠、肛门恶性肿瘤年龄别发病率和死亡率均高于女性。城乡不同地区结直肠、肛门恶性肿瘤年龄别发病率和死亡率虽有一定差异，但总体趋势类同(图5-33～图5-38)。

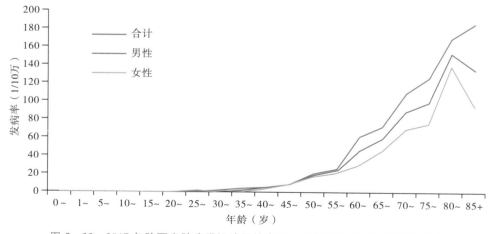

图5-33　2017年陕西省肿瘤登记地区结直肠、肛门恶性肿瘤年龄别发病率

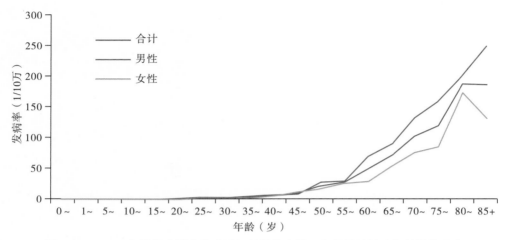

图 5-34　2017 年陕西省城市肿瘤登记地区结直肠、肛门恶性肿瘤年龄别发病率

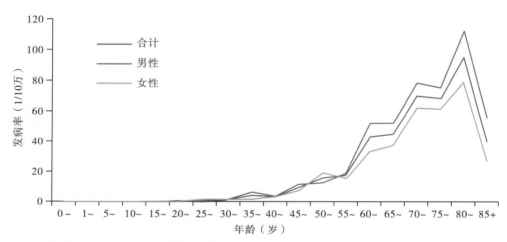

图 5-35　2017 年陕西省农村肿瘤登记地区结直肠、肛门恶性肿瘤年龄别发病率

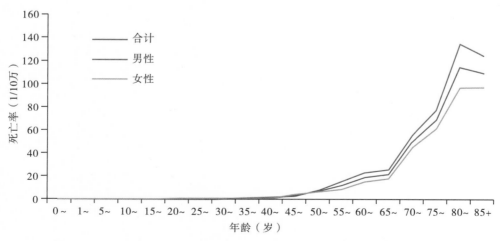

图 5-36　2017 年陕西省肿瘤登记地区结直肠、肛门恶性肿瘤年龄别死亡率

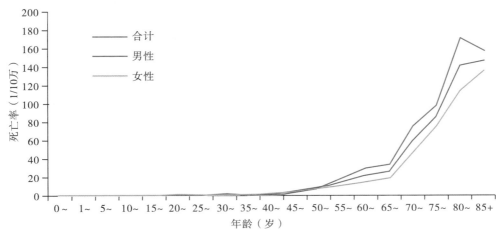

图 5 - 37　2017 年陕西省城市肿瘤登记地区结直肠、肛门恶性肿瘤年龄别死亡率

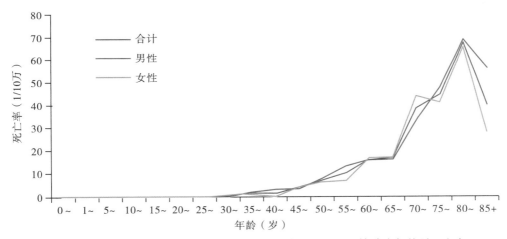

图 5 - 38　2017 年陕西省农村肿瘤登记地区结直肠、肛门恶性肿瘤年龄别死亡率

在 9 个城市肿瘤登记地区中，男性结直肠、肛门恶性肿瘤标化发病率最高的区县是莲湖区(34.53/10 万)，其次是未央区和临渭区；女性结直肠、肛门恶性肿瘤标化发病率最高的区县是莲湖区(19.23/10 万)，其次是未央区和汉台区。男性结直肠、肛门恶性肿瘤标化死亡率最高的区县是莲湖区(15.71/10 万)，其次是未央区和临渭区；女性结直肠、肛门恶性肿瘤标化死亡率最高的区县是莲湖区(12.24/10 万)，其次是未央区和汉台区(图 5 - 39)。

在 9 个农村肿瘤登记地区中，男性结直肠、肛门恶性肿瘤标化发病率最高的区县是宁陕县(15.32/10 万)，其次是紫阳县和凤翔县；女性结直肠、肛门恶性肿瘤标化发病率最高的区县是城固县(10.07/10 万)，其次是紫阳县和千阳县。男性结直肠、肛门恶性肿瘤标化死亡率最高的区县是宁陕县(16.92/10 万)，其次是紫阳县和凤翔县；女性结直肠、肛门恶性肿瘤标化死亡率最高的区县是凤翔县(6.58/10 万)，其次是紫阳县和城固县(图 5 - 40)。

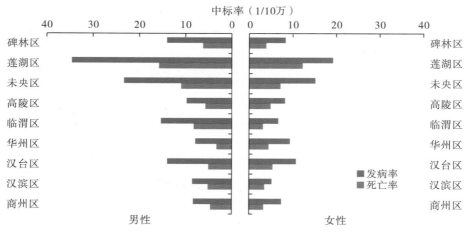

图 5-39　2017 年陕西省城市肿瘤登记地区结直肠、肛门恶性肿瘤发病率和死亡率

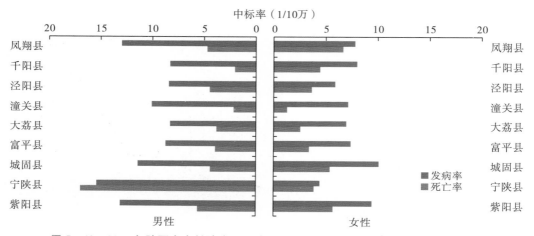

图 5-40　2017 年陕西省农村肿瘤登记地区结直肠、肛门恶性肿瘤发病率和死亡率

六、肝脏（C22）

2017 年陕西省肿瘤登记地区肝脏恶性肿瘤的发病率为 26.89/10 万，中标率为 17.14/10 万，世标率为 16.79/10 万，其发病人数占全部恶性肿瘤发病人数的 10.74%。其中男性肝脏恶性肿瘤的发病率为 36.38/10 万，女性肝脏恶性肿瘤的发病率为 17.03/10 万，男性肝脏恶性肿瘤发病的中标率是女性的 2.42 倍，城市地区肝脏恶性肿瘤发病的中标率是农村地区的 1.19 倍。同期肝脏恶性肿瘤的死亡率为 22.44/10 万，中标率为 14.13/10 万，世标率为 13.82/10 万，其中男性肝脏恶性肿瘤的死亡率为 31.16/10 万，女性肝脏恶性肿瘤的死亡率为 13.38/10 万，男性肝脏恶性肿瘤死亡的中标率是女性的 2.63 倍。肝脏恶性肿瘤发病和死亡的累积率（0～74 岁）分别为 1.90% 和 1.56%（表 5-6）。

表5-6 2017年陕西省肿瘤登记地区肝脏恶性肿瘤发病与死亡情况

地区	性别	病例数	粗率 (1/10万)	构成 (%)	中标率 (1/10万)	世标率 (1/10万)	累积率(0~74岁) (%)
发病							
全省	合计	2414	26.89	10.74	17.14	16.79	1.90
	男性	1664	36.38	12.74	24.25	23.71	2.70
	女性	750	17.03	7.96	10.01	9.85	1.10
城市	合计	1476	29.64	10.32	18.11	17.79	2.00
	男性	1010	39.88	12.04	25.76	25.31	2.87
	女性	466	19.04	7.89	10.44	10.28	1.14
农村	合计	938	23.47	11.46	15.72	15.33	1.77
	男性	654	32.05	14.00	22.15	21.55	2.49
	女性	284	14.52	8.08	9.24	9.09	1.05
死亡							
全省	合计	2014	22.44	13.41	14.13	13.82	1.56
	男性	1425	31.16	15.10	20.50	20.05	2.24
	女性	589	13.38	10.55	7.78	7.63	0.8
城市	合计	1216	24.42	12.78	14.71	14.45	1.63
	男性	863	34.07	14.30	21.63	21.24	2.38
	女性	353	14.42	10.15	7.84	7.73	0.89
农村	合计	798	19.97	14.49	13.25	12.89	1.46
	男性	562	27.54	16.53	18.89	18.40	2.07
	女性	236	12.07	11.20	7.61	7.40	0.84

　　肝脏恶性肿瘤年龄别发病率和死亡率在"35～岁"组之前处于较低水平，"35～岁"组之后缓慢上升，男性肝脏恶性肿瘤年龄别发病率和死亡率均高于女性。城市地区男性肝脏恶性肿瘤年龄别发病率和死亡率分别在"80～岁"组和"85＋岁"组达到峰值；女性肝脏恶性肿瘤年龄别发病率和死亡率分别在"80～岁"组和"85＋岁"组达到峰值。而农村地区男性肝脏恶性肿瘤年龄别发病率在"80～岁"组达到峰值，年龄别死亡率在"85＋岁"组达到峰值；女性肝脏恶性肿瘤年龄别发病率和死亡率均在"80～岁"组达到峰值（图5-41～图5-46）。

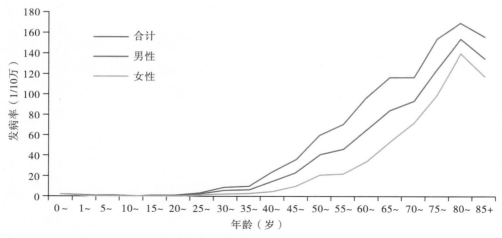

图 5-41　2017 年陕西省肿瘤登记地区肝脏恶性肿瘤年龄别发病率

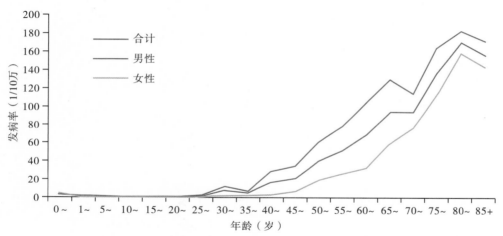

图 5-42　2017 年陕西省城市肿瘤登记地区肝脏恶性肿瘤年龄别发病率

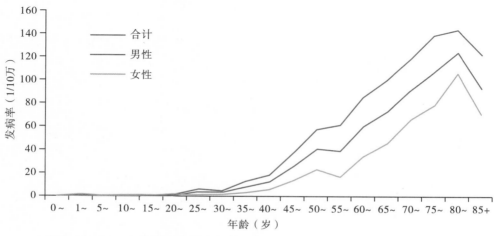

图 5-43　2017 年陕西省农村肿瘤登记地区肝脏恶性肿瘤年龄别发病率（2017）

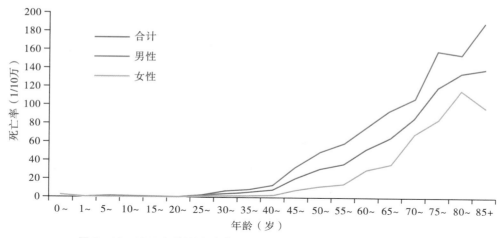

图 5 - 44 2017 年陕西省肿瘤登记地区肝脏恶性肿瘤年龄别死亡率

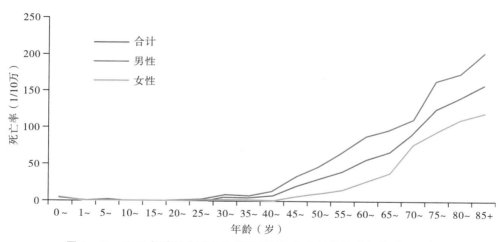

图 5 - 45 2017 年陕西省城市肿瘤登记地区肝脏恶性肿瘤年龄别死亡率

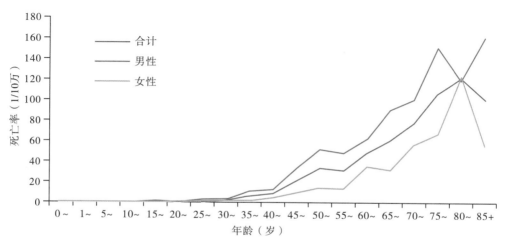

图 5 - 46 2017 年陕西省农村肿瘤登记地区肝脏恶性肿瘤年龄别死亡率

在 9 个城市肿瘤登记地区中，男性肝脏恶性肿瘤标化发病率最高的区县是莲湖区（41.27/10 万），其次是汉滨区和商州区；女性肝脏恶性肿瘤标化发病率最高的区县是莲湖区（15.54/10 万），其次是临渭区和华州区。男性肝脏恶性肿瘤标化死亡率最高的区县是莲湖区（35.43/10 万），其次是商州区和汉滨区；女性肝脏恶性肿瘤标化死亡率最高的区县是莲湖区（13.45/10 万），其次是未央区和临渭区（图 5 - 47）。

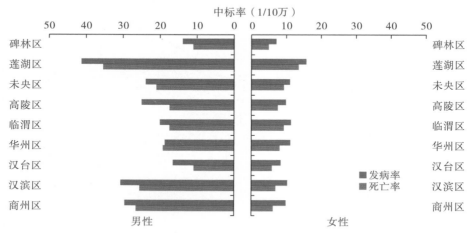

图 5 - 47　2017 年陕西省城市肿瘤登记地区肝脏恶性肿瘤发病率和死亡率

在 9 个农村肿瘤登记地区中，男性肝脏恶性肿瘤标化发病率最高的区县是紫阳县（42.31/10 万），其次是宁陕县和大荔县；女性肝脏恶性肿瘤标化发病率最高的区县是凤翔县（13.37/10 万），其次是潼关县和千阳县。男性肝脏恶性肿瘤标化死亡率最高的区县是宁陕县（42.01/10 万），其次是紫阳县和大荔县；女性肝脏恶性肿瘤标化死亡率最高的区县是凤翔县（12.47/10 万），其次是潼关县和大荔县（图 5 - 48）。

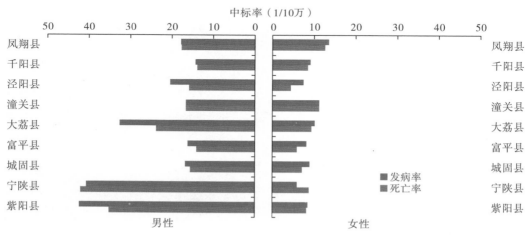

图 5 - 48　2017 年陕西省农村肿瘤登记地区肝脏恶性肿瘤发病率和死亡率

七、胆囊及其他(C23—24)

2017年陕西省肿瘤登记地区胆囊及其他恶性肿瘤的发病率为7.19/10万,中标率为4.21/10万,世标率为4.24/10万,其发病人数占全部恶性肿瘤发病人数的2.87%。其中男性胆囊及其他恶性肿瘤的发病率为5.47/10万,女性胆囊及其他恶性肿瘤的发病率为8.97/10万,男性胆囊及其他恶性肿瘤发病的中标率是女性的0.67倍,城市地区胆囊及其他恶性肿瘤发病的中标率是农村地区的0.92倍。同期胆囊及其他恶性肿瘤的死亡率为5.95/10万,中标率为3.42/10万,世标率为3.42/10万,其中男性胆囊及其他恶性肿瘤的死亡率为4.29/10万,女性胆囊及其他恶性肿瘤的死亡率为7.68/10万,男性胆囊及其他恶性肿瘤死亡的中标率是女性的0.61倍。胆囊及其他恶性肿瘤发病和死亡的累积率(0～74岁)分别为0.51%和0.38%(表5-7)。

表5-7 2017年陕西省肿瘤登记地区胆囊及其他恶性肿瘤发病与死亡情况

地区	性别	病例数	粗率 (1/10万)	构成 (%)	中标率 (1/10万)	世标率 (1/10万)	累积率(0～74岁) (%)
发病							
全省	合计	645	7.19	2.87	4.21	4.24	0.51
	男性	250	5.47	1.91	3.34	3.41	0.41
	女性	395	8.97	4.19	5.02	5.01	0.60
城市	合计	366	7.35	2.56	4.04	4.08	0.47
	男性	156	6.16	1.86	3.56	3.67	0.44
	女性	210	8.58	3.56	4.47	4.46	0.50
农村	合计	279	6.98	3.41	4.40	4.38	0.56
	男性	94	4.61	2.01	3.01	3.01	0.38
	女性	185	9.46	5.26	5.72	5.69	0.74
死亡							
全省	合计	534	5.95	3.56	3.42	3.42	0.38
	男性	196	4.29	2.08	2.57	2.61	0.27
	女性	338	7.68	6.05	4.23	4.18	0.48
城市	合计	298	5.98	3.13	3.21	3.20	0.33
	男性	124	4.90	2.05	2.74	2.80	0.28
	女性	174	7.11	5.00	3.65	3.56	0.38
农村	合计	236	5.90	4.29	3.67	3.68	0.44
	男性	72	3.53	2.12	2.30	2.30	0.26
	女性	164	8.38	7.78	4.99	5.00	0.62

胆囊及其他恶性肿瘤年龄别发病率和死亡率在"45～岁"组在前处于较低水平,"45～岁"组之后快速波动上升,到"80～岁"组或"85+岁"组达到峰值。女性胆囊及其他恶性肿瘤年龄别发病率和死亡率均高于男性。城乡不同地区胆囊及其他恶性肿瘤年龄别发病率和死亡率虽有一定差异,但总体趋势类同(图5-49～图5-54)。

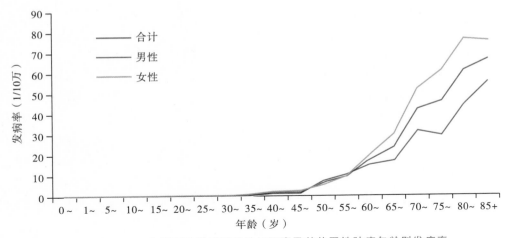

图 5-49 2017 年陕西省肿瘤登记地区胆囊及其他恶性肿瘤年龄别发病率

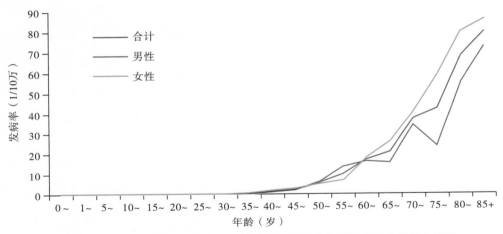

图 5-50 2017 年陕西省城市肿瘤登记地区胆囊及其他恶性肿瘤年龄别发病率

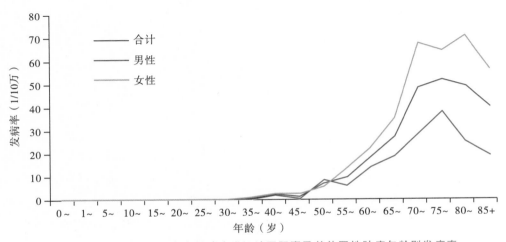

图 5-51 2017 年陕西省农村肿瘤登记地区胆囊及其他恶性肿瘤年龄别发病率

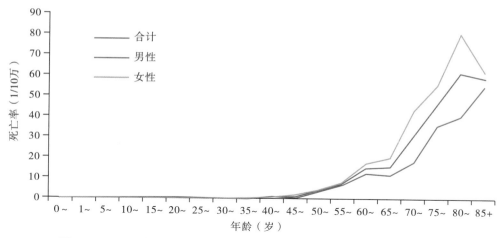

图 5-52　2017 年陕西省肿瘤登记地区胆囊及其他恶性肿瘤年龄别死亡率

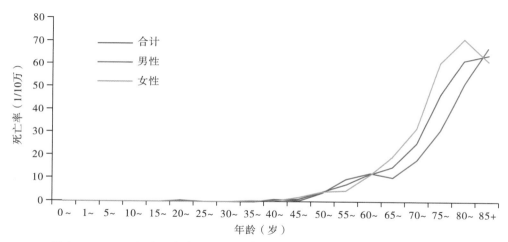

图 5-53　2017 年陕西省城市肿瘤登记地区胆囊及其他恶性肿瘤年龄别死亡率

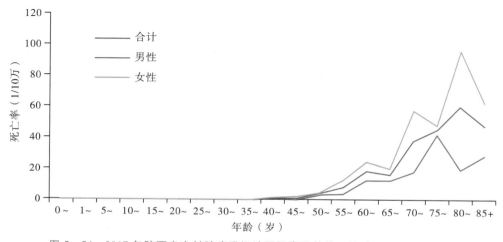

图 5-54　2017 年陕西省农村肿瘤登记地区胆囊及其他恶性肿瘤年龄别死亡率

在 9 个城市肿瘤登记地区中，男性胆囊及其他恶性肿瘤标化发病率最高的区县是莲湖区（6.56/10 万），其次是临渭区和未央区；女性胆囊及其他恶性肿瘤标化发病率最高的区县是莲湖区（8.26/10 万），其次是未央区和华州区。男性胆囊及其他恶性肿瘤标化死亡率最高的区县是莲湖区（5.34/10 万），其次是临渭区和未央区。女性胆囊及其他恶性肿瘤标化死亡率最高的区县是莲湖区（6.35/10 万），其次是高陵区和华州区（图 5－55）。

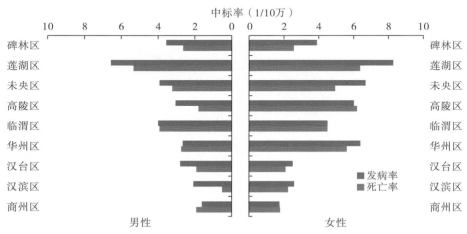

图 5－55　2017 年陕西省城市肿瘤登记地区胆囊及其他恶性肿瘤发病率和死亡率

在 9 个农村肿瘤登记地区中，男性胆囊及其他恶性肿瘤标化发病率最高的区县是紫阳县（5.33/10 万），其次是凤翔县和泾阳县；女性胆囊及其他恶性肿瘤标化发病率最高的区县是富平县（12.18/10 万），其次是凤翔县和紫阳县。男性胆囊及其他恶性肿瘤标化死亡率最高的区县是凤翔县（5.15/10 万），其次是富平县和千阳县；女性胆囊及其他恶性肿瘤标化死亡率最高的区县是富平县（11.24/10 万），其次是凤翔县和泾阳县（图 5－56）。

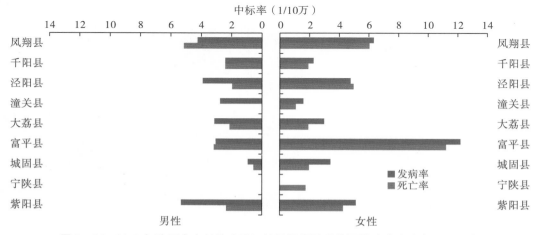

图 5－56　2017 年陕西省农村肿瘤登记地区胆囊及其他恶性肿瘤发病率和死亡率

八、胰腺(C25)

2017年陕西省肿瘤登记地区胰腺恶性肿瘤的发病率为7.49/10万，中标率为4.43/10万，世标率为4.42/10万，其发病人数占全部恶性肿瘤发病人数的2.99%。其中男性胰腺恶性肿瘤的发病率为8.79/10万，女性胰腺恶性肿瘤的发病率为6.13/10万，男性胰腺恶性肿瘤发病的中标率是女性的1.60倍，城市地区胰腺恶性肿瘤发病的中标率是农村地区的1.31倍。同期胰腺恶性肿瘤的死亡率为6.74/10万，中标率为3.95/10万，世标率为3.95/10万，其中男性胰腺恶性肿瘤的死亡率为7.72/10万，女性胰腺恶性肿瘤的死亡率为5.72/10万，男性胰腺恶性肿瘤死亡的中标率是女性的1.52倍。胰腺恶性肿瘤发病和死亡的累积率(0~74岁)分别为0.51%和0.45%(表5-8)。

表5-8　2017年陕西省肿瘤登记地区胰腺恶性肿瘤发病与死亡情况

地区	性别	病例数	粗率 (1/10万)	构成 (%)	中标率 (1/10万)	世标率 (1/10万)	累积率(0~74岁) (%)
发病							
全省	合计	672	7.49	2.99	4.43	4.42	0.51
	男性	402	8.79	3.08	5.47	5.46	0.62
	女性	270	6.13	2.87	3.42	3.42	0.40
城市	合计	442	8.88	3.09	4.87	4.89	0.54
	男性	264	10.42	3.15	6.01	6.06	0.65
	女性	178	7.27	3.01	3.79	3.78	0.43
农村	合计	230	5.75	2.81	3.71	3.68	0.46
	男性	138	6.76	2.95	4.56	4.45	0.57
	女性	92	4.70	2.62	2.84	2.88	0.35
死亡							
全省	合计	605	6.74	4.03	3.95	3.95	0.45
	男性	353	7.72	3.74	4.77	4.79	0.54
	女性	252	5.72	4.51	3.14	3.14	0.36
城市	合计	404	8.11	4.25	4.40	4.42	0.49
	男性	234	9.24	3.88	5.30	5.37	0.58
	女性	170	6.95	4.89	3.55	3.52	0.39
农村	合计	201	5.03	3.65	3.22	3.21	0.40
	男性	119	5.83	3.50	3.91	3.82	0.48
	女性	82	4.19	3.89	2.51	2.57	0.32

胰腺恶性肿瘤年龄别发病率和死亡率在"45~岁"组之前处于较低水平，"45~岁"组之后快速上升，分别到"85+岁"组和"80~岁"组达到峰值，男性胰腺恶性肿瘤年龄别发病率和死亡率均略高于女性。城市地区胰腺恶性肿瘤年龄别发病率和死亡率峰值分别为"85+岁"组和"80~岁"组，农村地区胰腺恶性肿瘤年龄别发病率峰值在"80~岁"组，年龄别死亡率峰值在"75~岁"组(图5-57~图5-62)。

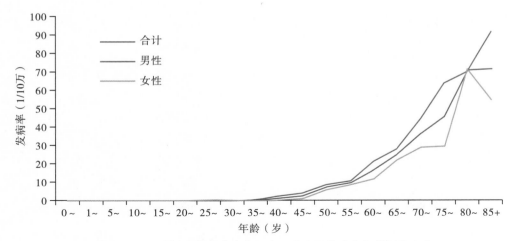

图 5-57　2017 年陕西省肿瘤登记地区胰腺恶性肿瘤年龄别发病率

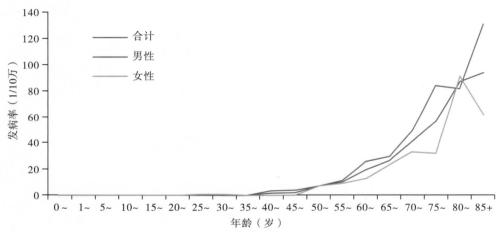

图 5-58　2017 年陕西省城市肿瘤登记地区胰腺恶性肿瘤年龄别发病率

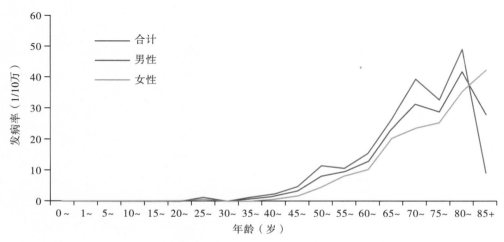

图 5-59　2017 年陕西省农村肿瘤登记地区胰腺恶性肿瘤年龄别发病率

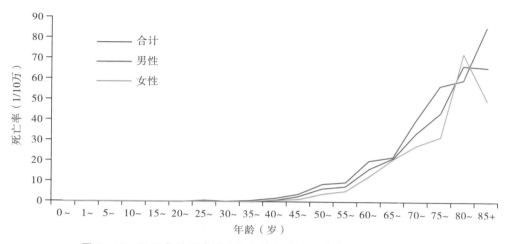

图 5－60 2017 年陕西省肿瘤登记地区胰腺恶性肿瘤年龄别死亡率

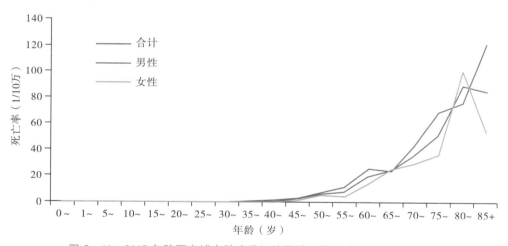

图 5－61 2017 年陕西省城市肿瘤登记地区胰腺恶性肿瘤年龄别死亡率

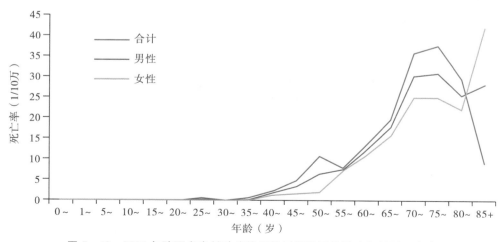

图 5－62 2017 年陕西省农村肿瘤登记地区胰腺恶性肿瘤年龄别死亡率

在9个城市肿瘤登记地区中，男性胰腺恶性肿瘤标化发病率最高的区县是莲湖区（13.19/10万），其次是华州区和汉台区；女性标化发病率最高的区县是未央区（6.23/10万），其次是汉台区和莲湖区。男性胰腺恶性肿瘤标化死亡率最高的区县是莲湖区（12.46/10万），其次是未央区和临渭区；女性胰腺恶性肿瘤标化死亡率最高的区县是莲湖区（7.39/10万），其次是未央区和高陵区（图5-63）。

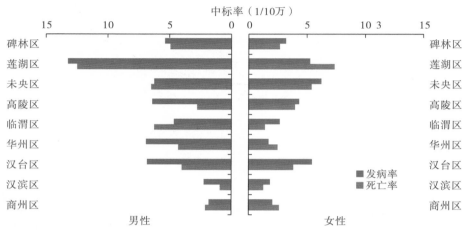

图5-63　2017年陕西省城市肿瘤登记地区胰腺恶性肿瘤发病率和死亡率

在9个农村肿瘤登记地区中，男性胰腺恶性肿瘤标化发病率最高的区县是千阳县（8.94/10万），其次是凤翔县和富平县；女性胰腺恶性肿瘤标化发病率最高的区县是富平县（4.72/10万），其次是凤翔县和千阳县。男性胰腺恶性肿瘤标化死亡率最高的区县是千阳县（7.95/10万），其次是凤翔县和富平县；女性胰腺恶性肿瘤标化死亡率最高的区县是富平县（5.08/10万），其次是凤翔县和泾阳县（图5-64）。

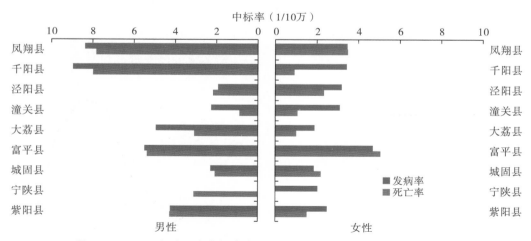

图5-64　2017年陕西省农村肿瘤登记地区胰腺恶性肿瘤发病率和死亡率

九、气管、支气管、肺（C33—34）

2017 年陕西省肿瘤登记地区气管、支气管、肺恶性肿瘤的发病率为 56.59/10 万，中标率为 33.90/10 万，世标率为 34.30/10 万，其发病人数占全部恶性肿瘤发病人数的 22.59%。其中男性气管、支气管、肺恶性肿瘤的发病率为 77.42/10 万，女性气管、支气管、肺恶性肿瘤的发病率为 34.95/10 万，男性气管、支气管、肺恶性肿瘤发病的中标率是女性的 2.44 倍，城市地区气管、支气管、肺恶性肿瘤发病的中标率是农村地区的 1.26 倍。同期气管、支气管、肺恶性肿瘤的死亡率为 43.47/10 万，中标率为 25.65/10 万，世标率为 25.70/10 万，其中男性气管、支气管、肺恶性肿瘤的死亡率为 60.00/10 万，女性气管、支气管、肺恶性肿瘤的死亡率为 26.30/10 万，男性气管、支气管、肺恶性肿瘤死亡的中标率是女性的 2.56 倍。气管、支气管、肺恶性肿瘤发病和死亡的累积率（0～74 岁）分别为 4.14% 和 2.97%（表 5-9）。

表 5-9　2017 年陕西省肿瘤登记地区气管、支气管、肺恶性肿瘤发病与死亡情况

地区	性别	病例数	粗率 (1/10 万)	构成 (%)	中标率 (1/10 万)	世标率 (1/10 万)	累积率(0～74 岁) (%)
发病							
全省	合计	5080	56.59	22.59	33.90	34.30	4.14
	男性	3541	77.42	27.11	48.38	49.08	6.10
	女性	1539	34.95	16.33	19.85	19.92	2.22
城市	合计	3236	64.98	22.64	37.08	37.62	4.50
	男性	2237	88.32	26.67	53.07	53.98	6.68
	女性	999	40.82	16.91	21.69	21.85	2.39
农村	合计	1844	46.14	22.52	29.37	29.55	3.68
	男性	1304	63.90	27.92	41.88	42.31	5.38
	女性	540	27.61	15.36	17.09	16.99	2.00
死亡							
全省	合计	3902	43.47	25.98	25.65	25.70	2.97
	男性	2744	60.00	29.08	37.19	37.28	4.38
	女性	1158	26.30	20.74	14.53	14.51	1.58
城市	合计	2510	50.40	26.39	28.10	28.17	3.16
	男性	1759	69.45	29.15	40.97	41.03	4.72
	女性	751	30.69	21.60	15.78	15.82	1.65
农村	合计	1392	34.83	25.28	22.02	22.02	2.72
	男性	985	48.26	28.97	31.71	31.89	3.97
	女性	407	20.81	19.32	12.59	12.43	1.48

气管、支气管、肺恶性肿瘤年龄别发病率和死亡率在"40～岁"组之前处于较低水平，"40～岁"组之后快速上升，到"80～岁"组或"85＋岁"组达到峰值，男性气管、支气管、肺恶性肿瘤年龄别发病率和死亡率均高于女性。城乡不同地区气管、支气管、肺恶性肿瘤年龄别发病率和死亡率虽有一定差异，但总体趋势类同（图 5-65～图 5-70）。

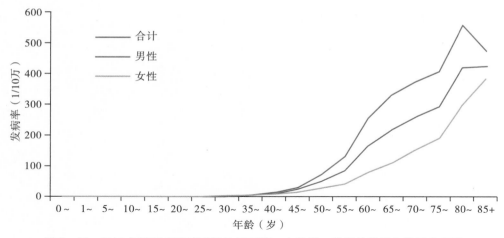

图 5-65 2017 年陕西省肿瘤登记地区气管、支气管、肺恶性肿瘤年龄别发病率

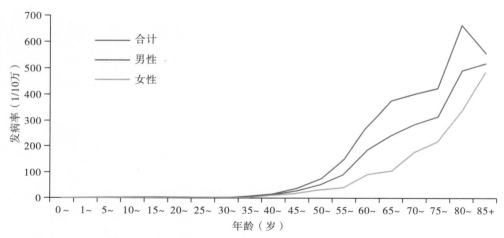

图 5-66 2017 年陕西省城市肿瘤登记地区气管、支气管、肺恶性肿瘤年龄别发病率

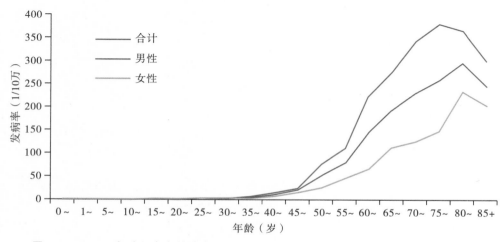

图 5-67 2017 年陕西省农村肿瘤登记地区气管、支气管、肺恶性肿瘤年龄别发病率

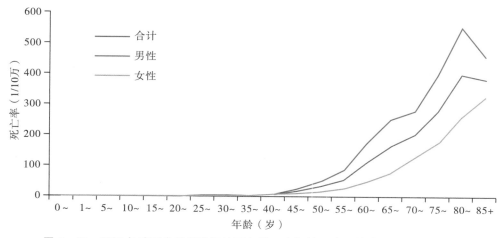

图 5-68　2017 年陕西省肿瘤登记地区气管、支气管、肺恶性肿瘤年龄别死亡率

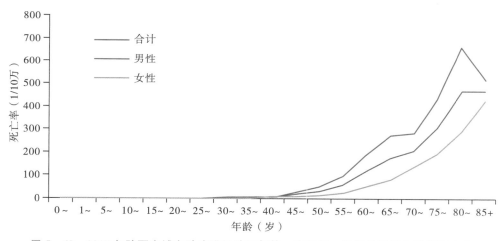

图 5-69　2017 年陕西省城市肿瘤登记地区气管、支气管、肺恶性肿瘤年龄别死亡率

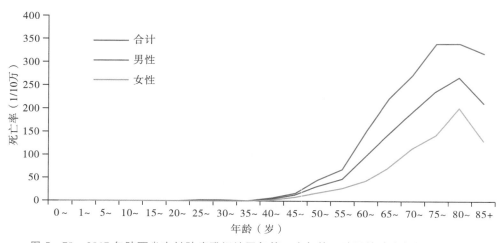

图 5-70　2017 年陕西省农村肿瘤登记地区气管、支气管、肺恶性肿瘤年龄别死亡率

　　在9个城市肿瘤登记地区中，男性气管、支气管、肺恶性肿瘤标化发病率最高的区县是莲湖区（93.02/10万），其次是未央区和高陵区；女性气管、支气管、肺恶性肿瘤标化发病率最高的区县是莲湖区（36.68/10万），其次是未央区和临渭区。男性气管、支气管、肺恶性肿瘤标化死亡率最高的区县是莲湖区（81.31/10万），其次是未央区和商州区；女性标化死亡率最高的区县是莲湖区（28.30/10万），其次是未央区和临渭区（图5－71）。

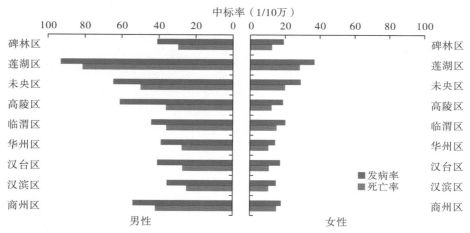

图5－71　2017年陕西省城市肿瘤登记地区气管、支气管、肺恶性肿瘤发病率和死亡率

　　在9个农村肿瘤登记地区中，男性气管、支气管、肺恶性肿瘤标化发病率最高的区县是千阳县（67.17/10万），其次是凤翔县和潼关县；女性气管、支气管、肺恶性肿瘤标化发病率最高的区县是千阳县（27.71/10万），其次是凤翔县和紫阳县。男性气管、支气管、肺恶性肿瘤标化死亡率最高的区县是千阳县（51.10/10万），其次是凤翔县和潼关县；女性气管、支气管、肺恶性肿瘤标化死亡率最高的区县是凤翔县（20.46/10万），其次是紫阳县和千阳县（图5－72）。

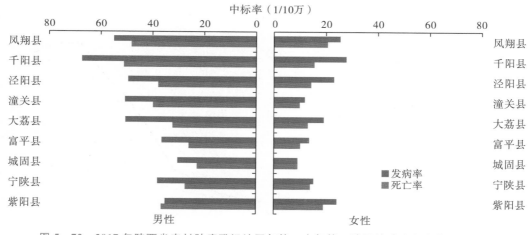

图5－72　2017年陕西省农村肿瘤登记地区气管、支气管、肺恶性肿瘤发病率和死亡率

十、骨和关节软骨(C40—41)

2017年陕西省肿瘤登记地区骨和关节软骨恶性肿瘤的发病率为2.25/10万，中标率为1.58/10万，世标率为1.59/10万，其发病人数占全部恶性肿瘤发病人数的0.90%。其中男性骨和关节软骨恶性肿瘤的发病率为2.43/10万，女性骨和关节软骨恶性肿瘤的发病率为2.07/10万，男性骨和关节软骨恶性肿瘤发病的中标率是女性的1.21倍，城市地区骨和关节软骨恶性肿瘤发病的中标率是农村地区的1.07倍。同期骨和关节软骨恶性肿瘤的死亡率为1.28/10万，中标率为0.81/10万，世标率为0.81/10万，其中男性骨和关节软骨恶性肿瘤的死亡率为1.49/10万，女性骨和关节软骨恶性肿瘤的死亡率为1.07/10万，男性骨和关节软骨恶性肿瘤死亡的中标率是女性的1.49倍。骨恶性肿瘤发病和死亡的累积率(0~74岁)分别为0.16%和0.08%(表5-10)。

表5-10　2017年陕西省肿瘤登记地区骨和关节软骨恶性肿瘤发病与死亡情况

地区	性别	病例数	粗率 (1/10万)	构成 (%)	中标率 (1/10万)	世标率 (1/10万)	累积率(0~74岁) (%)
发病							
全省	合计	202	2.25	0.90	1.58	1.59	0.16
	男性	111	2.43	0.85	1.74	1.74	0.18
	女性	91	2.07	0.97	1.41	1.44	0.14
城市	合计	123	2.47	0.86	1.62	1.65	0.17
	男性	64	2.53	0.76	1.67	1.68	0.17
	女性	59	2.41	1.00	1.57	1.62	0.16
农村	合计	79	1.98	0.96	1.51	1.49	0.16
	男性	47	2.30	1.01	1.80	1.77	0.20
	女性	32	1.64	0.91	1.20	1.19	0.12
死亡							
全省	合计	115	1.28	0.77	0.81	0.81	0.08
	男性	68	1.49	0.72	0.97	0.99	0.10
	女性	47	1.07	0.84	0.65	0.63	0.07
城市	合计	71	1.43	0.75	0.85	0.85	0.09
	男性	42	1.66	0.70	1.02	1.05	0.10
	女性	29	1.19	0.83	0.69	0.66	0.07
农村	合计	44	1.10	0.80	0.74	0.74	0.08
	男性	26	1.27	0.76	0.87	0.86	0.10
	女性	18	0.92	0.85	0.58	0.59	0.07

骨和关节软骨恶性肿瘤年龄别发病率和死亡率在"45~岁"组之前处于较低水平，"45~岁"组之后开始升高，总体来说，男性骨和关节软骨恶性肿瘤年龄别发病率和死亡率均高于女性。男性和女性骨和关节软骨恶性肿瘤年龄别发病率均在"85+岁"组达到峰值，男性和女性骨和关节软骨恶性肿瘤年龄别死亡率分别在"85+岁"组和"80~岁"组达到峰值(图5-73~图5-78)。

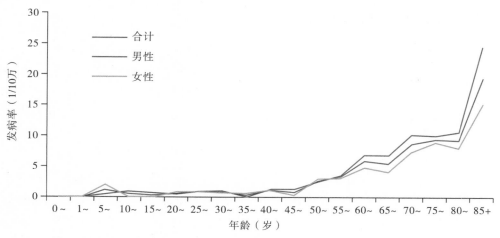

图 5－73　2017 年陕西省肿瘤登记地区骨和关节软骨恶性肿瘤年龄别发病率

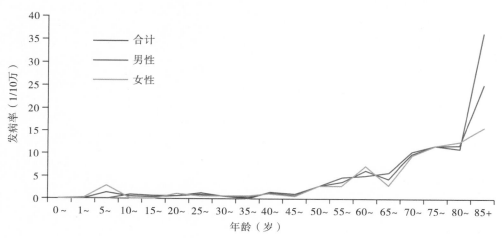

图 5－74　2017 年陕西省城市地区肿瘤登记地区骨和关节软骨恶性肿瘤年龄别发病率

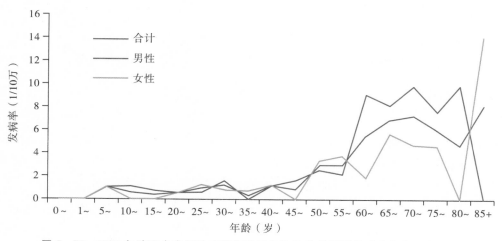

图 5－75　2017 年陕西省农村肿瘤登记地区骨和关节软骨恶性肿瘤年龄别发病率

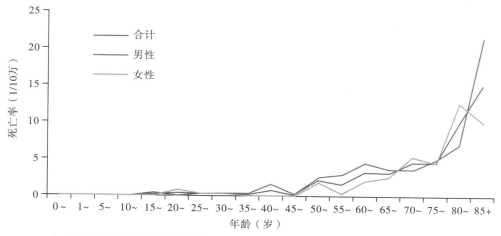

图 5－76　2017 年陕西省肿瘤登记地区骨和关节软骨恶性肿瘤年龄别死亡率

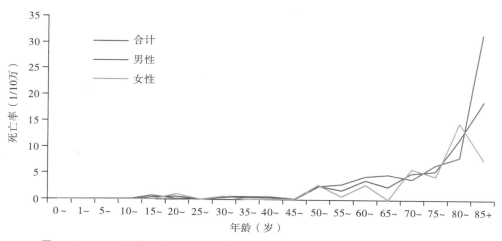

图 5－77　2017 年陕西省城市肿瘤登记地区骨和关节软骨恶性肿瘤年龄别死亡率

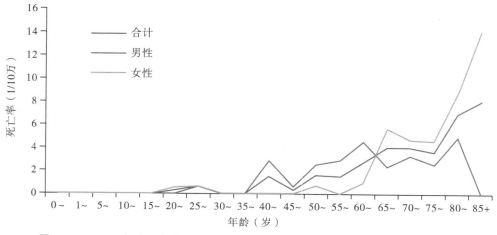

图 5－78　2017 年陕西省农村肿瘤登记地区骨和关节软骨恶性肿瘤年龄别死亡率

在 9 个城市肿瘤登记地区中，男性骨和关节软骨恶性肿瘤标化发病率最高的区县是莲湖区（2.23/10 万），其次是华州区和汉滨区；女性骨和关节软骨恶性肿瘤标化发病率最高的区县是莲湖区（2.91/10 万），其次是华州区和商州区。男性骨和关节软骨恶性肿瘤标化死亡率最高的区县是华州区（1.92/10 万），其次是商州区和临渭区；女性骨和关节软骨恶性肿瘤标化死亡率最高的区县是莲湖区（1.20/10 万），其次是临渭区和商州区（图 5-79）。

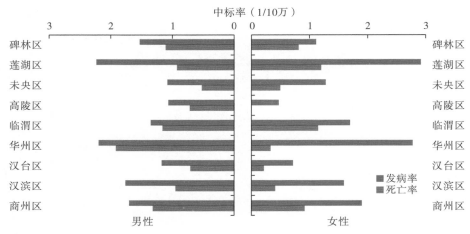

图 5-79　2017 年陕西省城市肿瘤登记地区骨和关节软骨恶性肿瘤发病率和死亡率

在 9 个农村肿瘤登记地区中，男性骨和关节软骨恶性肿瘤标化发病率最高的区县是紫阳县（4.08/10 万），其次是凤翔县和城固县；女性骨和关节软骨恶性肿瘤标化发病率最高的区县是宁陕县（2.33/10 万），其次是紫阳县和大荔县。男性骨和关节软骨恶性肿瘤标化死亡率最高的区县是凤翔县（1.69/10 万），其次是宁陕县和千阳县；女性骨和关节软骨恶性肿瘤标化死亡率最高的区县是泾阳县（1.11/10 万），其次是富平县和大荔县（图 5-80）。

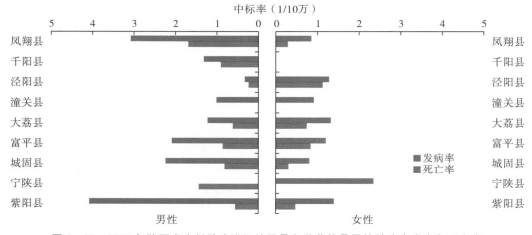

图 5-80　2017 年陕西省农村肿瘤登记地区骨和关节软骨恶性肿瘤发病率和死亡率

十一、乳腺（C50）

2017年陕西省肿瘤登记地区女性乳腺恶性肿瘤的发病率为28.68/10万，中标率为19.71/10万，世标率为18.66/10万，其发病人数占全部恶性肿瘤发病人数的13.40%。其中城市地区女性乳腺恶性肿瘤的发病率为29.87/10万，农村地区女性乳腺恶性肿瘤的发病率为27.20/10万，城市地区女性乳腺恶性肿瘤发病的中标率是农村地区的0.99倍。同期女性乳腺恶性肿瘤的死亡率为10.11/10万，中标率为6.26/10万，世标率为6.05/10万，其中城市地区女性乳腺恶性肿瘤的死亡率为11.44/10万，农村地区女性乳腺恶性肿瘤的死亡率为8.44/10万，城市地区女性乳腺恶性肿瘤死亡的中标率是农村地区的1.18倍。女性乳腺恶性肿瘤发病和死亡的累积率（0~74岁）分别为2.02%和0.64%（表5-11）。

表5-11　2017年陕西省肿瘤登记地区乳腺恶性肿瘤发病与死亡情况

指标	地区	病例数	粗率 （1/10万）	构成 （%）	中标率 （1/10万）	世标率 （1/10万）	累积率（0~74岁） （%）
发病	全省	1263	28.68	13.40	19.71	18.66	2.02
	城市	731	29.87	12.38	19.50	18.68	2.03
	农村	532	27.20	15.13	19.78	18.45	2.01
死亡	全省	445	10.11	7.97	6.26	6.05	0.64
	城市	280	11.44	8.05	6.67	6.41	0.67
	农村	165	8.44	7.83	5.63	5.49	0.60

女性乳腺恶性肿瘤年龄别发病率在"20~岁"组之前处于较低水平，之后逐渐上升，城市地区和农村地区女性乳腺恶性肿瘤年龄别发病率分别在"80~岁"组和"55~岁"组达到峰值，城市地区女性乳腺恶性肿瘤年龄别发病率高于农村地区。女性乳腺恶性肿瘤年龄别死亡率在"30~岁"组之前处于较低水平，"30~岁"组之后缓慢上升，城市地区和农村地区女性乳腺恶性肿瘤年龄别死亡率分别在"80~岁"组和"85+岁"组达到峰值，城市地区女性乳腺恶性肿瘤年龄别死亡率略高于农村地区（图5-81、图5-82）。

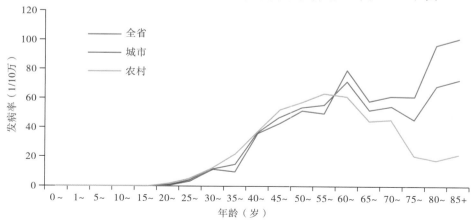

图5-81　2017年陕西省肿瘤登记地区乳腺恶性肿瘤年龄别发病率

81

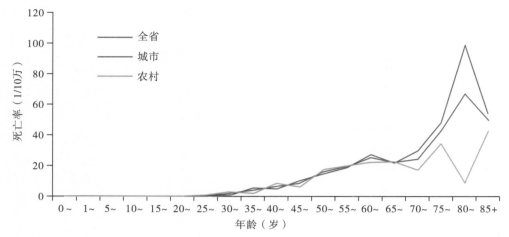

图 5-82 2017 年陕西省肿瘤登记地区乳腺恶性肿瘤年龄别死亡率

在 9 个城市肿瘤登记地区中，女性乳腺恶性肿瘤标化发病率最高的区县是莲湖区（37.99/10 万），其次是未央区和汉台区；女性乳腺恶性肿瘤标化死亡率最高的区县是莲湖区（14.45/10 万），其次是未央区和商州区（图 5-83）。

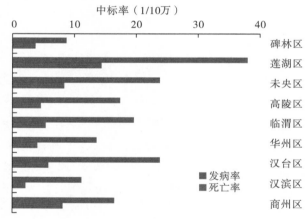

图 5-83 2017 年陕西省城市肿瘤登记地区乳腺恶性肿瘤发病率和死亡率

在 9 个农村肿瘤登记地区中，女性乳腺恶性肿瘤标化发病率最高的区县是大荔县（34.47/10 万），其次是泾阳县和宁陕县；女性乳腺恶性肿瘤标化死亡率最高的区县是大荔县（13.24/10 万），其次是千阳县和宁陕县（图 5-84）。

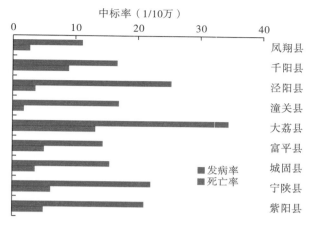

图 5－84　2017 年陕西省农村肿瘤登记地区乳腺恶性肿瘤发病率和死亡率

十二、子宫颈（C53）

2017 年陕西省肿瘤登记地区宫颈恶性肿瘤的发病率为 17.21/10 万，中标率为 11.90/10 万，世标率为 11.30/10 万，其发病人数占全部恶性肿瘤发病人数的 8.04%。其中城市地区宫颈恶性肿瘤的发病率为 17.98/10 万，农村地区宫颈恶性肿瘤的发病率为 16.26/10 万，城市地区宫颈恶性肿瘤发病的中标率是农村地区的 1.12 倍。同期宫颈恶性肿瘤的死亡率为 5.90/10 万，中标率为 3.82/10 万，世标率为 3.68/10 万，其中城市地区宫颈恶性肿瘤的死亡率为 5.88/10 万，农村地区宫颈恶性肿瘤的死亡率为 5.93/10 万，城市地区宫颈恶性肿瘤死亡的中标率是农村地区的 0.92 倍。宫颈恶性肿瘤发病和死亡的累积率（0～74 岁）分别为 1.26% 和 0.44%（表 5－12）。

表 5－12　2017 年陕西省肿瘤登记地区宫颈恶性肿瘤发病与死亡情况

指标	地区	病例数	粗率 (1/10 万)	构成 (%)	中标率 (1/10 万)	世标率 (1/10 万)	累积率(0～74 岁) (%)
发病	全省	758	17.21	8.04	11.90	11.30	1.26
	城市	440	17.98	7.45	12.46	11.73	1.29
	农村	318	16.26	9.04	11.16	10.76	1.22
死亡	全省	260	5.90	4.66	3.82	3.68	0.44
	城市	144	5.88	4.14	3.69	3.55	0.42
	农村	116	5.93	5.51	4.03	3.87	0.47

宫颈恶性肿瘤年龄别发病率和死亡率在"30～岁"组之前处于较低水平，"30～岁"组之后逐渐上升，城市地区宫颈恶性肿瘤年龄别发病率和死亡率分别在"65～岁"组和"75～岁"组达到峰值，农村地区宫颈恶性肿瘤年龄别发病率和死亡率分别在"65～岁"组和"70～岁"组达到峰值（图 5－85、图 5－86）。

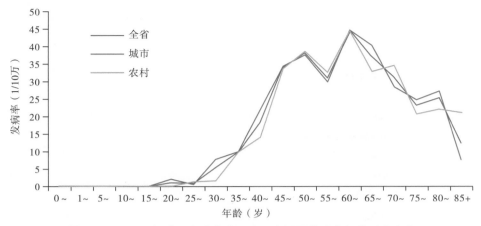

图 5 – 85　2017 年陕西省肿瘤登记地区宫颈恶性肿瘤年龄别发病率

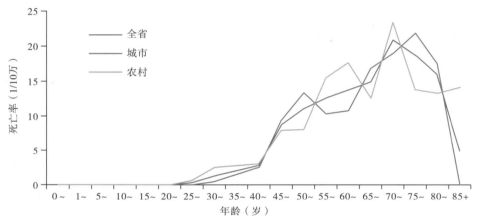

图 5 – 86　2017 年陕西省肿瘤登记地区宫颈恶性肿瘤年龄别死亡率

　　在 9 个城市肿瘤登记地区中，女性宫颈恶性肿瘤标化发病率最高的区县是莲湖区（21.84/10 万），其次是未央区和商州区；女性宫颈恶性肿瘤标化死亡率最高的区县是莲湖区（7.77/10 万），其次是高陵区和商州区（图 5 – 87）。

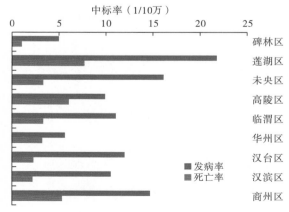

图 5 – 87　2017 年陕西省城市肿瘤登记地区宫颈恶性肿瘤发病率和死亡率

在 9 个农村肿瘤登记地区中，女性宫颈恶性肿瘤标化发病率最高的区县是千阳县（35.94/10 万），其次是宁陕县和潼关县；女性宫颈恶性肿瘤标化死亡率最高的区县是千阳县（9.79/10 万），其次是潼关县和宁陕县（图 5－88）。

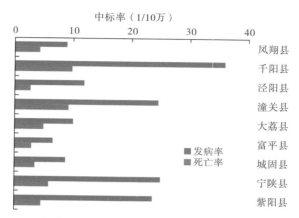

图 5－88　2017 年陕西省农村肿瘤登记地区宫颈恶性肿瘤发病率和死亡率

十三、卵巢(C56)

2017 年陕西省肿瘤登记地区卵巢恶性肿瘤的发病率为 6.97/10 万，中标率为 4.62/10 万，世标率为 4.51/10 万，其发病人数占全部恶性肿瘤发病人数的 3.26%。其中城市地区卵巢恶性肿瘤的发病率为 8.74/10 万，农村地区卵巢恶性肿瘤的发病率为 4.75/10 万，城市地区卵巢恶性肿瘤发病的中标率是农村地区的 1.66 倍。同期卵巢恶性肿瘤的死亡率为 3.04/10 万，中标率为 1.87/10 万，世标率为 1.87/10 万，其中城市地区卵巢恶性肿瘤的死亡率为 3.56/10 万，农村地区卵巢恶性肿瘤的死亡率为 2.40/10 万，城市地区卵巢恶性肿瘤死亡的中标率是农村地区的 1.42 倍。乳腺恶性肿瘤发病和死亡的累积率（0～74 岁）分别为 0.51% 和 0.23%（表 5－13）。

表 5－13　2017 年陕西省肿瘤登记地区卵巢恶性肿瘤发病与死亡情况

指标	地区	病例数	粗率 (1/10万)	构成 (%)	中标率 (1/10万)	世标率 (1/10万)	累积率(0～74 岁) (%)
发病	全省	307	6.97	3.26	4.62	4.51	0.51
	城市	214	8.74	3.62	5.57	5.51	0.63
	农村	93	4.75	2.65	3.36	3.18	0.35
死亡	全省	134	3.04	2.40	1.87	1.87	0.23
	城市	87	3.56	2.50	2.14	2.14	0.26
	农村	47	2.40	2.23	1.51	1.51	0.18

卵巢恶性肿瘤年龄别发病率在"35～岁"组之前处于较低水平，之后逐渐上升。城市地区卵巢恶性肿瘤年龄别发病率和死亡率分别在"60～岁"组和"80～岁"组达到峰值，农村地区卵巢恶性肿瘤年龄别发病率和死亡率分别在"75～岁"组和"80～岁"组达到峰值（图 5－89、图 5－90）。

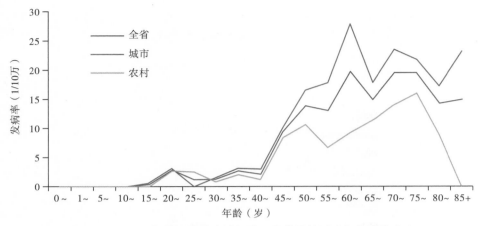

图 5-89　2017 年陕西省肿瘤登记地区卵巢恶性肿瘤年龄别发病率

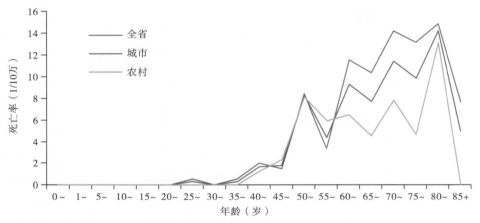

图 5-90　2017 年陕西省肿瘤登记地区卵巢恶性肿瘤年龄别死亡率

在 9 个城市肿瘤登记地区中，女性卵巢恶性肿瘤标化发病率最高的区县是莲湖区（12.37/10 万），其次是汉台区和未央区；女性卵巢恶性肿瘤标化死亡率最高的区县是莲湖区（5.00/10 万），其次是未央区和汉台区（图 5-91）。

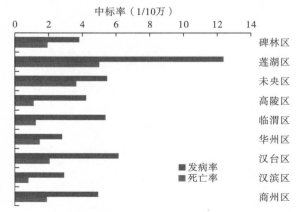

图 5-91　2017 年陕西省城市肿瘤登记地区卵巢恶性肿瘤发病率和死亡率

在9个农村肿瘤登记地区中，女性卵巢恶性肿瘤标化发病率最高的区县是宁陕县（11.95/10万），其次是泾阳县和潼关县；女性卵巢恶性肿瘤标化死亡率最高的区县是宁陕县（4.03/10万），其次是千阳县和凤翔县（图5-92）。

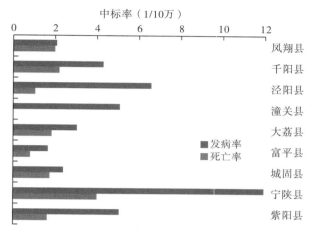

图5-92 2017年陕西省农村肿瘤登记地区卵巢恶性肿瘤发病率和死亡率

十四、前列腺(C61)

2017年陕西省肿瘤登记地区前列腺恶性肿瘤的发病率为8.53/10万，中标率为4.95/10万，世标率为4.87/10万，其发病人数占全部恶性肿瘤发病人数的2.99%。其中城市地区前列腺恶性肿瘤的发病率为12.08/10万，农村地区前列腺恶性肿瘤的发病率为4.12/10万，城市地区前列腺恶性肿瘤发病的中标率是农村地区的2.37倍。同期前列腺恶性肿瘤的死亡率为4.57/10万，中标率为2.57/10万，世标率为2.64/10万，其中城市地区前列腺恶性肿瘤的死亡率为6.67/10万，农村前列腺恶性肿瘤的死亡率为1.96/10万，城市地区前列腺恶性肿瘤死亡的中标率是农村地区的2.67倍。前列腺恶性肿瘤发病和死亡的累积率（0~74岁）分别为0.43%和0.17%（表5-14）。

表5-14 2017年陕西省肿瘤登记地区前列腺恶性肿瘤发病与死亡

指标	地区	病例数	粗率 (1/10万)	构成 (%)	中标率 (1/10万)	世标率 (1/10万)	累积率(0~74岁) (%)
发病	全省	390	8.53	2.99	4.95	4.87	0.43
	城市	306	12.08	3.65	6.38	6.26	0.53
	农村	84	4.12	1.80	2.69	2.66	0.29
死亡	全省	209	4.57	2.22	2.57	2.64	0.17
	城市	169	6.67	2.80	3.37	3.43	0.21
	农村	40	1.96	1.18	1.26	1.31	0.11

前列腺恶性肿瘤年龄别发病率在"55~岁"组之前处于较低水平，"55~岁"组之后

快速上升；前列腺恶性肿瘤年龄别死亡率在"65～岁"组之前处于较低水平，"65～岁"组之后快速上升，城乡不同地区前列腺恶性肿瘤年龄别发病率和死亡率均在"85＋岁"组达到峰值（图5-93、图5-94）。

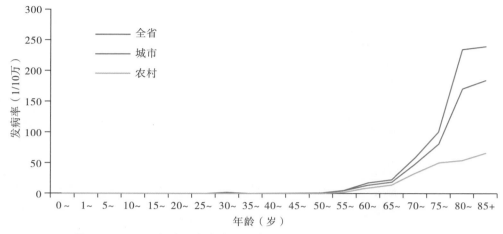

图5-93　2017年陕西省肿瘤登记地区前列腺恶性肿瘤年龄别发病率

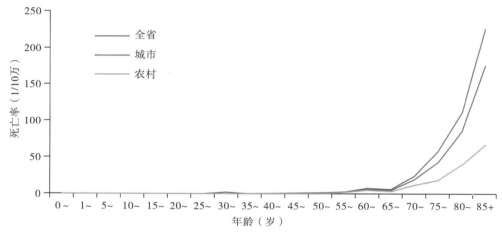

图5-94　2017年陕西省肿瘤登记地区前列腺恶性肿瘤年龄别死亡率

在9个城市肿瘤登记地区中，男性前列腺恶性肿瘤标化发病率最高的区县是未央区（11.61/10万），其次是莲湖区和高陵区；男性前列腺恶性肿瘤标化死亡率最高的区县是莲湖区（5.79/10万），其次是未央区和高陵区（图5-95）。

在9个农村肿瘤登记地区中，男性前列腺恶性肿瘤标化发病率最高的区县是凤翔县（4.48/10万），其次是大荔县和紫阳县；男性前列腺恶性肿瘤标化死亡率最高的区县是凤翔县（2.74/10万），其次是宁陕县和潼关县（图5-96）。

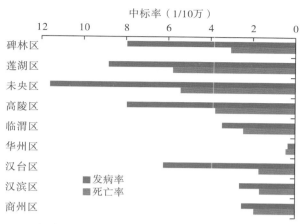

图 5 - 95　2017 年陕西省城市肿瘤登记地区前列腺恶性肿瘤发病率和死亡率

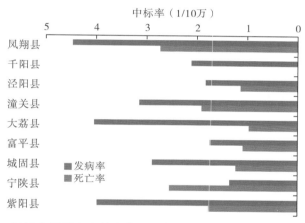

图 5 - 96　2017 年陕西省农村肿瘤登记地区前列腺恶性肿瘤发病率和死亡率

十五、肾及泌尿系统部位不明(C64--66，C68)

2017 年陕西省肿瘤登记地区肾及泌尿系统部位不明恶性肿瘤的发病率为 4.32/10 万，中标率为 2.68/10 万，世标率为 2.69/10 万，其发病人数占全部恶性肿瘤发病人数的 1.73%。其中男性肾及泌尿系统部位不明恶性肿瘤的发病率为 4.99/10 万，女性肾及泌尿系统部位不明恶性肿瘤的发病率为 3.63/10 万，男性肾及泌尿系统部位不明恶性肿瘤发病的中标率是女性的 1.52 倍，城市地区肾及泌尿系统部位不明恶性肿瘤发病的中标率是农村地区的 2.20 倍。同期肾及泌尿系统部位不明恶性肿瘤的死亡率为 2.32/10 万，中标率为 1.36/10 万，世标率为 1.39/10 万，其中男性肾及泌尿系统部位不明恶性肿瘤的死亡率为 2.73/10 万，女性肾及泌尿系统部位不明恶性肿瘤的死亡率为 1.88/10 万，男性肾及泌尿系统部位不明恶性肿瘤死亡的中标率是女性的 1.74 倍。肾及泌尿系统部位不明恶性肿瘤发病和死亡的累积率(0～74 岁)分别为 0.31% 和 0.14%(表 5 - 15)。

表 5-15　2017 年陕西省肿瘤登记地区肾及泌尿系统部位不明恶性肿瘤发病与死亡情况

地区	性别	病例数	粗率 (1/10 万)	构成 (%)	中标率 (1/10 万)	世标率 (1/10 万)	累积率(0～74 岁) (%)
发病							
全省	合计	388	4.32	1.73	2.68	2.69	0.31
	男性	228	4.99	1.75	3.23	3.30	0.38
	女性	160	3.63	1.70	2.13	2.09	0.23
城市	合计	294	5.90	2.06	3.47	3.46	0.39
	男性	172	6.79	2.05	4.23	4.27	0.51
	女性	122	4.99	2.07	2.72	2.66	0.28
农村	合计	94	2.35	1.15	1.58	1.63	0.19
	男性	56	2.74	1.20	1.88	1.97	0.22
	女性	38	1.94	1.08	1.29	1.27	0.17
死亡							
全省	合计	208	2.32	1.38	1.36	1.39	0.14
	男性	125	2.73	1.32	1.74	1.75	0.18
	女性	83	1.88	1.49	1.00	1.03	0.10
城市	合计	156	3.13	1.64	1.71	1.73	0.17
	男性	94	3.71	1.56	2.21	2.23	0.24
	女性	62	2.53	1.78	1.22	1.25	0.11
农村	合计	52	1.30	0.94	0.85	0.88	0.10
	男性	31	1.52	0.91	1.05	1.08	0.11
	女性	21	1.07	1.00	0.64	0.67	0.10

　　肾及泌尿系统部位不明恶性肿瘤年龄别发病率在"40～岁"组之前处于较低水平，"40～岁"组之后快速上升。肾及泌尿系统部位不明恶性肿瘤年龄别死亡率在"50～岁"组之前处于较低水平。男性肾及泌尿系统部位不明恶性肿瘤年龄别发病率和死亡率分别在"80～岁"组和"85＋岁"组达到峰值，女性肾及泌尿系统部位不明恶性肿瘤年龄别发病率和死亡率分别在"80～岁"组和"85＋岁"组达到峰值，男性肾及泌尿系统部位不明恶性肿瘤年龄别发病率和死亡率高于女性。城乡不同地区肾及泌尿系统部位不明恶性肿瘤年龄别发病率和死亡率虽有一定差异，但总体趋势类同(图 5-97～图 5-102)。

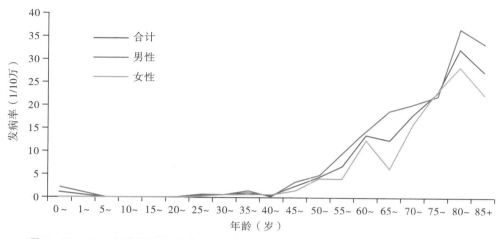

图 5 - 97 2017 年陕西省肿瘤登记地区肾及泌尿系统部位不明恶性肿瘤年龄别发病率

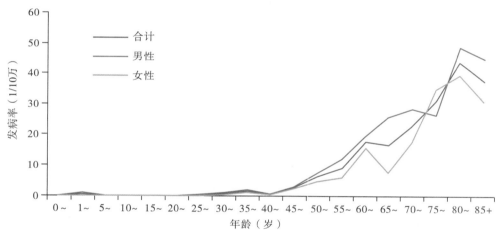

图 5 - 98 2017 年陕西省城市肿瘤登记地区肾及泌尿系统部位不明恶性肿瘤年龄别发病率

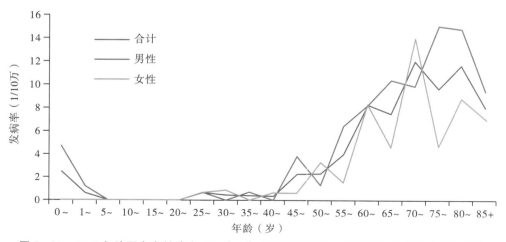

图 5 - 99 2017 年陕西省农村肿瘤登记地区肾及泌尿系统部位不明恶性肿瘤年龄别发病率

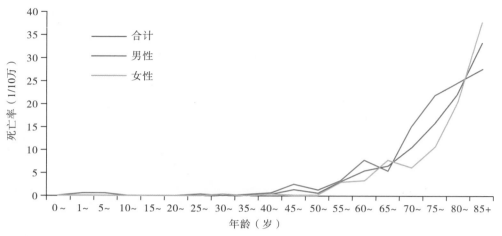

图 5 - 100　2017 年陕西省肿瘤登记地区肾及泌尿系统部位不明恶性肿瘤年龄别死亡率

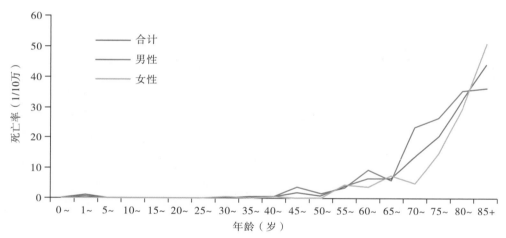

图 5 - 101　2017 年陕西省城市肿瘤登记地区肾及泌尿系统部位不明恶性肿瘤年龄别死亡率

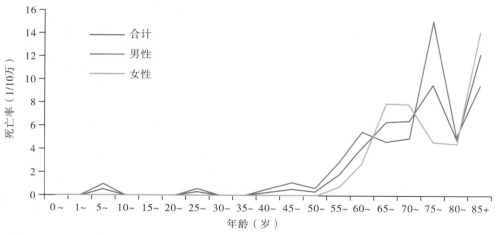

图 5 - 102　2017 年陕西省农村肿瘤登记地区肾及泌尿系统部位不明恶性肿瘤年龄别死亡率

在 9 个城市肿瘤登记地区中，男性肾及泌尿系统部位不明恶性肿瘤标化发病率最高的区县是莲湖区（9.32/10 万），其次是未央区和汉台区；女性肾及泌尿系统部位不明恶性肿瘤标化发病率最高的区县是莲湖区（6.81/10 万），其次是汉台区和未央区。男性肾及泌尿系统部位不明恶性肿瘤标化死亡率最高的区县是莲湖区（5.40/10 万），其次是未央区和碑林区；女性肾及泌尿系统部位不明恶性肿瘤标化死亡率最高的区县是莲湖区（3.40/10 万），其次是未央区和汉台区（图 5－103）。

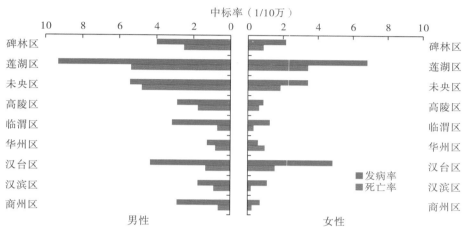

图 5－103　2017 年陕西省城市肿瘤登记地区肾及泌尿系统部位不明恶性肿瘤发病率和死亡率

在 9 个农村肿瘤登记地区中，男性肾及泌尿系统部位不明恶性肿瘤标化发病率最高的区县是宁陕县（3.80/10 万），其次是凤翔县和潼关县；女性肾及泌尿系统部位不明恶性肿瘤标化发病率最高的区县是千阳县（3.76/10 万），其次是宁陕县和紫阳县。男性肾及泌尿系统部位不明恶性肿瘤标化死亡率最高的区县是千阳县（3.11/10 万），其次是潼关县和宁陕县；女性肾及泌尿系统部位不明恶性肿瘤标化死亡率最高的区县是紫阳县（1.39/10 万），其次是城固县和大荔县（图 5－104）。

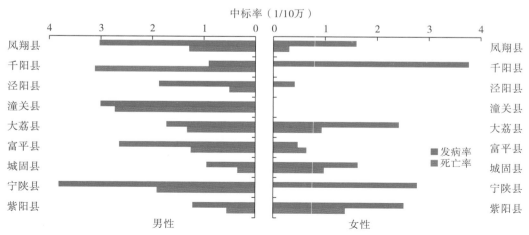

图 5－104　2017 年陕西省农村肿瘤登记地区肾及泌尿系统部位不明恶性肿瘤发病率和死亡率

十六、膀胱（C67）

2017年陕西省肿瘤登记地区膀胱恶性肿瘤的发病率为 4.63/10 万，中标率为2.72/10 万，世标率为 2.75/10 万，其发病人数占全部恶性肿瘤发病人数的 1.85%。其中男性膀胱恶性肿瘤的发病率为 7.11/10 万，女性膀胱恶性肿瘤的发病率为 2.07/10万，男性膀胱恶性肿瘤发病的中标率是女性的 3.68 倍，城市地区膀胱恶性肿瘤发病的中标率是农村地区的 1.39 倍。同期膀胱恶性肿瘤的死亡率为 2.13/10 万，中标率为1.16/10 万，世标率为 1.19/10 万，其中男性膀胱恶性肿瘤的死亡率为 3.30/10 万，女性膀胱恶性肿瘤的死亡率为 0.91/10 万，男性膀胱恶性肿瘤死亡的中标率是女性的 4.06 倍。膀胱恶性肿瘤发病和死亡的累积率（0～74 岁）分别为 0.31% 和 0.11%（表 5 - 16）。

表 5 - 16　2017 年陕西省肿瘤登记地区膀胱恶性肿瘤发病与死亡情况

地区	性别	病例数	粗率（1/10 万）	构成（%）	中标率（1/10 万）	世标率（1/10 万）	累积率（0～74 岁）（%）
发病							
全省	合计	416	4.63	1.85	2.72	2.75	0.31
	男性	325	7.11	2.49	4.34	4.43	0.50
	女性	91	2.07	0.97	1.18	1.16	0.13
城市	合计	275	5.52	1.92	3.08	3.12	0.36
	男性	213	8.41	2.54	4.91	4.99	0.58
	女性	62	2.53	1.05	1.35	1.36	0.16
农村	合计	141	3.53	1.72	2.22	2.23	0.25
	男性	112	5.49	2.40	3.54	3.62	0.39
	女性	29	1.48	0.82	0.96	0.89	0.10
死亡							
全省	合计	191	2.13	1.27	1.16	1.19	0.11
	男性	151	3.30	1.60	1.91	2.00	0.16
	女性	40	0.91	0.72	0.47	0.46	0.05
城市	合计	122	2.45	1.28	1.20	1.23	0.10
	男性	94	3.71	1.56	1.93	2.01	0.16
	女性	28	1.14	0.81	0.52	0.51	0.04
农村	合计	69	1.73	1.25	1.07	1.11	0.12
	男性	57	2.79	1.68	1.82	1.93	0.17
	女性	12	0.61	0.57	0.37	0.36	0.06

膀胱恶性肿瘤年龄别发病率在"45～岁"组之前处于较低水平，"45～岁"组之后快速上升，男性和女性膀胱恶性肿瘤年龄别发病率分别在"85＋岁"组和"80～岁"组达到峰值，男性膀胱恶性肿瘤年龄别发病率高于女性。膀胱恶性肿瘤年龄别死亡率在"55～岁"组之前处于较低水平，"55～岁"组后快速上升，男性膀胱恶性肿瘤年龄别死亡率在"85＋岁"组达到峰值，女性膀胱恶性肿瘤年龄别死亡率在"80～岁"组达到峰值，男性膀胱恶性肿瘤年龄别死亡率高于女性。城乡不同地区膀胱恶性肿瘤年龄别发病率和死

亡率虽有一定差异，但总体趋势类同（图 5 - 105～图 5 - 110）。

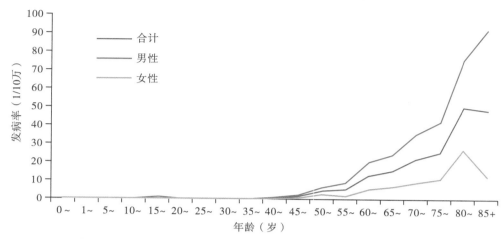

图 5 - 105 2017 年陕西省肿瘤登记地区膀胱恶性肿瘤年龄别发病率

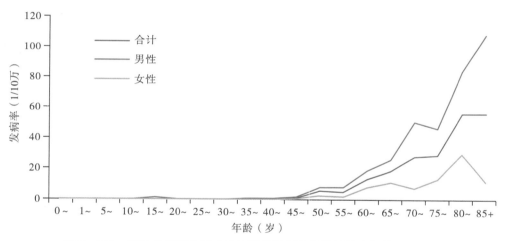

图 5 - 106 2017 年陕西省城市肿瘤登记地区膀胱恶性肿瘤年龄别发病率

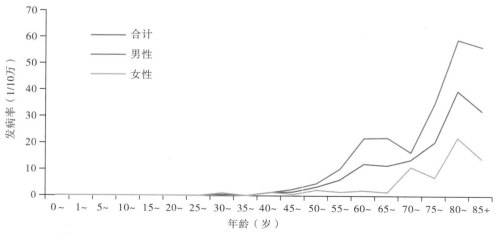

图 5 - 107 2017 年陕西省农村肿瘤登记地区膀胱恶性肿瘤年龄别发病率

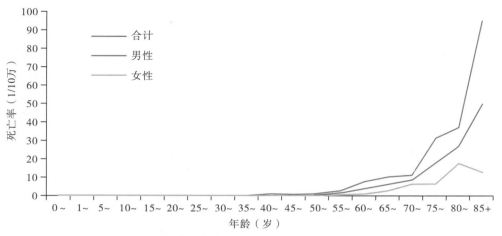

图 5－108　2017 年陕西省肿瘤登记地区膀胱恶性肿瘤年龄别死亡率

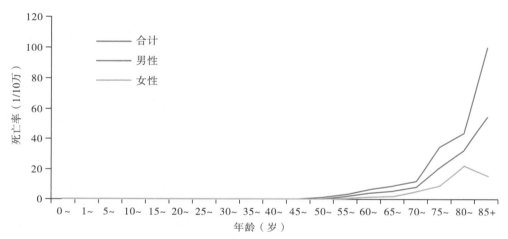

图 5－109　2017 年陕西省城市肿瘤登记地区膀胱恶性肿瘤年龄别死亡率

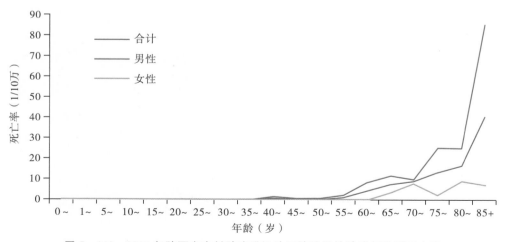

图 5－110　2017 年陕西省农村肿瘤登记地区膀胱恶性肿瘤年龄别死亡率

在 9 个城市肿瘤登记地区中，男性膀胱恶性肿瘤标化发病率最高的区县是汉台区（7.97/10 万），其次是莲湖区和未央区；女性膀胱恶性肿瘤标化发病率最高的区县是未央区和莲湖区（2.60/10 万），其次是汉台区和临渭区。男性膀胱恶性肿瘤标化死亡率最高的区县是莲湖区（3.79/10 万），其次是商州区和华州区；女性膀胱恶性肿瘤标化死亡率最高的区县是华州区（0.92/10 万），其次是莲湖区和汉台区（图 5-111）。

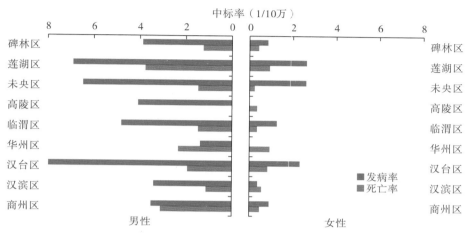

图 5-111　2017 年陕西省城市肿瘤登记地区膀胱恶性肿瘤发病率和死亡率

在 9 个农村肿瘤登记地区中，男性膀胱恶性肿瘤标化发病率最高的区县是千阳县（8.50/10 万），其次是大荔县和城固县；女性膀胱恶性肿瘤标化发病率最高的区县是千阳县（3.31/10 万），其次是城固县和大荔县。男性膀胱恶性肿瘤标化死亡率最高的区县是凤翔县（3.95/10 万），其次是宁陕县和大荔县；女性膀胱恶性肿瘤标化死亡率最高的区县是紫阳县（0.84/10 万），其次是城固县和大荔县（图 5-112）。

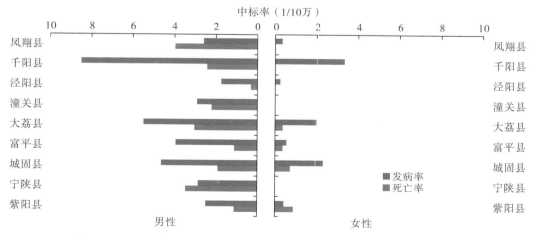

图 5-112　2017 年陕西省农村肿瘤登记地区膀胱恶性肿瘤发病率和死亡率

十七、脑、神经系统(C70—72)

2017年陕西省肿瘤登记地区脑、神经系统恶性肿瘤的发病率为7.90/10万，中标率为5.67/10万，世标率为5.53/10万，其发病人数占全部恶性肿瘤发病人数的3.15%。其中男性脑、神经系统恶性肿瘤的发病率为7.61/10万，女性脑、神经系统恶性肿瘤的发病率为8.20/10万，男性脑、神经系统恶性肿瘤发病的中标率是女性的1.04倍，城市地区脑、神经系统恶性肿瘤发病的中标率是农村地区的1.09倍。同期脑、神经系统恶性肿瘤的死亡率为4.53/10万，中标率为3.15/10万，世标率为3.05/10万，其中男性脑、神经系统恶性肿瘤的死亡率为5.12/10万，女性脑、神经系统恶性肿瘤的死亡率为3.93/10万，男性脑、神经系统恶性肿瘤死亡的中标率是女性的1.43倍。脑、神经系统恶性肿瘤发病和死亡的累积率(0~74岁)分别为0.61%和0.33%(表5-17)。

表5-17　2017年陕西省肿瘤登记地区脑、神经系统恶性肿瘤发病与死亡情况

地区	性别	病例数	粗率 (1/10万)	构成 (%)	中标率 (1/10万)	世标率 (1/10万)	累积率(0~74岁) (%)
发病							
全省	合计	709	7.90	3.15	5.67	5.53	0.61
	男性	348	7.61	2.66	5.77	5.65	0.59
	女性	361	8.20	3.83	5.55	5.39	0.62
城市	合计	433	8.69	3.03	5.86	5.74	0.65
	男性	209	8.25	2.49	5.86	5.79	0.63
	女性	224	9.15	3.79	5.84	5.67	0.67
农村	合计	276	6.91	3.37	5.36	5.20	0.55
	男性	139	6.81	2.98	5.58	5.40	0.55
	女性	137	7.00	3.90	5.12	4.99	0.55
死亡							
全省	合计	407	4.53	2.71	3.15	3.05	0.33
	男性	234	5.12	2.48	3.71	3.66	0.40
	女性	173	3.93	3.10	2.59	2.43	0.25
城市	合计	244	4.90	2.57	3.21	3.16	0.33
	男性	140	5.53	2.32	3.86	3.88	0.42
	女性	104	4.25	2.99	2.55	2.43	0.24
农村	合计	163	4.08	2.96	3.07	2.91	0.32
	男性	94	4.61	2.76	3.50	3.36	0.37
	女性	69	3.53	3.27	2.64	2.44	0.28

脑、神经系统肿瘤年龄别发病率和死亡率在"20~岁"组之前处于较低水平，之后缓慢上升。男性脑、神经系统恶性肿瘤年龄别发病率和死亡率分别在"75~岁"组和"80~岁"组达到峰值，女性脑、神经系统恶性肿瘤年龄别发病率和死亡率均在"80~岁"组达到峰值。城乡不同地区脑、神经系统恶性肿瘤年龄别发病率和死亡率虽有一定

差异，但总体趋势类同（图 5 - 113～图 5 - 118）。

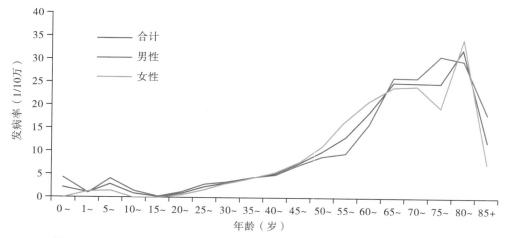

图 5 - 113 2017 年陕西省肿瘤登记地区脑、神经系统恶性肿瘤年龄别发病率

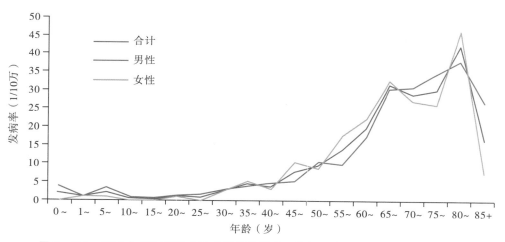

图 5 - 114 2017 年陕西省城市肿瘤登记地区脑、神经系统恶性肿瘤年龄别发病率

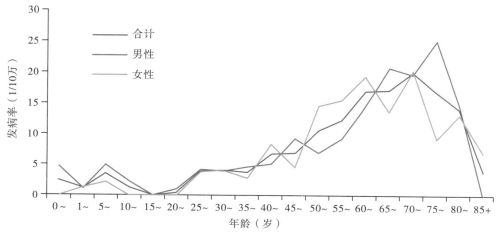

图 5 - 115 2017 年陕西省农村肿瘤登记地区脑、神经系统恶性肿瘤年龄别发病率

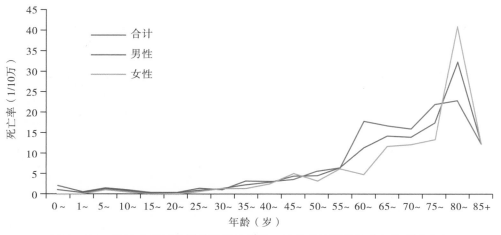

图 5－116　2017 年陕西省肿瘤登记地区脑、神经系统恶性肿瘤年龄别死亡率

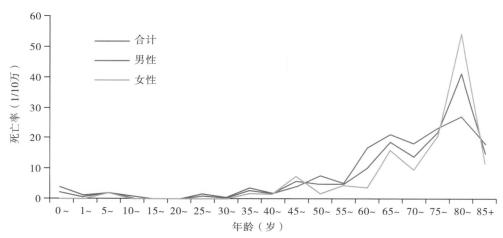

图 5－117　2017 年陕西省城市肿瘤登记地区脑、神经系统恶性肿瘤年龄别死亡率

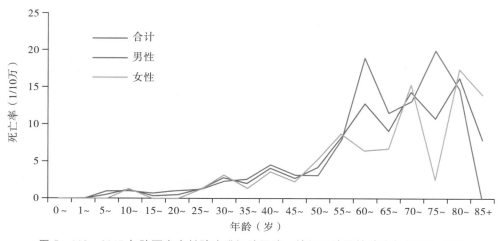

图 5－118　2017 年陕西省农村肿瘤登记地区脑、神经系统恶性肿瘤年龄别死亡率

在9个城市肿瘤登记地区中，男性脑、神经系统恶性肿瘤标化发病率最高的区县是莲湖区（9.98/10万），其次是未央区和商州区；女性脑、神经系统恶性肿瘤标化发病率最高的区县是未央区（11.79/10万），其次是莲湖区和华州区。男性脑、神经系统恶性肿瘤标化死亡率最高的区县是莲湖区（7.24/10万），其次是未央区和华州区；女性脑、神经系统恶性肿瘤标化死亡率最高的区县是莲湖区（6.28/10万），其次是未央区和汉滨区（图5－119）。

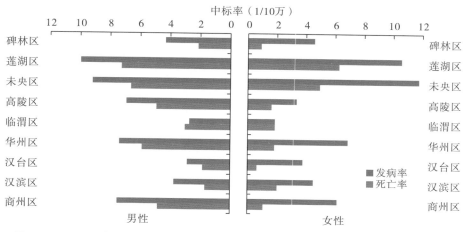

图5－119 2017年陕西省城市肿瘤登记地区脑、神经系统恶性肿瘤发病率和死亡率

在9个农村肿瘤登记地区中，男性脑、神经系统恶性肿瘤标化发病率最高的区县是千阳县（7.31/10万），其次是潼关县和大荔县；女性脑、神经系统恶性肿瘤标化发病率最高的区县是宁陕县（12.81/10万），其次是凤翔县和紫阳县。男性脑、神经系统恶性肿瘤标化死亡率最高的区县是凤翔县（5.18/10万），其次是城固县和大荔县；女性脑、神经系统恶性肿瘤标化死亡率最高的区县是宁陕县（6.60/10万），其次是凤翔县和潼关县（图5－120）。

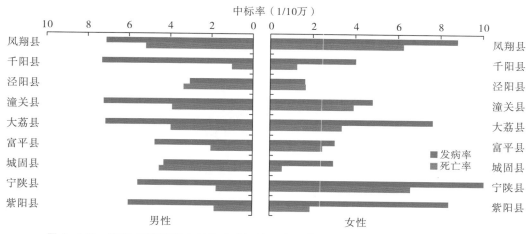

图5－120 2017年陕西省农村肿瘤登记地区脑、神经系统恶性肿瘤发病率和死亡率

十八、甲状腺（C73）

2017年陕西省肿瘤登记地区甲状腺恶性肿瘤的发病率为3.22/10万，中标率为2.56/10万，世标率为2.26/10万，其发病人数占全部恶性肿瘤发病人数的1.29%。其中男性甲状腺恶性肿瘤的发病率为1.68/10万，女性甲状腺恶性肿瘤的发病率为4.81/10万，男性甲状腺恶性肿瘤发病的中标率是女性的0.32倍，城市地区甲状腺恶性肿瘤发病的中标率是农村地区的1.66倍。同期甲状腺恶性肿瘤的死亡率为0.53/10万，中标率为0.35/10万，世标率为0.32/10万，其中男性甲状腺恶性肿瘤的死亡率为0.28/10万，女性甲状腺恶性肿瘤的死亡率为0.79/10万，男性甲状腺恶性肿瘤死亡的中标率是女性的0.35倍。甲状腺恶性肿瘤发病和死亡的累积率（0～74岁）分别为0.23%和0.03%（表5-18）。

表5-18　2017年陕西省肿瘤登记地区甲状腺恶性肿瘤发病与死亡情况

地区	性别	病例数	粗率 （1/10万）	构成 （%）	中标率 （1/10万）	世标率 （1/10万）	累积率（0～74岁） （%）
发病							
全省	合计	289	3.22	1.29	2.56	2.26	0.23
	男性	77	1.68	0.59	1.26	1.17	0.13
	女性	212	4.81	2.25	3.91	3.38	0.33
城市	合计	198	3.98	1.39	3.10	2.74	0.27
	男性	54	2.13	0.64	1.55	1.48	0.16
	女性	144	5.88	2.44	4.69	4.05	0.39
农村	合计	91	2.28	1.11	1.87	1.64	0.17
	男性	23	1.13	0.49	0.90	0.80	0.10
	女性	68	3.48	1.93	2.88	2.50	0.25
死亡							
全省	合计	48	0.53	0.32	0.35	0.32	0.03
	男性	13	0.28	0.14	0.18	0.16	0.01
	女性	35	0.79	0.63	0.52	0.49	0.04
城市	合计	26	0.52	0.27	0.31	0.28	0.02
	男性	10	0.39	0.17	0.24	0.21	0.01
	女性	16	0.65	0.46	0.38	0.36	0.03
农村	合计	22	0.55	0.40	0.39	0.37	0.04
	男性	3	0.15	0.09	0.10	0.09	0.02
	女性	19	0.97	0.90	0.69	0.65	0.07

甲状腺恶性肿瘤年龄别发病率在"15～岁"组之前处于较低水平，"15～岁"组之后波动上升。男性甲状腺恶性肿瘤年龄别发病率在"70～岁"组达到峰值，女性甲状腺恶性肿瘤年龄别发病率在"50～岁"组达到峰值，女性甲状腺恶性肿瘤年龄别发病率高于男性。甲状腺恶性肿瘤年龄别死亡率在"70～岁"组之前处于较低水平，"75～岁"组之后快速上升，男性甲状腺恶性肿瘤年龄别死亡率均在"75～岁"组达到峰值，女性甲状

腺恶性肿瘤年龄别死亡率在"85+岁"组达到峰值(图5-121～图5-126)。

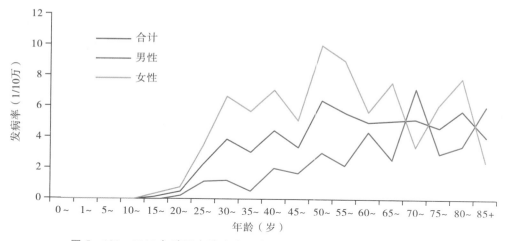

图5-121 2017年陕西省肿瘤登记地区甲状腺恶性肿瘤年龄别发病率

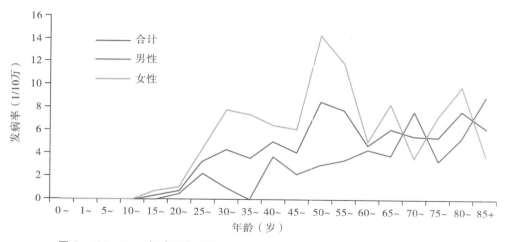

图5-122 2017年陕西省城市肿瘤登记地区甲状腺恶性肿瘤年龄别发病率

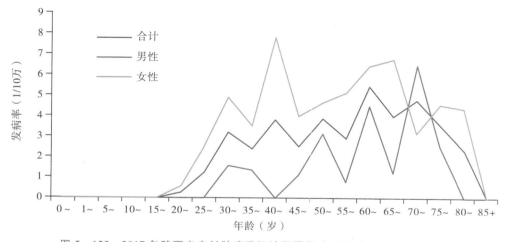

图5-123 2017年陕西省农村肿瘤登记地区甲状腺恶性肿瘤年龄别发病率

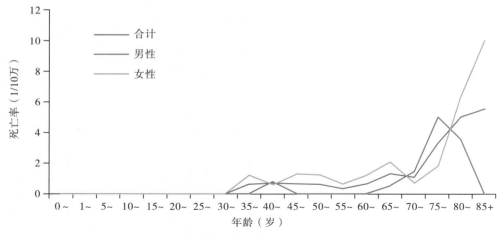

图 5－124 2017 年陕西省肿瘤登记地区甲状腺恶性肿瘤年龄别死亡率

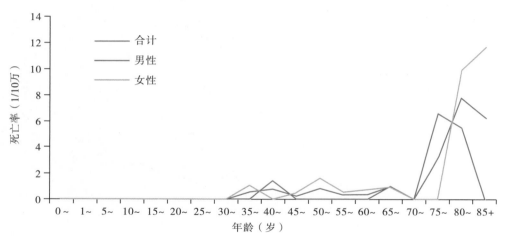

图 5－125 2017 年陕西省城市肿瘤登记地区甲状腺恶性肿瘤年龄别死亡率

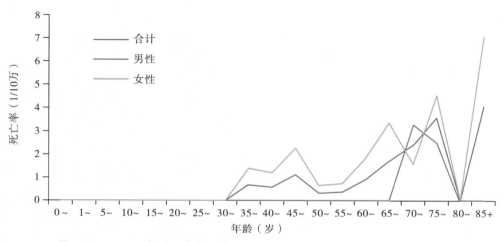

图 5－126 2017 年陕西省农村肿瘤登记地区甲状腺恶性肿瘤年龄别死亡率

在9个城市肿瘤登记地区中，男性甲状腺恶性肿瘤标化发病率最高的区县是未央区（4.33/10万），其次是华州区和莲湖区，女性甲状腺恶性肿瘤标化发病率最高的区县是莲湖区（9.18/10万），其次是未央区和汉台区。男性甲状腺恶性肿瘤标化死亡率最高的区县是莲湖区（0.80/10万），其次是汉台区和未央区；女性甲状腺恶性肿瘤标化死亡率最高的区县是莲湖区（1.36/10万），其次是未央区和商州区（图5-127）。

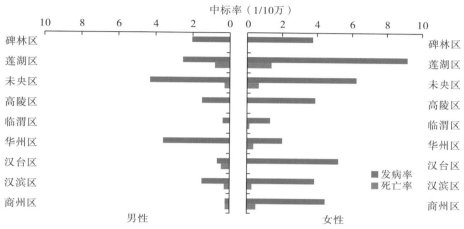

图5-127　2017年陕西省城市肿瘤登记地区甲状腺恶性肿瘤发病率和死亡率

在9个农村肿瘤登记地区中，男性甲状腺恶性肿瘤标化发病率最高的区县是宁陕县（1.88/10万），其次是大荔县和紫阳县；女性甲状腺恶性肿瘤标化发病率最高的区县是宁陕县（19.76/10万），其次是紫阳县和泾阳县。男性甲状腺恶性肿瘤标化死亡率最高的是凤翔县（0.34/10万），其次是大荔县和富平县；女性甲状腺恶性肿瘤标化死亡率最高的区县是宁陕县（10.21/10万），其次是潼关县和凤翔县（图5-128）。

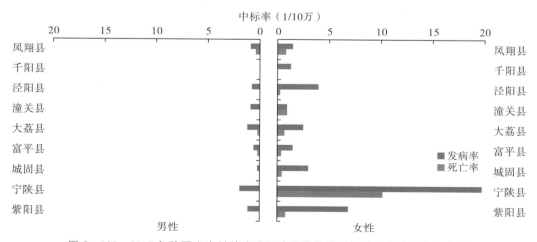

图5-128　2017年陕西省农村肿瘤登记地区甲状腺恶性肿瘤发病率和死亡率

十九、恶性淋巴瘤（C81—86，C88，C90，C96）

2017年陕西省肿瘤登记地区恶性淋巴瘤的发病率为3.10/10万，中标率为2.05/10万，世标率为1.96/10万，其发病人数占全部恶性肿瘤发病人数的1.24%。其中男性恶性淋巴瘤的发病率为3.74/10万，女性恶性淋巴瘤的发病率为2.43/10万，男性恶性淋巴瘤发病的中标率是女性的1.66倍，城市地区恶性淋巴瘤发病的中标率是农村地区的2.02倍。同期恶性淋巴瘤的死亡率为1.60/10万，中标率为1.02/10万，世标率为0.99/10万，其中男性恶性淋巴瘤的死亡率为2.06/10万，女性恶性淋巴瘤的死亡率为1.14/10万，男性恶性淋巴瘤死亡的中标率是女性的1.93倍。恶性淋巴瘤发病和死亡的累积率（0～74岁）分别为0.22%和0.11%（表5-19）。

表5-19　2017年陕西省肿瘤登记地区恶性淋巴瘤发病与死亡情况

地区	性别	病例数	粗率 (1/10万)	构成 (%)	中标率 (1/10万)	世标率 (1/10万)	累积率(0～74岁) (%)
发病							
全省	合计	278	3.10	1.24	2.05	1.96	0.22
	男性	171	3.74	1.31	2.56	2.46	0.27
	女性	107	2.43	1.14	1.54	1.47	0.17
城市	合计	206	4.14	1.44	2.59	2.47	0.27
	男性	127	5.01	1.51	3.24	3.10	0.34
	女性	79	3.23	1.34	1.96	1.84	0.21
农村	合计	72	1.80	0.88	1.28	1.25	0.15
	男性	44	2.16	0.94	1.61	1.55	0.18
	女性	28	1.43	0.80	0.94	0.94	0.11
死亡							
全省	合计	144	1.60	0.96	1.02	0.99	0.11
	男性	94	2.06	1.00	1.35	1.32	0.16
	女性	50	1.14	0.90	0.70	0.67	0.07
城市	合计	102	2.05	1.07	1.21	1.19	0.13
	男性	65	2.57	1.08	1.58	1.57	0.17
	女性	37	1.51	1.06	0.84	0.80	0.09
农村	合计	42	1.05	0.76	0.74	0.71	0.09
	男性	29	1.42	0.85	1.03	0.97	0.14
	女性	13	0.66	0.62	0.46	0.46	0.04

恶性淋巴瘤年龄别发病率和死亡率在"40～岁"组之前处于较低水平，"40～岁"组之后逐渐上升，在"80～岁"组达到峰值（图5-129～图5-134）。

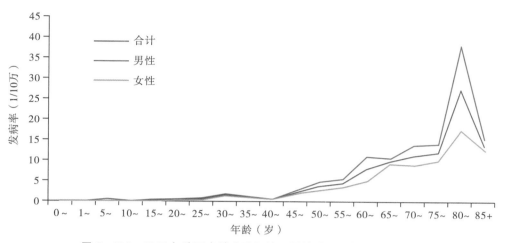

图 5 - 129　2017 年陕西省肿瘤登记地区恶性淋巴瘤年龄别发病率

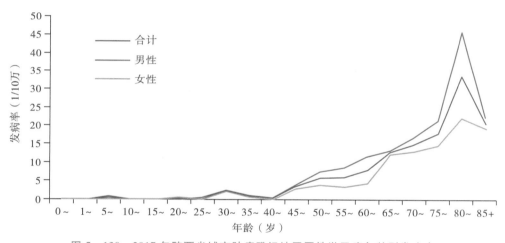

图 5 - 130　2017 年陕西省城市肿瘤登记地区恶性淋巴瘤年龄别发病率

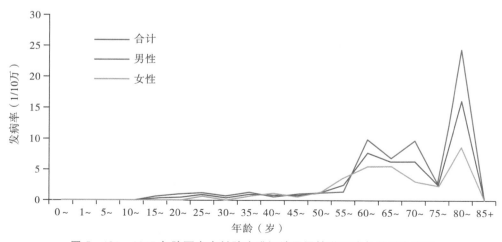

图 5 - 131　2017 年陕西省农村肿瘤登记地区恶性淋巴瘤年龄别发病率

107

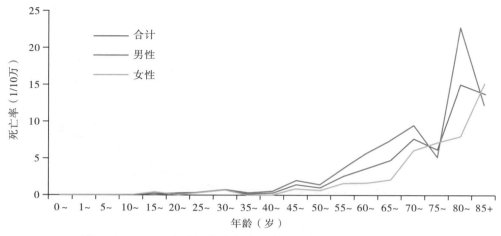

图 5-132 2017 年陕西省肿瘤登记地区恶性淋巴瘤年龄别死亡率

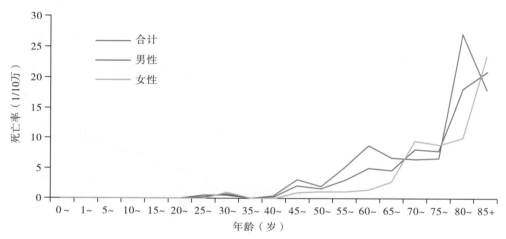

图 5-133 2017 年陕西省城市肿瘤登记地区恶性淋巴瘤年龄别死亡率

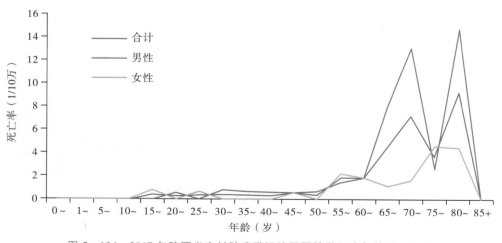

图 5-134 2017 年陕西省农村肿瘤登记地区恶性淋巴瘤年龄别死亡率

在9个城市肿瘤登记地区中，男性恶性淋巴瘤标化发病率最高的区县是碑林区（5.50/10万），其次是莲湖区和商州区；女性恶性淋巴瘤标化发病率最高的区县是莲湖区（3.20/10万），其次是汉台区和商州区。男性恶性淋巴瘤标化死亡率最高的区县是莲湖区（2.99/10万），其次是碑林区和汉台区；女性恶性淋巴瘤标化死亡率最高的区县是莲湖区（2.25/10万），其次是临渭区和商州区（图5-135）。

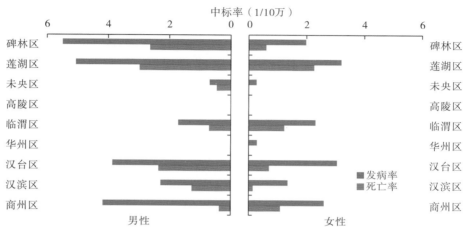

图5-135　2017年陕西省城市肿瘤登记地区恶性淋巴瘤发病率和死亡率

在9个农村肿瘤登记地区中，男性恶性淋巴瘤标化发病率最高的区县是宁陕县（6.97/10万），其次是千阳县和潼关县；女性恶性淋巴瘤标化发病率最高的区县是宁陕县（5.06/10万），其次是泾阳县和城固县。男性恶性淋巴瘤标化死亡率最高的区县是泾阳县（3.32/10万），其次是凤翔县和城固县；女性恶性淋巴瘤标化死亡率最高的区县是城固县（1.35/10万），其次是泾阳县和千阳县（图5-136）。

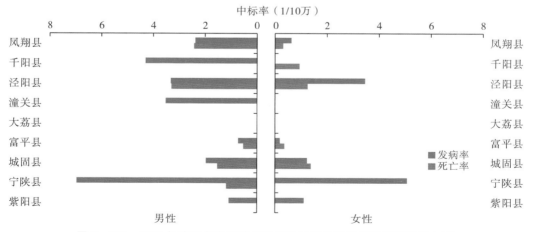

图5-136　2017年陕西省农村肿瘤登记地区恶性淋巴瘤发病率和死亡率

二十、白血病（C91—95）

2017年陕西省肿瘤登记地区白血病的发病率为4.11/10万，中标率为3.17/10万，世标率为3.19/10万，其发病人数占全部恶性肿瘤发病人数的1.64%。其中男性白血病的发病率为4.35/10万，女性白血病的发病率为3.86/10万，男性白血病发病的中标率是女性的1.19倍，城市地区白血病发病的中标率是农村地区的1.27倍。同期白血病的死亡率为3.00/10万，中标率为2.22/10万，世标率为2.21/10万，其中男性白血病的死亡率为3.19/10万，女性白血病的死亡率为2.79/10万，男性白血病死亡的中标率是女性的1.30倍。白血病发病和死亡的累积率（0~74岁）分别为0.31%和0.21%（表5-20）。

表 5-20　2017年陕西省肿瘤登记地区白血病发病与死亡情况

地区	性别	病例数	粗率 （1/10万）	构成 （%）	中标率 （1/10万）	世标率 （1/10万）	累积率（0~74岁） （%）
发病							
全省	合计	369	4.11	1.64	3.17	3.19	0.31
	男性	199	4.35	1.52	3.45	3.49	0.33
	女性	170	3.86	1.80	2.89	2.88	0.28
城市	合计	248	4.98	1.73	3.55	3.48	0.35
	男性	134	5.29	1.60	3.96	3.90	0.37
	女性	114	4.66	1.93	3.11	3.05	0.32
农村	合计	121	3.03	1.48	2.64	2.74	0.25
	男性	65	3.18	1.39	2.74	2.89	0.27
	女性	56	2.86	1.59	2.55	2.60	0.23
死亡							
全省	合计	269	3.00	1.79	2.22	2.21	0.21
	男性	146	3.19	1.55	2.50	2.52	0.23
	女性	123	2.79	2.20	1.93	1.90	0.19
城市	合计	175	3.51	1.84	2.41	2.31	0.22
	男性	95	3.75	1.57	2.81	2.75	0.24
	女性	80	3.27	2.30	2.00	1.85	0.20
农村	合计	94	2.35	1.71	1.89	2.00	0.19
	男性	51	2.50	1.50	2.05	2.13	0.21
	女性	43	2.20	2.04	1.75	1.87	0.18

白血病年龄别发病率在"5~岁"组之前有一个小高峰，在5~19岁年龄段处于较低水平，之后又逐渐上升，到"80~岁"组达到峰值。城乡对比来看，农村地区发病率在"5~岁"组之前有个小高峰，之后自"50~岁"组逐渐上升，至"80~岁"组达到峰值。白血病年龄别死亡率在"50~岁"组之前处于较低水平，"50~岁"组之后逐渐上升，到"80~岁"组达到峰值。男性和女性女白血病年龄别发病率和死亡率差别不大（图5-137~图5-142）。

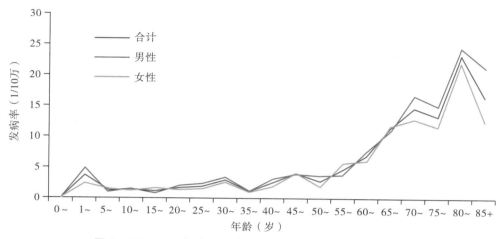

图 5 - 137 2017 年陕西省肿瘤登记地区白血病年龄别发病率

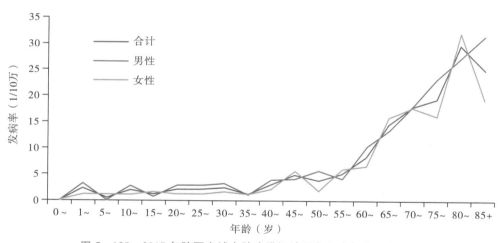

图 5 - 138 2017 年陕西省城市肿瘤登记地区白血病年龄别发病率

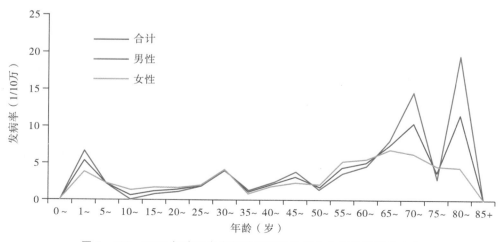

图 5 - 139 2017 年陕西省农村肿瘤登记地区白血病年龄别发病率

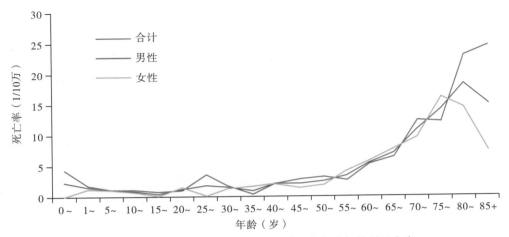

图 5-140　2017 年陕西省肿瘤登记地区白血病年龄别死亡率

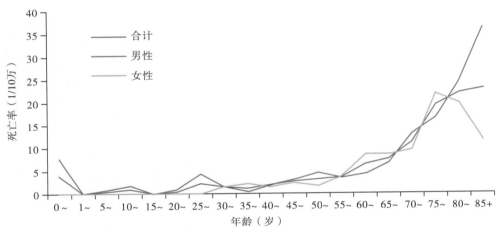

图 5-141　2017 年陕西省城市肿瘤登记地区白血病年龄别死亡率

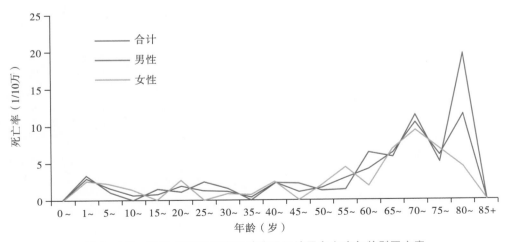

图 5-142　2017 年陕西省农村肿瘤登记地区白血病年龄别死亡率

在9个城市肿瘤登记地区中，男性白血病标化发病率最高的区县是莲湖区（8.32/10万），其次是未央区和汉台区；女性白血病标化发病率最高的区县是莲湖区（6.65/10万），其次是未央区和商州区。男性白血病标化死亡率最高的区县是商州区（5.77/10万），其次是莲湖区和未央区；女性白血病标化死亡率最高的区县是莲湖区（6.70/10万），其次是商州区和未央区（图5-143）。

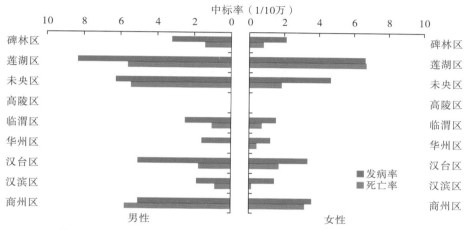

图5-143 2017年陕西省城市肿瘤登记地区白血病发病率和死亡率

在9个农村肿瘤登记地区中，男性白血病标化发病率最高的区县是紫阳县（4.86/10万），其次是潼关县和宁陕县；女性白血病标化发病率最高的区县是千阳县（5.29/10万），其次是泾阳县和潼关县。男性白血病标化死亡率最高的区县是宁陕县（5.69/10万），其次是富平县和凤翔县；女性白血病标化死亡率最高的区县是泾阳县（3.62/10万），其次是潼关县和宁陕县（图5-144）。

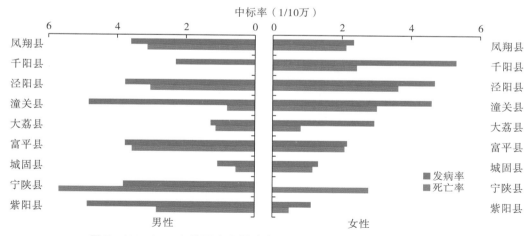

图5-144 2017年陕西省农村肿瘤登记地区白血病发病率和死亡率

第六章 2018 年陕西省肿瘤登记地区恶性肿瘤的发病与死亡情况

一、2018 年陕西省肿瘤登记地区覆盖人口

2018 年陕西省肿瘤登记地区覆盖人口 14869465 人（男性人口 7621957 人，女性人口 7247508 人）。其中城市人口 7141862 人（男性人口 3640182 人，女性人口 3501680 人），占登记地区总人口的 48.03％；农村人口 7727603 人（男性人口 3981775 人，女性人口 3745828 人），占登记地区总人口的 51.97％（表 6－1，图 6－1～图 6－3）。

表 6－1 2018 年陕西省肿瘤登记地区覆盖人口

年龄（岁）	全省			城市			农村		
	合计	男	女	合计	男	女	合计	男	女
0～	153418	80080	73338	72629	37459	35170	80789	42621	38168
1～	610597	321726	288871	258208	134670	123538	352389	187056	165333
5～	746733	386587	360146	345168	179499	165669	401565	207088	194477
10～	699557	372474	327083	360060	189210	170850	339497	183264	156233
15～	947665	501313	446352	434212	225759	208453	513453	275554	237899
20～	1378485	708818	669667	663809	341429	322380	714676	367389	347287
25～	1178812	601877	576935	571623	284888	286735	607189	316989	290200
30～	1027085	529190	497895	562939	289362	273577	464146	239828	224318
35～	1129973	581230	548743	568248	291563	276685	561725	289667	272058
40～	1235123	638788	596335	594250	306950	287300	640873	331838	309035
45～	1276588	656638	619950	611350	315825	295525	665238	340813	324425
50～	1081308	556060	525248	512646	263519	249127	568662	292541	276121
55～	994758	501742	493016	456795	226750	230045	537963	274992	262971
60～	742371	378527	363844	340423	172877	167546	401948	205650	196298
65～	606627	300606	306021	271435	133431	138004	335192	167175	168017
70～	459686	223506	236180	214849	102936	111913	244837	120570	124267
75～	335856	160903	174953	168188	81061	87127	167668	79842	87826
80～	170320	80718	89602	88530	42413	46117	81790	38305	43485
85＋	94503	41174	53329	46500	20581	25919	48003	20593	27410
合计	14869465	7621957	7247508	7141862	3640182	3501680	7727603	3981775	3745828

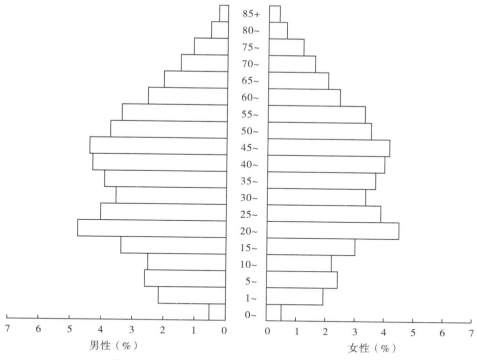

图 6 - 1 2018 年陕西省肿瘤登记地区人口金字塔

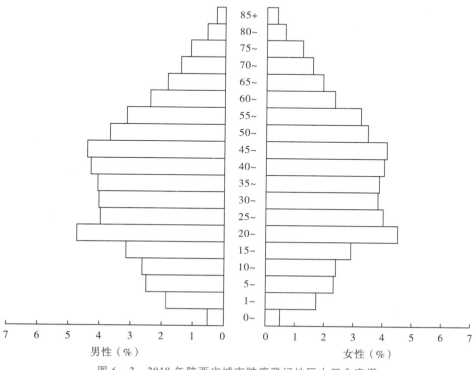

图 6 - 2 2018 年陕西省城市肿瘤登记地区人口金字塔

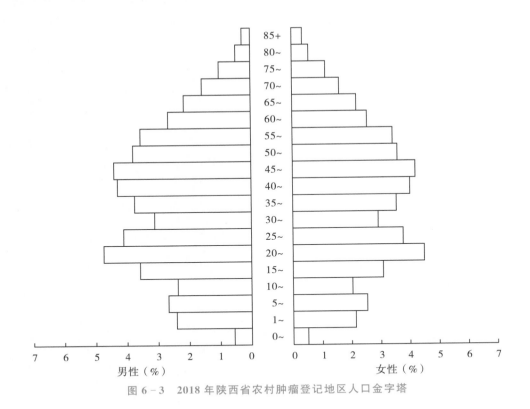

图 6 - 3　2018 年陕西省农村肿瘤登记地区人口金字塔

二、全部恶性肿瘤(ICD - 10：C00—96)

1. 全部恶性肿瘤(ICD - 10：C00—96)发病情况

2018 年陕西省肿瘤登记地区新发病例 32364 例（男性 18285 例，女性 14079 例）。其中，城市地区新发病例 16304 例（男性 9141 例，女性 7163 例），占全省肿瘤登记地区新发病例数的 50.38%；农村地区病例 16060 例（男性 9144 例，女性 6916 例），占全省肿瘤登记地区新发病例数的 49.62%。

2018 年陕西省肿瘤登记地区肿瘤发病率为 217.65/10 万（男性为 239.90/10 万，女性为 194.26/10 万），中标率为 146.91/10 万（男性为 164.73/10 万，女性为 130.53/10 万），世标率为 145.63/10 万（男性为 165.43/10 万，女性为 127.27/10 万），累积率（0～74岁）为 16.77%（男性为 19.43%，女性为 14.20%）。

城市地区恶性肿瘤发病率为 228.29/10 万（男性为 251.11/10 万，女性为 204.56/10 万），中标率为 155.11/10 万（男性为 173.89/10 万，女性为 138.21/10 万），世标率为 155.01/10 万（男性为 176.54/10 万，女性为 135.42/10 万），累积率（0～74 岁）为 17.70%（男性为 20.67%，女性为 14.89%）。

农村地区恶性肿瘤发病率为 207.89/10 万（男性为 229.65/10 万，女性为 184.63/10 万），中标率为 139.53/10 万（男性为 156.66/10 万，女性为 123.51/10 万），世标率为 137.23/10 万（男性为 155.58/10 万，女性为 119.89/10 万），累积率（0～74 岁）为

15.99%（男性为18.39%，女性为13.60%）(表6-2)。

城乡不同地区相比，城市地区无论男性还是女性，在发病率、中标率、世标率、累积率(0~74岁)等方面均高于农村地区。

表6-2 2018年陕西省肿瘤登记地区全部恶性肿瘤(ICD-10：C00—96)发病情况

地区	性别	发病数	发病率 (1/10万)	中标率 (1/10万)	世标率 (1/10万)	累积率(0~74岁) (%)
全省	合计	32364	217.65	146.91	145.63	16.77
	男	18285	239.90	164.73	165.43	19.43
	女	14079	194.26	130.53	127.27	14.20
城市	合计	16304	228.29	155.11	155.01	17.70
	男	9141	251.11	173.89	176.54	20.67
	女	7163	204.56	138.21	135.42	14.89
农村	合计	16060	207.83	139.53	137.22	15.99
	男	9144	229.65	156.66	155.58	18.39
	女	6916	184.63	123.51	119.89	13.60

2. 全部恶性肿瘤(ICD-10：C00—96)年龄别发病率

2018年陕西省肿瘤登记地区恶性肿瘤年龄别发病率：在"35~岁"组之前处于较低水平，"35~岁"组之后快速增高；全省合计、女性均在"80~岁"组达到峰值，到"85＋岁"组略微下降；男性在"35~岁"组快速增高后，一直到"85＋岁"组达到峰值。

城市肿瘤登记地区全部恶性肿瘤年龄别发病率：在"35~岁"组之前处于较低水平，"35~岁"组之后开始逐渐上升；城市地区女性一直到"80~岁"组达到峰值，之后又略微下降。而城市地区合计、城市地区男性自"35~岁"组之后快速上升，一直到"85＋岁"组达到峰值。

农村肿瘤登记地区全部恶性肿瘤年龄别发病率：农村地区合计、男性、女性均在"25~岁"组之前处于较低水平；"25~岁"组之后开始上升，一直到"80~岁"组达到峰值，之后又略微下降。

年龄别发病率城乡不同地区比较：在"55~岁"组之前，城乡不同地区年龄别发病率差异不大，"55~岁"之后，城市地区恶性肿瘤年龄别发病率明显高于农村地区。

年龄别发病率性别比较：在"50~岁"组之前，男性和女性恶性肿瘤年龄别发病率差异不大，"50~岁"组之后，男性恶性肿瘤年龄别发病率高于女性(表6-3，图6-4~图6-6)

表 6-3 2018 年陕西省肿瘤登记地区恶性肿瘤年龄别发病率(1/10 万)

年龄	全省			城市			农村		
(岁)	合计	男	女	合计	男	女	合计	男	女
合计	217.65	239.90	194.26	228.29	251.11	204.56	207.83	229.65	184.63
0～	5.21	5.00	5.45	8.26	10.68	5.69	2.48	0.00	5.24
1～	8.19	9.01	7.27	10.84	11.14	10.52	6.24	7.48	4.84
5～	6.83	6.73	6.94	5.21	7.24	3.02	8.22	6.28	10.28
10～	5.86	8.05	3.36	5.83	7.93	3.51	5.89	8.18	3.20
15～	4.96	5.39	4.48	4.38	5.32	3.36	5.45	5.44	5.46
20～	7.54	6.21	8.96	8.29	7.62	9.00	6.86	4.90	8.93
25～	17.22	16.12	18.37	17.49	15.80	19.18	16.96	16.40	17.57
30～	41.18	31.75	51.22	41.03	32.14	50.44	41.37	31.27	52.16
35～	50.62	38.02	63.96	53.32	37.04	70.48	47.89	39.01	57.34
40～	80.96	59.02	104.47	81.95	57.34	108.25	80.05	60.57	100.96
45～	155.57	123.66	189.37	152.94	112.40	196.26	157.99	134.09	183.09
50～	262.64	253.39	272.44	272.51	258.80	287.00	253.75	248.51	259.31
55～	340.99	378.08	303.24	356.62	392.94	320.81	327.72	365.83	287.86
60～	650.08	767.71	527.70	702.95	837.01	564.62	605.30	709.46	496.18
65～	804.12	1017.61	594.40	867.61	1088.95	653.60	752.70	960.67	545.78
70～	917.58	1165.07	683.38	958.81	1262.92	679.10	881.40	1081.53	687.23
75～	1104.34	1402.71	829.94	1108.28	1387.84	848.19	1100.39	1417.80	811.83
80～	1536.52	1848.41	1255.55	1685.30	1961.66	1431.14	1375.47	1723.01	1069.33
85+	1480.38	2006.12	1074.46	1959.14	2667.51	1396.66	1016.60	1345.12	769.79

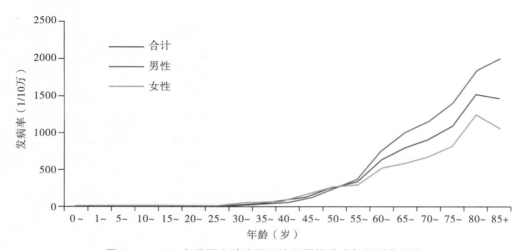

图 6-4 2018 年陕西省肿瘤登记地区恶性肿瘤年龄别发病率

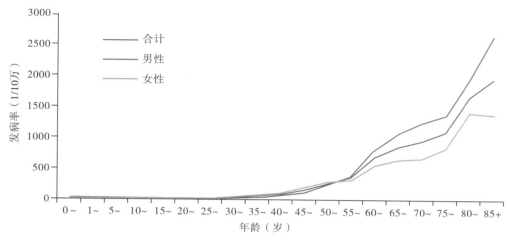

图 6-5 2018 年陕西省城市肿瘤登记地区恶性肿瘤年龄别发病率

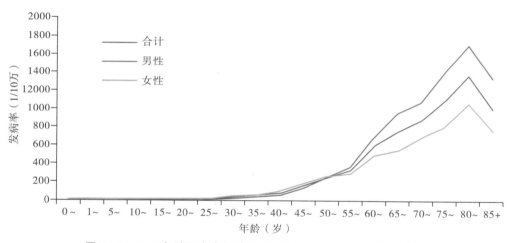

图 6-6 2018 年陕西省农村肿瘤登记地区恶性肿瘤年龄别发病率

3. 全部恶性肿瘤(ICD-10：C00—96)死亡情况

2018 年陕西省肿瘤登记地区死亡病例 22172 例(男性 13950 例，女性 8222 例)。其中，城市地区病例 10876 例(男性 6890 例，女性 3986 例)，占全省肿瘤登记地区死亡病例数的 49.05%；农村地区病例 11296 例(男性 7060 例，女性 4236 例)，占全省肿瘤登记地区死亡病例数的 50.95%。

2018 年陕西省肿瘤登记地区恶性肿瘤死亡率为 149.11/10 万(男性为 183.02/10 万，女性为 113.45/10 万)，中标率为 97.14/10 万(男性为 124.05/10 万，女性为 71.05/10 万)，世标率为 97.14/10 万(男性为 124.72/10 万，女性为 70.48/10 万)，累积率(0~74 岁)为 10.97%(男性为为 14.21%，女性 7.75%)。

城市地区恶性肿瘤死亡率为 152.29/10 万(男性为 189.28/10 万，女性为 113.83/10 万)，中标率为 99.51/10 万(男性为 128.94/10 万，女性为 71.22/10 万)，世标率为 100.59/10 万(男性为 131.52/10 万，女性为 70.96/10 万)，累积率(0~74 岁)为

11.20％（男性为 14.91％，女性为 7.59％）。

农村地区恶性肿瘤死亡率为 146.18/10 万（男性为 177.31/10 万，女性为 113.09/10 万），中标率为 94.98/10 万（男性为 119.88/10 万，女性为 70.68/10 万），世标率为 93.97/10 万（男性为 118.68/10 万，女性为 69.84/10 万），累积率（0～74 岁）为 10.77％（男性为 13.64％，女性为 7.90％）（表 6－4）。

城乡不同地区相比，城市地区恶性肿瘤死亡率高于农村地区。

表 6－4　2018 年陕西省肿瘤登记地区全部恶性肿瘤（ICD－10：C00—96）死亡情况

地区	性别	死亡数	死亡率 （1/10 万）	中标率 （1/10 万）	世标率 （1/10 万）	累积率（0～74 岁） （％）
全省	合计	22172	149.11	97.14	97.14	10.97
	男	13950	183.02	124.05	124.72	14.21
	女	8222	113.45	71.05	70.48	7.75
城市	合计	10876	152.29	99.51	100.59	11.20
	男	6890	189.28	128.94	131.52	14.91
	女	3986	113.83	71.22	70.96	7.59
农村	合计	11296	146.18	94.98	93.97	10.77
	男	7060	177.31	119.88	118.68	13.64
	女	4236	113.09	70.68	69.84	7.90

4. 全部恶性肿瘤（ICD－10：C00—96）年龄别死亡率

2018 年陕西省肿瘤登记地区全部恶性肿瘤、男性恶性肿瘤和女性恶性肿瘤年龄别死亡率均在"40～岁"组之前处于较低水平，"40～岁"组之后逐渐上升，到"85＋岁"组达到峰值。

城市肿瘤登记地区全部恶性肿瘤、男性恶性肿瘤和女性恶性肿瘤年龄别死亡率均在"40～岁"组之前处于较低水平，"40～岁"组之后逐渐上升，到"85＋岁"组达到峰值。

农村肿瘤登记地区全部恶性肿瘤、男性恶性肿瘤和女性恶性肿瘤年龄别死亡率变化趋势相同，都是在"35～岁"组之前处于较低水平，"35～岁"组之后逐渐上升，到"80～岁"组达到峰值，"85＋岁"组略微下降。

恶性肿瘤年龄别死亡率性别及城乡不同地区比较：在"55～岁"组之前，城市地区男性与农村地区男性年龄别死亡率大致一致，"55～岁"组之后，城市地区男性年龄别死亡率远高于农村地区男性。在"75～岁"组之前，城市地区女性与农村地区女性年龄别死亡率差别不大，"75～岁"组之后，城市地区女性年龄别死亡率高于农村地区女性（表 6－5，图 6－7～图 6－9）。

表 6 - 5 2018 年陕西省肿瘤登记地区恶性肿瘤年龄别死亡率(1/10 万)

年龄 (岁)	全省			城市			农村		
	合计	男	女	合计	男	女	合计	男	女
合计	149.11	183.02	113.45	152.29	189.28	113.83	146.18	177.31	113.09
0～	0.65	1.25	0.00	0.00	0.00	0.00	1.24	2.35	0.00
1～	3.60	4.35	2.77	2.71	2.97	2.43	4.26	5.35	3.02
5～	2.95	4.66	1.11	3.19	5.57	0.60	2.74	3.86	1.54
10～	2.29	2.95	1.53	2.50	3.70	1.17	2.06	2.18	1.92
15～	3.59	4.19	2.91	4.61	6.20	2.88	2.73	2.54	2.94
20～	3.63	5.08	2.09	3.92	5.27	2.48	3.36	4.90	1.73
25～	9.33	12.13	6.41	9.45	11.23	7.67	9.22	12.93	5.17
30～	14.70	15.50	13.86	14.21	13.82	14.62	15.30	17.51	12.93
35～	19.03	21.68	16.22	17.42	18.52	16.26	20.65	24.86	16.17
40～	36.43	39.29	33.37	33.82	36.16	31.33	38.85	42.19	35.27
45～	70.74	82.08	58.71	65.92	77.57	53.46	75.16	86.26	63.50
50～	133.54	164.55	100.71	131.28	167.35	93.13	135.58	162.03	107.56
55～	196.83	249.93	142.79	191.33	251.82	131.71	201.50	248.37	152.49
60～	405.86	523.08	283.91	433.58	577.29	285.29	382.39	477.51	282.73
65～	576.96	771.11	386.25	596.46	820.65	379.70	561.17	731.57	391.63
70～	714.40	942.26	498.77	730.28	985.08	495.92	700.47	905.70	501.34
75～	941.47	1206.94	697.33	890.08	1127.55	669.14	993.03	1287.54	725.30
80～	1403.24	1750.54	1090.38	1509.09	1798.98	1242.49	1288.67	1696.91	929.06
85+	1531.17	2064.41	1119.47	1982.80	2716.10	1400.52	1093.68	1413.10	853.70

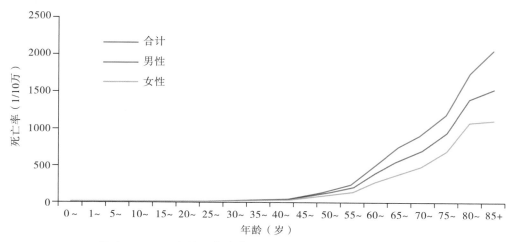

图 6 - 7 2018 年陕西省肿瘤登记地区恶性肿瘤年龄别死亡率

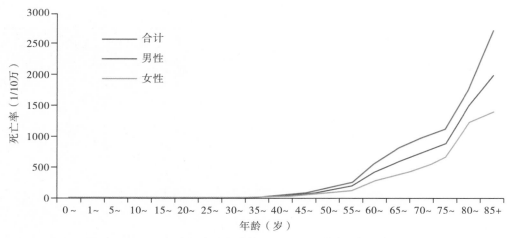

图 6 - 8　2018 年陕西省城市肿瘤登记地区恶性肿瘤年龄别死亡率

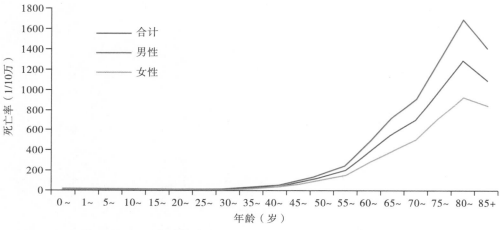

图 6 - 9　2018 年陕西省农村肿瘤登记地区恶性肿瘤年龄别死亡率

三、2018 年陕西省肿瘤登记地区前 10 位恶性肿瘤

1. 前 10 位恶性肿瘤发病情况

2018 年陕西省肿瘤登记地区恶性肿瘤发病率排在第 1 位的是肺癌，其次是乳腺癌、胃癌、肝癌和食管癌，前 10 位恶性肿瘤发病人数占全部恶性肿瘤发病人数的 77.34%。男性恶性肿瘤发病率排在第 1 位的是肺癌，其次是胃癌、肝癌、食管癌和结直肠癌，男性前 10 位恶性肿瘤发病人数占男性全部恶性肿瘤发病人数的 86.65%。女性恶性肿瘤发病率排在第 1 位的是肺癌，其次是乳腺癌、宫颈癌、胃癌和结直肠癌，女性前 10 位恶性肿瘤发病人数占女性全部恶性肿瘤发病人数的 78.35%（表 6 - 6，图 6 - 10～图 6 - 15）。

表6-6 2018年陕西省肿瘤登记地区前10位恶性肿瘤发病主要指标

顺位	合计 部位	发病率 (1/10万)	构成比 (%)	中标率 (1/10万)	男性 部位	发病率 (1/10万)	构成比 (%)	中标率 (1/10万)	女性 部位	发病率 (1/10万)	构成比 (%)	中标率 (1/10万)
1	气管、支气管、肺	48.50	22.28	31.30	气管、支气管、肺	65.72	27.39	43.92	气管、支气管、肺	30.40	15.65	19.02
2	乳腺	26.82	6.15	19.60	胃	36.42	15.18	24.51	乳腺	26.82	13.81	19.60
3	胃	26.15	12.01	17.02	肝脏	28.84	12.02	20.38	子宫颈	17.41	8.96	12.76
4	肝脏	21.88	10.05	14.87	食管	27.91	11.63	18.54	胃	15.34	7.90	9.67
5	食管	19.05	8.75	12.12	结直肠、肛门	18.14	7.56	12.37	结直肠、肛门	15.26	7.86	9.64
6	子宫颈	17.41	3.90	12.76	胰腺	7.26	3.02	4.89	肝脏	14.57	7.50	9.22
7	结直肠、肛门	16.74	7.69	10.99	膀胱	6.82	2.84	4.58	食管	9.74	5.01	5.85
8	子宫体及子宫部位不明	8.18	1.83	5.78	前列腺	6.56	2.73	4.27	子宫体及子宫部位不明	8.18	4.21	5.78
9	胰腺	6.80	3.12	4.42	脑、神经系统	5.64	2.35	4.48	胆囊及其他	7.73	3.98	4.66
10	前列腺	6.56	1.54	4.27	胆囊及其他	4.55	1.90	3.02	脑、神经系统	6.75	3.47	4.83

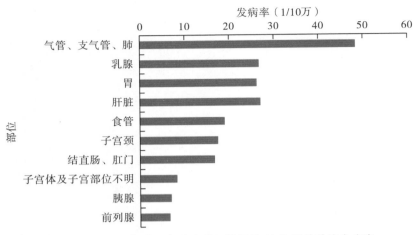

图 6-10　2018 年陕西省肿瘤登记地区前 10 位恶性肿瘤发病率

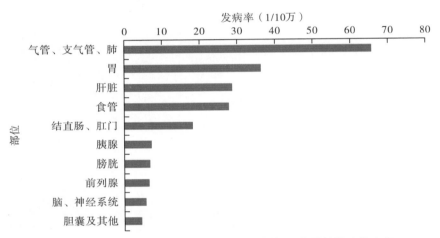

图 6-11 2018 年陕西省肿瘤登记地区男性前 10 位恶性肿瘤发病率

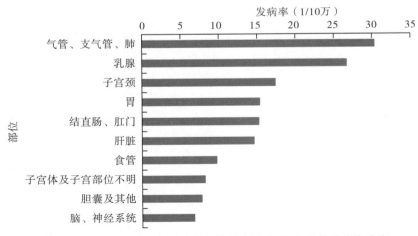

图 6-12　2018 年陕西省肿瘤登记地区女性前 10 位恶性肿瘤发病率

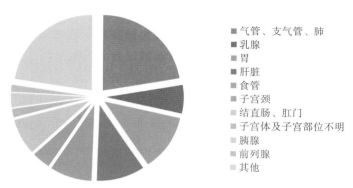

气管、支气管、肺
乳腺
胃
肝脏
食管
子宫颈
结直肠、肛门
子宫体及子宫部位不明
胰腺
前列腺
其他

图 6 - 13   2018 年陕西省肿瘤登记地区恶性肿瘤发病构成(%)

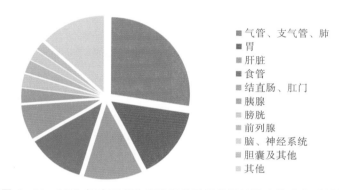

气管、支气管、肺
胃
肝脏
食管
结直肠、肛门
胰腺
膀胱
前列腺
脑、神经系统
胆囊及其他
其他

图 6 - 14   2018 年陕西省肿瘤登记地区男性恶性肿瘤发病构成(%)

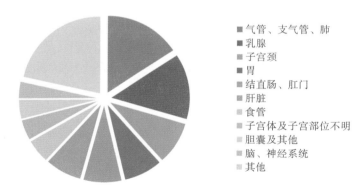

气管、支气管、肺
乳腺
子宫颈
胃
结直肠、肛门
肝脏
食管
子宫体及子宫部位不明
胆囊及其他
脑、神经系统
其他

图 6 - 15   2018 年陕西省肿瘤登记地区女性恶性肿瘤发病构成(%)

2. 前 10 位恶性肿瘤死亡情况

2018 年陕西省肿瘤登记地区恶性肿瘤死亡率排在第 1 位的是肺癌,其次是胃癌、肝癌、食管癌和结直肠癌,前 10 位恶性肿瘤死亡人数占全部恶性肿瘤死亡人数的 83.75%。男性恶性肿瘤死亡率排在第 1 位的是肺癌,其次是胃癌、肝癌、食管癌和结直肠癌,男性前 10 位恶性肿瘤死亡人数占男性全部恶性肿瘤死亡人数的 88.37%。女性恶性肿瘤死亡率排在第 1 位的是肺癌,其次是肝癌、胃癌、食管癌和结直肠癌,女性前 10 位恶性肿瘤死亡人数占女性全部恶性肿瘤死亡人数的 81.34%(表 6 - 7,图 6 - 16~图 6 - 21)。

表6-7 2018年陕西省肿瘤登记地区前10位恶性肿瘤死亡主要指标

顺位	合计				男性				女性			
	部位	死亡率(1/10万)	构成比(%)	中标率(1/10万)	部位	死亡率(1/10万)	构成比(%)	中标率(1/10万)	部位	死亡率(1/10万)	构成比(%)	中标率(1/10万)
1	气管、支气管、肺	39.61	26.57	25.25	气管、支气管、肺	55.34	30.24	36.86	气管、支气管、肺	23.07	20.34	13.97
2	胃	20.00	13.41	12.78	胃	28.05	15.33	18.73	肝脏	12.68	11.18	7.88
3	肝脏	19.40	13.01	13.00	肝脏	25.78	14.09	18.03	胃	11.53	10.17	7.04
4	食管	14.90	9.99	9.32	食管	21.50	11.75	14.15	食管	7.95	7.01	4.65
5	结直肠、肛门	9.05	6.07	5.81	结直肠、肛门	10.33	5.64	6.96	结直肠、肛门	7.71	6.80	4.69
6	乳腺	7.19	2.44	4.92	胰腺	6.13	3.35	4.13	乳腺	7.19	6.34	4.92
7	子宫颈	6.07	1.98	4.04	脑、神经系统	4.57	2.49	3.55	胆囊及其他	6.89	6.07	4.15
8	胰腺	5.72	3.83	3.69	胆囊及其他	3.92	2.14	2.57	子宫颈	6.07	5.35	4.04
9	胆囊及其他	5.37	3.60	3.37	前列腺	3.31	1.81	2.11	胰腺	5.28	4.66	3.25
10	脑、神经系统	4.24	2.85	3.14	膀胱	2.82	1.54	1.83	脑、神经系统	3.90	3.44	2.70

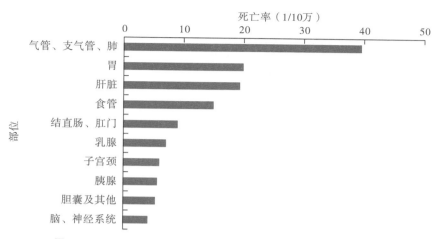

图 6 − 16　2018 年陕西省肿瘤登记地区前 10 位恶性肿瘤死亡率

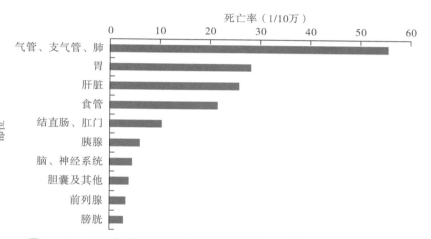

图 6 − 17　2018 年陕西省肿瘤登记地区男性前 10 位恶性肿瘤死亡率

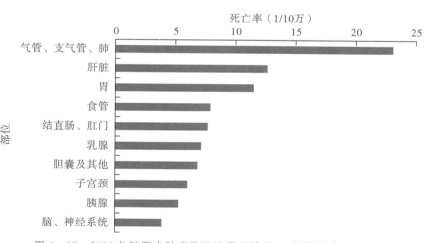

图 6 − 18　2018 年陕西省肿瘤登记地区女性前 10 位恶性肿瘤死亡率

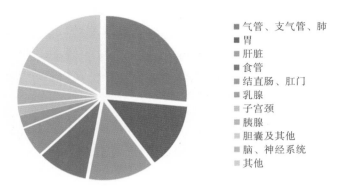

图 6 - 19　2018 年陕西省肿瘤登记地区恶性肿瘤死亡构成（%）

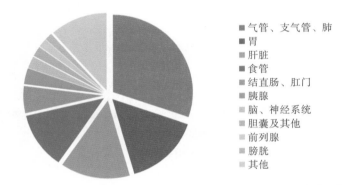

图 6 - 20　2018 年陕西省肿瘤登记地区男性恶性肿瘤死亡构成（%）

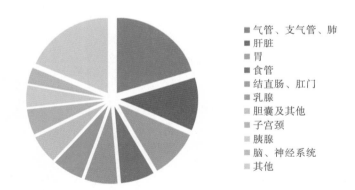

图 6 - 21　2018 年陕西省肿瘤登记地区女性恶性肿瘤死亡构成（%）

3. 城市地区前 10 位恶性肿瘤发病情况

2018 年陕西省城市肿瘤登记地区恶性肿瘤发病率排在第 1 位的是肺癌，其次是乳腺癌、胃癌、肝癌和结直肠癌，城市地区前 10 位恶性肿瘤发病人数占城市地区全部恶性肿瘤发病人数的 74.58%。城市地区男性恶性肿瘤发病率排在第 1 位的是肺癌，其次是胃癌、肝癌、食管癌和结直肠癌，城市地区男性前 10 位恶性肿瘤发病人数占城市地区男性全部恶性肿瘤发病人数的 85.23%。城市地区女性恶性肿瘤发病率排在第 1 位的是乳腺癌，其次是肺癌、结直肠癌、宫颈癌和胃癌，城市地区女性前 10 位恶性肿瘤发病人数占城市地区女性全部恶性肿瘤发病人数的 76.91%（表 6 - 8，图 6 - 22～图 6 - 27）。

表6-8　2018年全省城市肿瘤登记地区前10位恶性肿瘤发病主要指标

顺位	合计				男性				女性			
	部位	发病率(1/10万)	构成比(%)	中标率(1/10万)	部位	发病率(1/10万)	构成比(%)	中标率(1/10万)	部位	发病率(1/10万)	构成比(%)	中标率(1/10万)
1	气管、支气管、肺	49.59	21.72	32.42	气管、支气管、肺	68.51	27.28	46.53	乳腺	30.36	14.84	22.11
2	乳腺	30.36	6.67	22.11	胃	36.81	14.66	25.13	气管、支气管、肺	29.93	14.63	18.86
3	胃	26.79	11.73	17.67	肝脏	27.61	10.99	19.62	结直肠、肛门	17.48	8.54	10.93
4	肝脏	20.93	9.17	14.22	食管	24.81	9.88	16.88	子宫颈	16.79	8.21	12.52
5	结直肠、肛门	19.87	8.70	12.95	结直肠、肛门	22.17	8.83	15.05	胃	16.36	8.00	10.47
6	食管	17.82	7.81	11.59	前列腺	8.68	3.46	5.57	肝脏	13.99	6.84	8.73
7	子宫颈	16.79	3.61	12.52	胰腺	8.02	3.19	5.40	食管	10.57	5.17	6.44
8	前列腺	8.68	1.94	5.57	膀胱	7.44	2.96	4.97	卵巢	7.54	3.69	5.57
9	卵巢	7.54	1.62	5.57	脑、神经系统	5.25	2.09	4.04	子宫体及子宫部位不明	7.45	3.64	5.40
10	子宫体及子宫部位不明	7.45	1.60	5.40	胆囊及其他	4.73	1.88	3.15	甲状腺	6.85	3.35	5.57

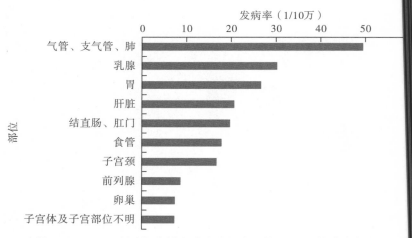

图 6－22　2018 年陕西省城市肿瘤登记地区前 10 位恶性肿瘤发病率

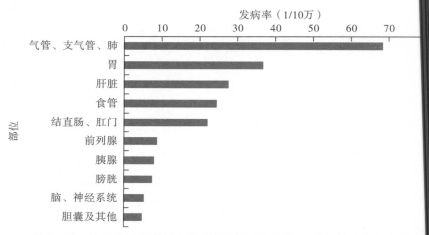

图 6－23　2018 年陕西省城市肿瘤登记地区男性前 10 位恶性肿瘤发病率

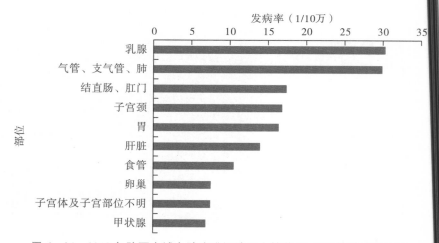

图 6－24　2018 年陕西省城市肿瘤登记地区女性前 10 位恶性肿瘤发病率

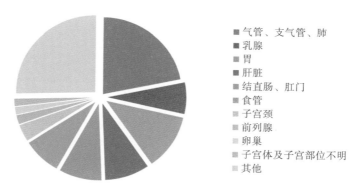

图 6-25　2018 年陕西省城市肿瘤登记地区恶性肿瘤发病构成(%)

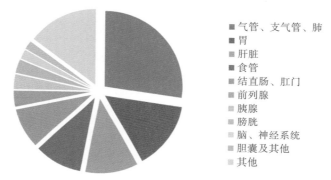

图 6-26　2018 年陕西省城市肿瘤登记地区男性恶性肿瘤发病构成(%)

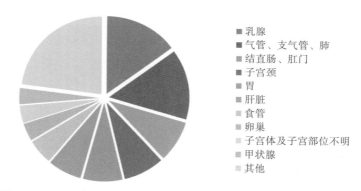

图 6-27　2018 年陕西省城市肿瘤登记地区女性恶性肿瘤发病构成(%)

4. 城市地区前 10 位恶性肿瘤死亡情况

2018 年陕西省城市肿瘤登记地区恶性肿瘤死亡率排在第 1 位的是肺癌,其次是胃癌、肝癌、食管癌和结直肠癌,城市地区前 10 位恶性肿瘤死亡人数占城市地区全部恶性肿瘤死亡人数的 80.22%。城市地区男性恶性肿瘤死亡率排在第 1 位的是肺癌,其次是胃癌、肝癌、食管癌和结直肠癌,城市地区男性前 10 位恶性肿瘤死亡人数占城市地区男性全部恶性肿瘤死亡人数的 87.23%。城市地区女性恶性肿瘤死亡率排在第 1 位的是肺癌,其次是肝癌、胃癌、结直肠癌和食管癌,城市地区女性前 10 位恶性肿瘤死亡人数占城市地区女性全部恶性肿瘤死亡人数的 78.52%(表 6-9,图 6-28～图 6-33)。

表6-9 2018年全省城市肿瘤登记地区前10位恶性肿瘤死亡主要指标

顺位	合计 部位	死亡率 (1/10万)	构成比 (%)	中标率 (1/10万)	男性 部位	死亡率 (1/10万)	构成比 (%)	中标率 (1/10万)	女性 部位	死亡率 (1/10万)	构成比 (%)	中标率 (1/10万)
1	气管、支气管、肺	40.37	26.51	25.94	气管、支气管、肺	57.91	30.60	39.09	气管、支气管、肺	22.13	19.44	13.29
2	胃	20.32	13.34	13.10	胃	28.62	15.12	19.25	肝脏	11.88	10.44	7.33
3	肝脏	19.15	12.58	12.87	肝脏	26.15	13.82	18.38	胃	11.68	10.26	7.24
4	食管	13.23	8.69	8.42	食管	18.60	9.83	12.47	结直肠、肛门	8.65	7.60	5.19
5	结直肠、肛门	10.05	6.60	6.37	结直肠、肛门	11.40	6.02	7.60	食管	7.65	6.72	4.50
6	乳腺	6.74	2.25	4.62	胰腺	6.95	3.67	4.67	乳腺	6.74	5.92	4.62
7	胰腺	6.10	4.01	3.95	脑、神经系统	4.40	2.32	3.38	子宫颈	5.63	4.94	3.82
8	子宫颈	5.63	1.81	3.82	前列腺	3.96	2.09	2.45	胆囊及其他	5.45	4.79	3.25
9	胆囊及其他	4.62	3.03	2.88	胆囊及其他	3.82	2.02	2.50	胰腺	5.23	4.59	3.25
10	卵巢	4.34	1.40	2.92	口腔和咽喉（除鼻咽外）	3.30	1.74	2.25	卵巢	4.34	3.81	2.92

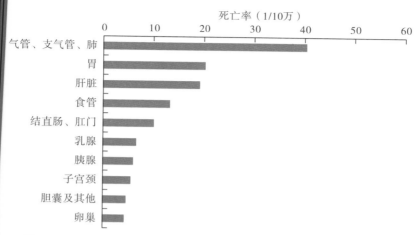

图 6-28 2018 年陕西省城市肿瘤登记地区前 10 位恶性肿瘤死亡率

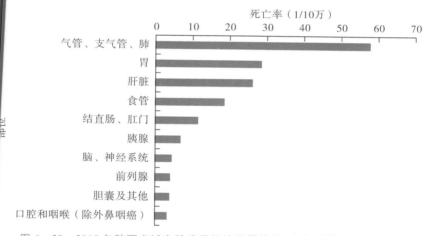

图 6-29 2018 年陕西省城市肿瘤登记地区男性前 10 位恶性肿瘤死亡率

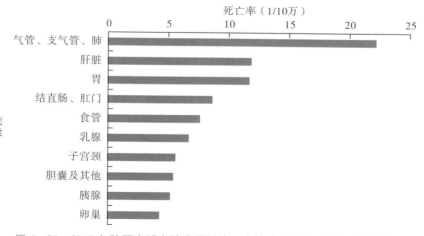

图 6-30 2018 年陕西省城市肿瘤登记地区女性前 10 位恶性肿瘤死亡率

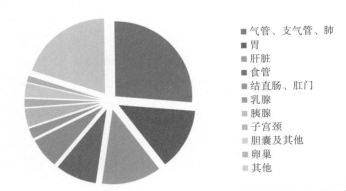

图6-31　2018年陕西省城市肿瘤登记地区恶性肿瘤死亡构成（%）

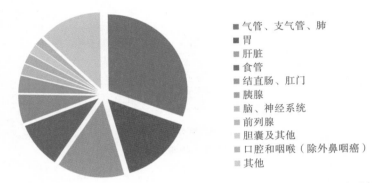

图6-32　2018年陕西省城市肿瘤登记地区男性恶性肿瘤死亡构成（%）

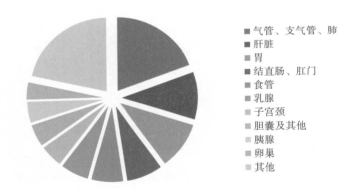

图6-33　2018年陕西省城市肿瘤登记地区女性恶性肿瘤死亡构成（%）

5. 农村地区前10位恶性肿瘤发病情况

2018年陕西省农村肿瘤登记地区恶性肿瘤发病率排在第1位的是肺癌，其次是胃癌、乳腺癌、肝癌和食管癌，农村地区前10位恶性肿瘤发病人数占农村地区全部恶性肿瘤发病人数的80.63%。农村地区男性恶性肿瘤发病率排在第1位的是肺癌，其次是胃癌、食管癌、肝癌和结直肠癌，农村地区男性前10位恶性肿瘤发病人数占农村地区男性全部恶性肿瘤发病人数的88.06%。农村地区女性恶性肿瘤发病率排在第1位的是肺癌，其次是乳腺癌、宫颈癌、肝癌和胃癌，农村地区女性前10位恶性肿瘤发病人数占农村地区女性全部恶性肿瘤发病人数的80.55%（表6-10，图6-34～图6-39）。

表6-10　2018年全省农村肿瘤登记地区前10位恶性肿瘤发病主要指标

顺位	合计				男性				女性			
	部位	发病率 (1/10万)	构成比 (%)	中标率 (1/10万)	部位	发病率 (1/10万)	构成比 (%)	中标率 (1/10万)	部位	发病率 (1/10万)	构成比 (%)	中标率 (1/10万)
1	气管、支气管、肺	47.49	22.85	30.32	气管、支气管、肺	63.16	27.50	41.70	气管、支气管、肺	30.83	16.70	19.14
2	胃	25.56	12.30	16.41	胃	36.06	15.70	23.90	乳腺	23.52	12.74	17.35
3	乳腺	23.52	5.61	17.35	食管	30.74	13.39	20.17	子宫颈	17.99	9.75	12.99
4	肝脏	22.76	10.95	15.44	肝脏	29.96	13.05	21.07	肝脏	15.11	8.18	9.65
5	食管	20.19	9.71	12.66	结直肠、肛门	14.47	6.30	9.98	胃	14.39	7.79	8.96
6	子宫颈	17.99	4.20	12.99	胰腺	6.55	2.85	4.45	结直肠、肛门	13.19	7.14	8.44
7	结直肠、肛门	13.85	6.66	9.21	膀胱	6.25	2.72	4.20	食管	8.97	4.86	5.33
8	子宫体及子宫部位不明	8.86	2.07	6.11	脑、神经系统	6.00	2.61	4.93	子宫体及子宫部位不明	8.86	4.80	6.11
9	胆囊及其他	6.54	3.14	4.10	前列腺	4.62	2.01	3.04	胆囊及其他	8.81	4.77	5.28
10	脑、神经系统	6.51	3.13	5.05	胆囊及其他	4.40	1.91	2.90	脑、神经系统	7.05	3.82	5.16

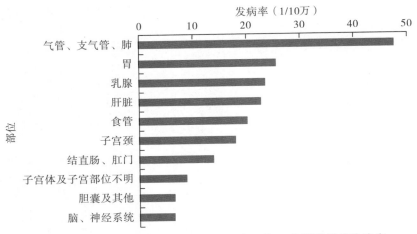

图 6-34　2018 年陕西省农村肿瘤登记地区前 10 位恶性肿瘤发病率

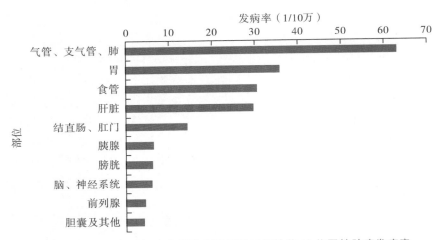

图 6-35　2018 年陕西省农村肿瘤登记地区男性前 10 位恶性肿瘤发病率

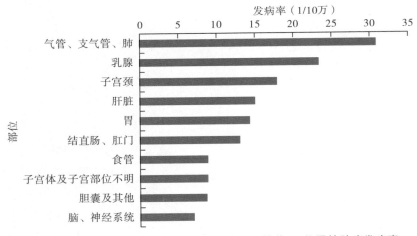

图 6-36　2018 年陕西省农村肿瘤登记地区女性前 10 位恶性肿瘤发病率

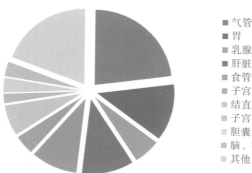

图 6 - 37　2018 年陕西省农村肿瘤登记地区恶性肿瘤发病构成(%)

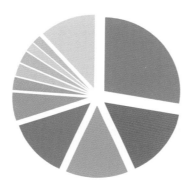

图 6 - 38　2018 年陕西省农村肿瘤登记地区男性恶性肿瘤发病构成(%)

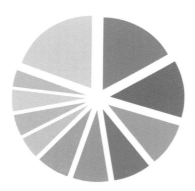

图 6 - 39　2018 年陕西省农村肿瘤登记地区女性恶性肿瘤发病构成(%)

6. 农村地区前 10 位恶性肿瘤死亡情况

2018 年陕西省农村肿瘤登记地区恶性肿瘤死亡率排在第 1 位的是肺癌,其次是胃癌、肝癌、食管癌和结直肠癌,农村地区前 10 位恶性肿瘤死亡人数占农村地区全部恶性肿瘤发病人数的 86.06%。农村地区男性恶性肿瘤死亡率排在第 1 位的是肺癌,其次是胃癌、肝癌、食管癌和结直肠癌,农村地区男性前 10 位恶性肿瘤死亡人数占农村地区男性全部恶性肿瘤死亡人数的 90.53%。农村地区女性恶性肿瘤死亡率排在第 1 位的是肺癌,其次是肝癌、胃癌、胆囊癌和食管癌,农村地区女性前 10 位恶性肿瘤死亡人数占农村地区女性全部恶性肿瘤死亡人数的 84.84%(表 6 - 11,图 6 - 40~图 6 - 45)。

表6-11 2018年全省农村肿瘤登记地区前10位恶性肿瘤死亡主要指标

顺位	合计				男性				女性			
	部位	死亡率 (1/10万)	构成比 (%)	中标率 (1/10万)	部位	死亡率 (1/10万)	构成比 (%)	中标率 (1/10万)	部位	死亡率 (1/10万)	构成比 (%)	中标率 (1/10万)
1	气管、支气管、肺	38.91	26.62	24.66	气管、支气管、肺	52.99	29.89	35.04	气管、支气管、肺	23.95	21.18	14.54
2	胃	19.71	13.48	12.50	胃	27.53	15.52	18.21	肝脏	13.43	11.87	8.34
3	肝脏	19.62	13.42	13.13	肝脏	25.44	14.35	17.79	胃	11.40	10.08	6.89
4	食管	16.43	11.24	10.21	食管	24.16	13.63	15.81	胆囊及其他	8.22	7.27	4.93
5	结直肠、肛门	8.13	5.56	5.27	结直肠、肛门	9.34	5.27	6.36	食管	8.22	7.27	4.81
6	乳腺	7.61	2.63	5.15	胰腺	5.37	3.03	3.64	乳腺	7.61	6.73	5.15
7	子宫颈	6.49	2.15	4.23	脑、神经系统	4.72	2.66	3.69	结直肠、肛门	6.83	6.04	4.19
8	胆囊及其他	6.06	4.14	3.80	胆囊及其他	4.02	2.27	2.65	子宫颈	6.49	5.74	4.23
9	胰腺	5.36	3.67	3.45	前列腺	2.71	1.53	1.76	胰腺	5.34	4.72	3.24
10	脑、神经系统	4.59	3.14	3.45	膀胱	2.46	1.39	1.66	脑、神经系统	4.46	3.94	3.18

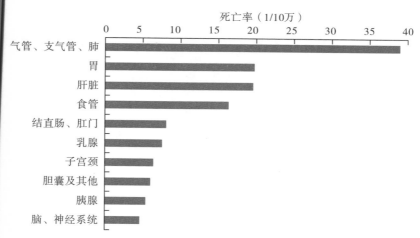

图 6-40 2018 年陕西省农村肿瘤登记地区前 10 位恶性肿瘤死亡率

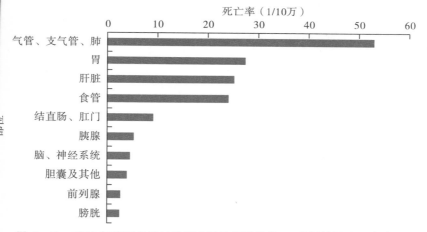

图 6-41 2018 年陕西省农村肿瘤登记地区男性前 10 位恶性肿瘤死亡率

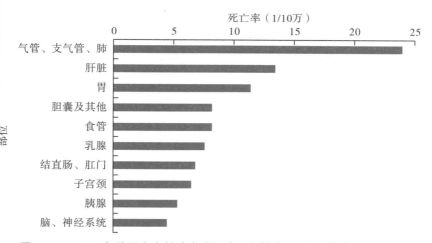

图 6-42 2018 年陕西省农村肿瘤登记地区女性前 10 位恶性肿瘤死亡率

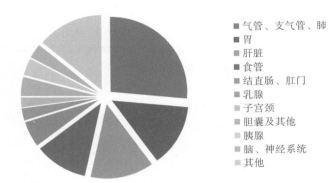

图 6-43　2018年陕西省农村肿瘤登记地区恶性肿瘤死亡构成（%）

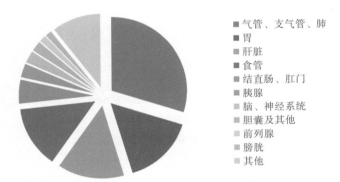

图 6-44　2018年陕西省农村肿瘤登记地区男性恶性肿瘤死亡构成（%）

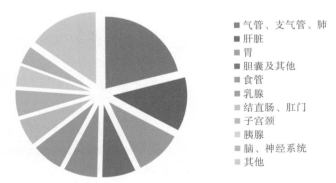

图 6-45　2018年陕西省农村肿瘤登记地区女性恶性肿瘤死亡构成（%）

第七章　2018年陕西省肿瘤登记地区各部位恶性肿瘤的发病与死亡情况

一、口腔和咽（除鼻咽外）(C00—10，C12—14)

2018年陕西省肿瘤登记地区口腔和咽（除鼻咽外）恶性肿瘤的发病率为2.27/10万，中标率为1.56/10万，世标率为1.55/10万，其发病人数占全部恶性肿瘤发病人数的1.04%。其中男性口腔和咽（除鼻咽外）恶性肿瘤的发病率为2.95/10万，女性口腔和咽（除鼻咽外）恶性肿瘤的发病率为1.55/10万，男性口腔和咽（除鼻咽外）恶性肿瘤发病的中标率是女性的2.00倍，城市地区口腔和咽（除鼻咽外）恶性肿瘤发病的中标率是农村地区的1.77倍。同期口腔和咽（除鼻咽外）恶性肿瘤的死亡率为1.73/10万，中标率为1.11/10万，世标率为1.11/10万，男性口腔和咽（除鼻咽外）恶性肿瘤死亡的中标率是女性的1.97倍，城市地区口腔和咽（除鼻咽外）恶性肿瘤死亡的中标率是农村地区的3.53倍。口腔和咽（除鼻咽外）恶性肿瘤发病和死亡的累积率（0～74岁）分别为0.17%和0.12%（表7-1）。

表7-1　2018年陕西省肿瘤登记地区口腔和咽（除鼻咽外）恶性肿瘤发病与死亡情况

地区	性别	病例数	粗率 (1/10万)	构成 (%)	中标率 (1/10万)	世标率 (1/10万)	累积率(0～74岁) (%)
发病							
全省	合计	337	2.27	1.04	1.56	1.55	0.17
	男性	225	2.95	1.23	2.08	2.07	0.22
	女性	112	1.55	0.80	1.04	1.03	0.12
城市	合计	211	2.95	1.29	2.02	2.02	0.23
	男性	135	3.71	1.48	2.57	2.61	0.28
	女性	76	2.17	1.06	1.49	1.44	0.17
农村	合计	126	1.63	0.78	1.14	1.12	0.12
	男性	90	2.26	0.98	1.66	1.60	0.17
	女性	36	0.96	0.52	0.62	0.64	0.08
死亡							
全省	合计	257	1.73	1.16	1.11	1.11	0.12

续表

地区	性别	病例数	粗率 （1/10万）	构成 （%）	中标率 （1/10万）	世标率 （1/10万）	累积率（0～74岁） （%）
城市	男性	166	2.18	1.19	1.48	1.50	0.15
	女性	91	1.26	1.11	0.75	0.73	0.08
	合计	189	2.65	1.74	1.72	1.73	0.19
农村	男性	69	1.97	1.73	1.19	1.16	0.14
	女性	120	3.30	1.74	2.25	2.31	0.24
	合计	68	0.88	0.60	0.55	0.55	0.06
	男性	46	1.16	0.65	0.77	0.78	0.08
	女性	22	0.59	0.52	0.34	0.34	0.04

　　口腔和咽（除鼻咽外）恶性肿瘤年龄别发病率在"40～岁"组之前处于较低水平，"40～岁"组之后缓慢上升，男性口腔和咽（除鼻咽外）恶性肿瘤年龄别发病率在"85＋岁"组达到峰值，女性口腔和咽（除鼻咽外）恶性肿瘤年龄别发病率在"80～岁"组达到峰值，"85＋岁"组略微下降，男性口腔和咽（除鼻咽外）恶性肿瘤年龄别发病率高于女性。口腔和咽（除鼻咽外）恶性肿瘤年龄别死亡率在"50～岁"组之前处于较低水平，"50～岁"组之后逐渐上升，男性口腔和咽（除鼻咽外）恶性肿瘤年龄别死亡率在"85＋岁"组达到、峰值，女性口腔和咽（除鼻咽外）恶性肿瘤年龄别死亡率则在"80～岁"组达到峰值，"85＋岁"组略微下降。城乡不同地区口腔和咽（除鼻咽外）恶性肿瘤年龄别发病率和死亡率虽有一定差异，但总体趋势类同（图7-1～图7-6）。

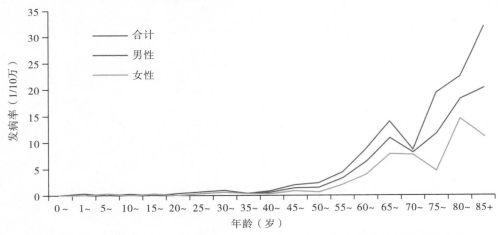

图7-1　2018年陕西省肿瘤登记地区口腔和咽（除鼻咽外）恶性肿瘤年龄别发病率

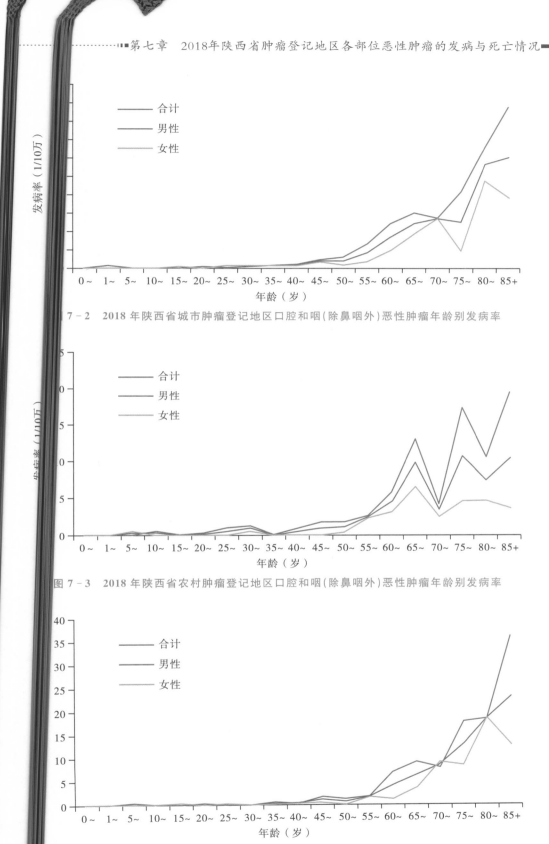

图 7 - 2　2018 年陕西省城市肿瘤登记地区口腔和咽(除鼻咽外)恶性肿瘤年龄别发病率

图 7 - 3　2018 年陕西省农村肿瘤登记地区口腔和咽(除鼻咽外)恶性肿瘤年龄别发病率

图 7 - 4　2018 年陕西省肿瘤登记地区口腔和咽(除鼻咽外)恶性肿瘤年龄别死亡率

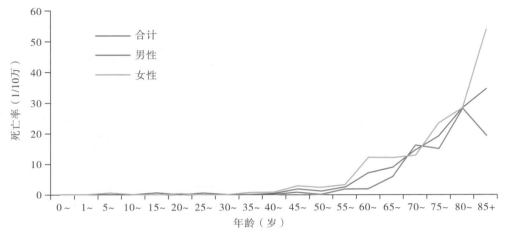

图 7 - 5　2018 年陕西省城市肿瘤登记地区口腔和咽（除鼻咽外）恶性肿瘤年龄别死亡率

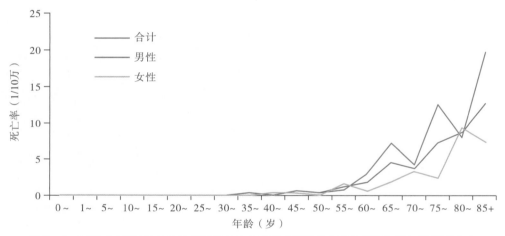

图 7 - 6　2018 年陕西省农村肿瘤登记地区口腔和咽（除鼻咽外）恶性肿瘤年龄别死亡率

在 13 个城市肿瘤登记地区中，男性口腔和咽（除鼻咽外）恶性肿瘤标化发病率最高的区县是宝塔区（6.53/10 万），其次是高陵区和临渭区；女性口腔和咽（除鼻咽外）恶性肿瘤发病率最高的区县是宝塔区（2.48/10 万），其次是雁塔区、未央区和陈仓区。男性和女性口腔和咽（除鼻咽外）恶性肿瘤标化死亡率最高的区县均为雁塔区，分别为 7.58/10 和 2.62/10（图 7 - 7）。

在 19 个农村肿瘤登记地区，男性口腔和咽（除鼻咽外）恶性肿瘤标化发病率最高的区县是紫阳县（5.39/10 万），其次是宁陕县、镇安县和武功县；女性口腔和咽（除鼻咽外）恶性肿瘤标化发病率最高的区县是陇县（2.43/10 万），其次是黄陵县、紫阳县和富县。男性口腔和咽喉恶性肿瘤标化死亡率最高的区县是紫阳县（3.30/10 万），女性口腔和咽（除鼻咽外）恶性肿瘤标化死亡率最高的区县是麟游县（2.51/10 万）（图 7 - 8）。

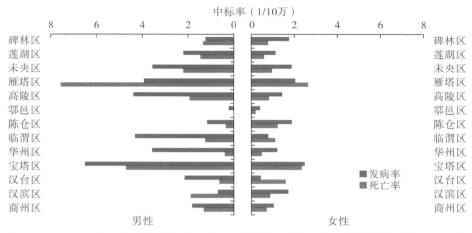

图 7-7 2018 年陕西省城市肿瘤登记地区口腔和咽(除鼻咽外)恶性肿瘤发病率和死亡率

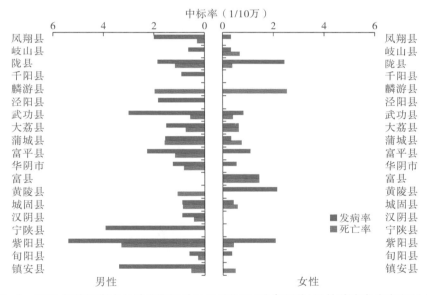

图 7-8 2018 年陕西省农村肿瘤登记地区口腔和咽(除鼻咽外)恶性肿瘤发病率和死亡率

二、鼻咽(C11)

2018 年陕西省肿瘤登记地区鼻咽恶性肿瘤的发病率为 1.10/10 万,中标率为 0.82/10 万,世标率为 0.79/10 万,其发病人数占全部恶性肿瘤发病人数的 0.50%。其中男性鼻咽恶性肿瘤的发病率为 1.31/10 万,女性鼻咽恶性肿瘤的发病率为 0.87/10 万,男性鼻咽恶性肿瘤发病的中标率是女性的 1.63 倍,城市地区鼻咽恶性肿瘤发病的中标率略高于农村地区。同期鼻咽恶性肿瘤的死亡率为 0.64/10 万,中标率为 0.44/10 万,世标率为 0.43/10 万,其中男性鼻咽恶性肿瘤的死亡率为 0.91/10 万,女性鼻咽恶性肿瘤的死亡率为 0.36/10 万,男性鼻咽恶性肿瘤死亡的中标率是女性的 2.42 倍。

145

鼻咽恶性肿瘤发病和死亡的累积率（0～74 岁）分别为 0.09％和 0.05％（表 7 - 2）。

表 7 - 2　2018 年陕西省肿瘤登记地区鼻咽恶性肿瘤发病与死亡情况

地区	性别	病例数	粗率 （1/10 万）	构成 （％）	中标率 （1/10 万）	世标率 （1/10 万）	累积率（0～74 岁） （％）
发病							
全省	合计	163	1.10	0.50	0.82	0.79	0.09
	男性	100	1.31	0.55	1.01	0.98	0.11
	女性	63	0.87	0.45	0.62	0.60	0.07
城市	合计	78	1.09	0.48	0.83	0.81	0.10
	男性	40	1.10	0.44	0.87	0.88	0.11
	女性	38	1.09	0.53	0.78	0.75	0.09
农村	合计	85	1.10	0.53	0.82	0.77	0.10
	男性	60	1.51	0.66	1.15	1.08	0.12
	女性	25	0.67	0.36	0.47	0.46	0.06
死亡							
全省	合计	95	0.64	0.43	0.44	0.43	0.05
	男性	69	0.91	0.49	0.63	0.62	0.07
	女性	26	0.36	0.32	0.26	0.24	0.03
城市	合计	52	0.73	0.48	0.52	0.52	0.06
	男性	35	0.96	0.51	0.69	0.70	0.08
	女性	17	0.49	0.43	0.35	0.34	0.04
农村	合计	43	0.56	0.38	0.38	0.35	0.04
	男性	34	0.85	0.48	0.57	0.55	0.06
	女性	9	0.24	0.21	0.18	0.16	0.02

　　鼻咽恶性肿瘤年龄别发病率和死亡率在“25～岁”组之前处于较低水平，“25～岁”组之后呈上升趋势。各年龄别发病率和死亡率波动较大，城市地区男性鼻咽恶性肿瘤年龄别发病率和死亡率峰值分别处于“65～岁”组和“85＋岁”组；城市地区女性鼻咽恶性肿瘤年龄别发病率和死亡率峰值均处于“80～岁”组。而农村地区男性鼻咽恶性肿瘤年龄别发病率和死亡率峰值均处于“80～岁”组，女性鼻咽恶性肿瘤年龄别发病率峰值处于“60～岁”组，女性鼻咽恶性肿瘤年龄别死亡率峰值处于“75～岁”组（图 7 - 9～图 7 - 14）。

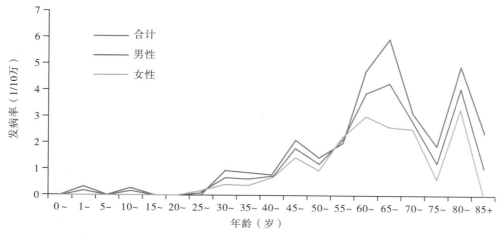

图 7 - 9　2018 年陕西省肿瘤登记地区鼻咽恶性肿瘤年龄别发病率

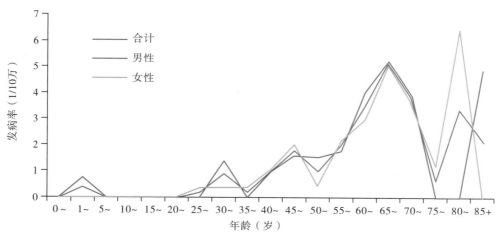

图 7 - 10　2018 年陕西省城市肿瘤登记地区鼻咽恶性肿瘤年龄别发病率

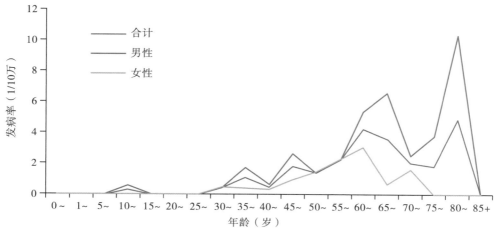

图 7 - 11　2018 年陕西省农村肿瘤登记地区鼻咽恶性肿瘤年龄别发病率

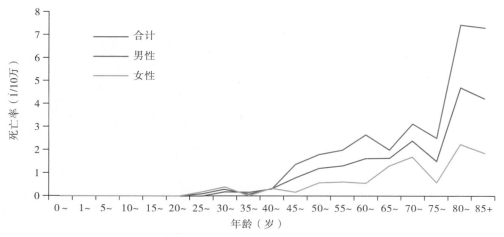

图 7 - 12 2018 年陕西省肿瘤登记地区鼻咽恶性肿瘤年龄别死亡率

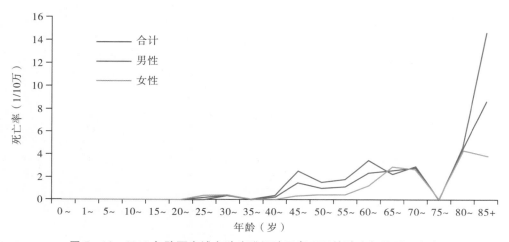

图 7 - 13 2018 年陕西省城市肿瘤登记地区鼻咽恶性肿瘤年龄别死亡率

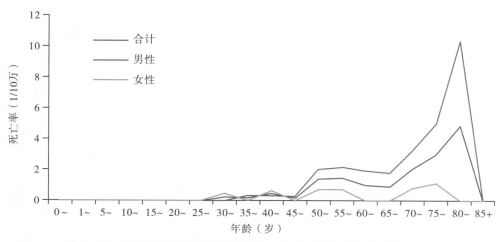

图 7 - 14 2018 年陕西省农村肿瘤登记地区鼻咽恶性肿瘤年龄别死亡率

在13个城市肿瘤登记地区中,男性鼻咽恶性肿瘤标化发病率最高的区县是碑林区(1.95/10万),其次是汉滨区、未央区和汉台区;女性鼻咽恶性肿瘤标化发病率最高的区县是汉滨区(1.82/10万),其次是高陵区和汉台区。男性鼻咽恶性肿瘤标化死亡率最高的区县是汉滨区(1.56/10万),其次是雁塔区和莲湖区;女性鼻咽恶性肿瘤标化死亡率最高的区县是未央区(1.17/10万),其次是汉滨区和高陵区(图7-15)。

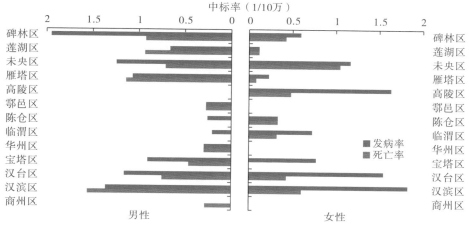

图7-15 2018年陕西省城市肿瘤登记地区鼻咽恶性肿瘤发病率和死亡率

在19个农村肿瘤登记地区中,男性鼻咽恶性肿瘤标化发病率最高的区县是黄陵县(6.29/10万),其次是紫阳县、富县和汉阴县;女性鼻咽恶性肿瘤标化发病率最高的区县是宁陕县(4.46/10万),其次是紫阳县和黄陵县。男性鼻咽恶性肿瘤标化死亡率最高的区县是宁陕县(3.53/10万),其次是富县和汉阴县;女性鼻咽恶性肿瘤标化死亡率最高的区县是大荔县(0.78/10万),其次是紫阳县和镇安县(图7-16)。

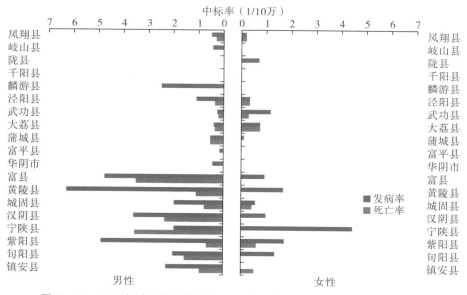

图7-16 2018年陕西省农村肿瘤登记地区鼻咽恶性肿瘤发病率和死亡率

三、食管（C15）

2018 年陕西省肿瘤登记地区食管恶性肿瘤的发病率为 19.05/10 万，中标率为 12.12/10 万，世标率为 12.30/10 万，其发病人数占全部恶性肿瘤发病人数的 8.75％。其中男性食管恶性肿瘤的发病率为 27.91/10 万，女性食管恶性肿瘤的发病率为 9.74/10 万，男性食管恶性肿瘤发病的中标率是女性的 3.17 倍，城市地区食管恶性肿瘤发病的中标率是农村地区的 0.92 倍。同期食管恶性肿瘤的死亡率为 14.90/10 万，中标率为 9.32/10 万，世标率为 9.37/10 万，其中男性食管恶性肿瘤的死亡率为 21.50/10 万，女性食管恶性肿瘤的死亡率为 7.95/10 万，男性食管恶性肿瘤死亡的中标率是女性的 3.04 倍。食管恶性肿瘤发病和死亡的累积率（0～74 岁）分别为 1.52％和 1.08％（表 7-3）。

表 7-3　2018 年陕西省肿瘤登记地区食管恶性肿瘤发病与死亡情况

地区	性别	病例数	粗率 (1/10 万)	构成 (%)	中标率 (1/10 万)	世标率 (1/10 万)	累积率（0～74 岁） (%)
发病							
全省	合计	2833	19.05	8.75	12.12	12.30	1.52
	男性	2127	27.91	11.63	18.54	18.83	2.36
	女性	706	9.74	5.01	5.85	5.91	0.69
城市	合计	1273	17.82	7.81	11.59	11.87	1.51
	男性	903	24.81	9.88	16.88	17.30	2.27
	女性	370	10.57	5.17	6.44	6.59	0.78
农村	合计	1560	20.19	9.71	12.66	12.73	1.53
	男性	1224	30.74	13.39	20.17	20.31	2.44
	女性	336	8.97	4.86	5.33	5.33	0.61
死亡							
全省	合计	2215	14.90	9.99	9.32	9.37	1.08
	男性	1639	21.50	11.75	14.15	14.23	1.67
	女性	576	7.95	7.01	4.65	4.67	0.50
城市	合计	945	13.23	8.69	8.42	8.58	1.02
	男性	677	18.60	9.83	12.47	12.66	1.56
	女性	268	7.65	6.72	4.50	4.60	0.50
农村	合计	1270	16.43	11.24	10.21	10.15	1.14
	男性	962	24.16	13.63	15.81	15.76	1.77
	女性	308	8.22	7.27	4.81	4.74	0.51

食管恶性肿瘤年龄别发病率在"40～岁"组之前处于较低水平，"40～岁"组之后快速上升，其中男性食管恶性肿瘤年龄别发病率在"80～岁"组达到峰值，之后略微下降；女性食管恶性肿瘤年龄别发病率则从"40～岁"组之后逐渐上升，至"85＋岁"组达到峰值。食管恶性肿瘤年龄别死亡率在"45～岁"组之前处于较低水平，"40～岁"组之后逐渐上升，其中男性食管恶性肿瘤年龄别死亡率在"80～岁"组达到峰值，女性食管恶性肿瘤年龄别死亡率在"85＋岁"组达到峰值（图 7-17～图 7-22）。

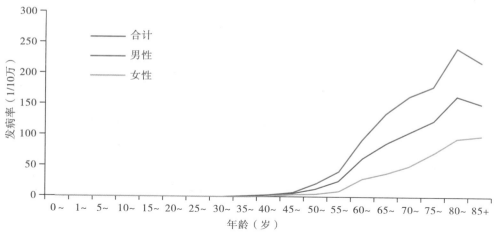

图 7 - 17　2018 年陕西省肿瘤登记地区食管恶性肿瘤年龄别发病率

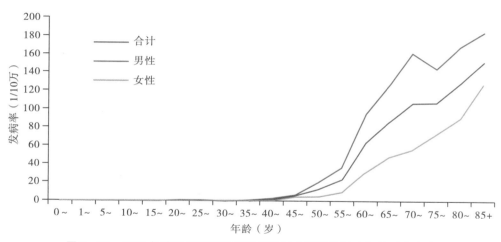

图 7 - 18　2018 年陕西省城市肿瘤登记地区食管恶性肿瘤年龄别发病率

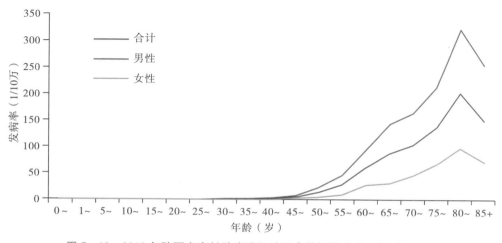

图 7 - 19　2018 年陕西省农村肿瘤登记地区食管恶性肿瘤年龄别发病率

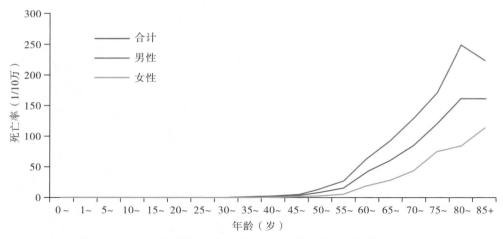

图 7 - 20　2018 年陕西省肿瘤登记地区食管恶性肿瘤年龄别死亡率

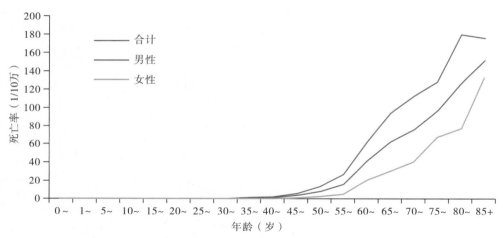

图 7 - 21　2018 年陕西省城市肿瘤登记地区食管恶性肿瘤年龄别死亡率

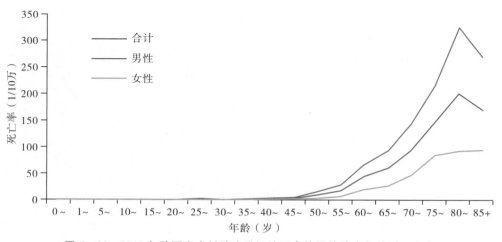

图 7 - 22　2018 年陕西省农村肿瘤登记地区食管恶性肿瘤年龄别死亡率

在13个城市肿瘤登记地区中，男性食管恶性肿瘤标化发病率最高的区县是商州区（49.30/10万），其次是汉滨区和未央区；女性食管恶性肿瘤标化发病率最高的区县是商州区（28.07/10万），其次是汉滨区和未央区。男性食管恶性肿瘤标化死亡率最高的区县是商州区（39.64/10万），其次是汉滨区和未央区；女性食管恶性肿瘤标化死亡率最高的区县是商州区（16.24/10万），其次是汉滨区和未央区（图7-23）。

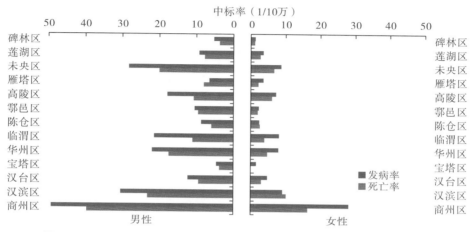

图7-23　2018年陕西省城市肿瘤登记地区食管恶性肿瘤发病率和死亡率

在19个农村肿瘤登记地区中，男性食管恶性肿瘤标化发病率最高的区县是镇安县（58.17/10万），其次是旬阳县和富平县；女性食管恶性肿瘤标化发病率最高的区县是华阴市（15.01/10万），其次是旬阳县和镇安县。男性食管恶性肿瘤标化死亡率最高的区县是镇安县（51.34/10万），其次是旬阳县和富平县；女性食管恶性肿瘤标化死亡率最高的区县是镇安县（18.56/10万），其次为旬阳县和华阴市（图7-24）。

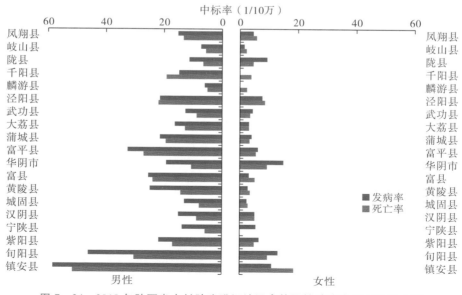

图7-24　2018年陕西省农村肿瘤登记地区食管恶性肿瘤发病率和死亡率

四、胃(C16)

2018 年陕西省肿瘤登记地区胃恶性肿瘤的发病率为 26.15/10 万，中标率为 17.02/10 万，世标率为 17.14/10 万，其发病人数占全部恶性肿瘤发病人数的 12.01％。其中男性胃恶性肿瘤的发病率为 36.42/10 万，女性胃恶性肿瘤的发病率为 15.34/10 万，男性胃恶性肿瘤发病的中标率是女性的 2.53 倍，城市地区胃恶性肿瘤发病的中标率是农村地区的 1.08 倍。同期胃恶性肿瘤的死亡率为 20.00/10 万，中标率为 12.78/10 万，世标率为 12.82/10 万。其中男性胃恶性肿瘤的死亡率为 28.05/10 万，女性胃恶性肿瘤的死亡率为 11.53/10 万，男性胃恶性肿瘤死亡的中标率是女性的 2.66 倍。胃恶性肿瘤发病和死亡的累积率(0～74 岁)分别为 2.07％和 1.52％(表 7-4)。

表 7-4　2018 年陕西省肿瘤登记地区胃恶性肿瘤发病与死亡情况

地区	性别	病例数	粗率 (1/10 万)	构成 （％）	中标率 (1/10 万)	世标率 (1/10 万)	累积率(0～74 岁) （％）
发病							
全省	合计	3888	26.15	12.01	17.02	17.14	2.07
	男性	2776	36.42	15.18	24.51	24.89	3.09
	女性	1112	15.34	7.90	9.67	9.53	1.05
城市	合计	1913	26.79	11.73	17.67	17.87	2.14
	男性	1340	36.81	14.66	25.13	25.63	3.16
	女性	573	16.36	8.00	10.47	10.38	1.15
农村	合计	1975	25.56	12.30	16.41	16.48	2.00
	男性	1436	36.06	15.70	23.90	24.18	3.03
	女性	539	14.39	7.79	8.96	8.78	0.96
死亡							
全省	合计	2974	20.00	13.41	12.78	12.82	1.52
	男性	2138	28.05	15.33	18.73	18.94	2.31
	女性	836	11.53	10.17	7.04	6.91	0.74
城市	合计	1451	20.32	13.34	13.10	13.23	1.54
	男性	1042	28.62	15.12	19.25	19.61	2.34
	女性	409	11.68	10.26	7.24	7.18	0.77
农村	合计	1523	19.71	13.48	12.50	12.45	1.50
	男性	1096	27.53	15.52	18.21	18.30	2.28
	女性	427	11.40	10.08	6.89	6.70	0.73

胃恶性肿瘤年龄别发病率和死亡率在"40～岁"组之前处于较低水平，"40～岁"组之后快速上升，其中男性胃恶性肿瘤年龄别发病率在"80～岁"组达到峰值，女性胃恶性肿瘤年龄别发病率在"85＋岁"组达到发病高峰。男性胃恶性肿瘤年龄别死亡率则在"85＋岁"组达到峰值，而女性胃恶性肿瘤年龄别死亡率在"80～岁"组达到峰值。男性胃恶性肿瘤年龄别发病率和死亡率均高于女性(图 7-25～图 7-30)。

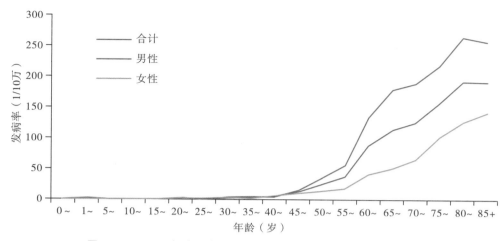

图 7－25 2018 年陕西省肿瘤登记地区胃恶性肿瘤年龄别发病率

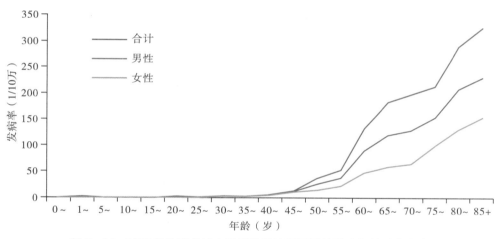

图 7－26 2018 年陕西省城市肿瘤登记地区胃恶性肿瘤年龄别发病率

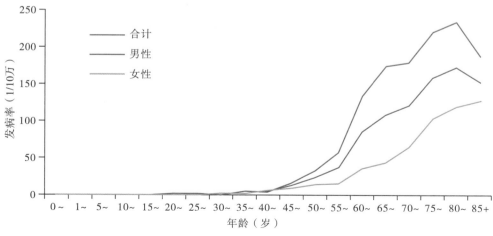

图 7－27 2018 年陕西省农村肿瘤登记地区胃恶性肿瘤年龄别发病率

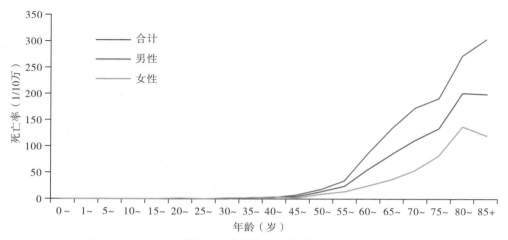

图 7-28　2018 年陕西省肿瘤登记地区胃恶性肿瘤年龄别死亡率

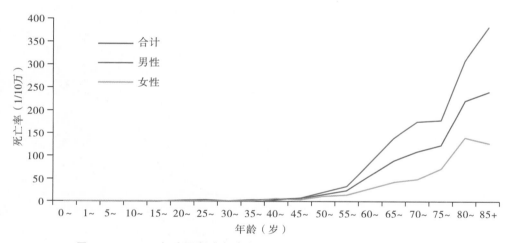

图 7-29　2018 年陕西省城市肿瘤登记地区胃恶性肿瘤年龄别死亡率

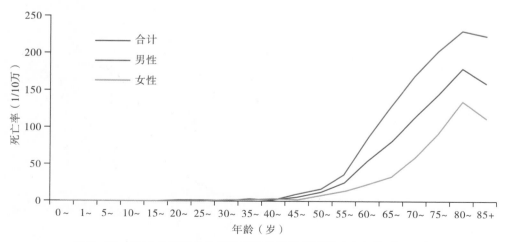

图 7-30　2018 年陕西省农村肿瘤登记地区胃恶性肿瘤年龄别死亡率

在 13 个城市肿瘤登记地区中，男性胃恶性肿瘤标化发病率最高的区县是宝塔区（49.41/10 万），其次是未央区和商州区；女性胃恶性肿瘤标化发病率最高的区县是宝塔区（28.52/10 万），其次是未央区和商州区。男性胃恶性肿瘤标化死亡率最高的区县是宝塔区（37.78/10 万），其次是商州区和华州区；女性胃恶性肿瘤标化死亡率最高的区县是宝塔区（28.52/10 万），其次是华州区和未央区（图 7 - 31）。

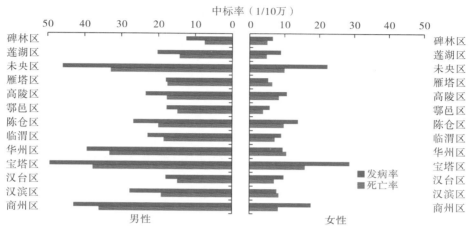

图 7 - 31　2018 年陕西省城市肿瘤登记地区胃恶性肿瘤发病率和死亡率

在 19 个农村肿瘤登记地区中，男性胃恶性肿瘤标化发病率最高的区县是富县（49.60/10 万），其次是镇安县和旬阳县；女性胃恶性肿瘤标化发病率最高的区县是富县（21.91/10 万），其次是麟游县和陇县。男性胃恶性肿瘤标化死亡率最高的区县是镇安县（41.21/10 万），其次是旬阳县和麟游县；女性胃恶性肿瘤标化死亡率最高的区县是陇县（14.13/10 万），其次是凤翔县和富县（图 7 - 32）。

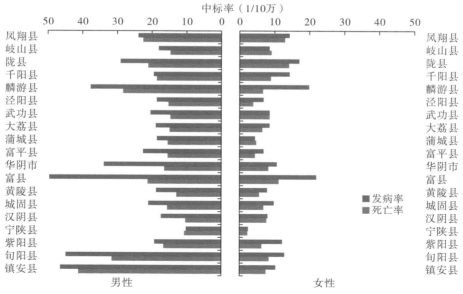

图 7 - 32　2018 年陕西省农村肿瘤登记地区胃恶性肿瘤发病率和死亡率

五、结直肠、肛门（C18—21）

2018年陕西省肿瘤登记地区结直肠、肛门恶性肿瘤的发病率为16.74/10万，中标率为10.99/10万，世标率为10.88/10万，其发病人数占全部恶性肿瘤发病人数的7.69%。其中男性结直肠、肛门恶性肿瘤的发病率为18.14/10万，女性结直肠、肛门恶性肿瘤的发病率为15.26/10万，男性结直肠、肛门恶性肿瘤发病的中标率是女性的1.28倍，城市地区结直肠、肛门恶性肿瘤发病的中标率是农村地区的1.41倍。同期结直肠、肛门恶性肿瘤的死亡率为9.05/10万，中标率为5.81/10万，世标率为5.69/10万，其中男性结直肠、肛门恶性肿瘤的死亡率为10.33/10万，女性结直肠、肛门恶性肿瘤的死亡率为7.71/10万，男性结直肠、肛门恶性肿瘤死亡的中标率是女性的1.48倍。结直肠、肛门恶性肿瘤发病和死亡的累积率（0～74岁）分别为1.24%和0.58%（表7-5）。

表7-5 2018年陕西省肿瘤登记地区结直肠、肛门恶性肿瘤的发病与死亡情况

地区	性别	病例数	粗率 (1/10万)	构成 (%)	中标率 (1/10万)	世标率 (1/10万)	累积率(0～74岁) (%)
发病							
全省	合计	2489	16.74	7.69	10.99	10.88	1.24
	男性	1383	18.14	7.56	12.37	12.32	1.39
	女性	1106	15.26	7.86	9.64	9.48	1.08
城市	合计	1419	19.87	8.70	12.95	13.01	1.44
	男性	807	22.17	8.83	15.05	15.20	1.73
	女性	612	17.48	8.54	10.93	10.91	1.16
农村	合计	1070	13.85	6.66	9.21	8.96	1.06
	男性	576	14.47	6.30	9.98	9.75	1.11
	女性	494	13.19	7.14	8.44	8.17	1.02
死亡							
全省	合计	1346	9.05	6.07	5.81	5.69	0.58
	男性	787	10.33	5.64	6.96	6.87	0.72
	女性	559	7.71	6.80	4.69	4.54	0.44
城市	合计	718	10.05	6.60	6.37	6.37	0.62
	男性	415	11.40	6.02	7.60	7.70	0.79
	女性	303	8.65	7.60	5.19	5.10	0.45
农村	合计	628	8.13	5.56	5.27	5.05	0.55
	男性	372	9.34	5.27	6.36	6.10	0.66
	女性	256	6.83	6.04	4.19	4.00	0.44

结直肠、肛门恶性肿瘤年龄别发病率和死亡率在"40～岁"组之前处于较低水平，"40～岁"组之后快速上升，结直肠、肛门恶性肿瘤年龄别发病率和死亡率分别到"80～岁"组或"85＋岁"组达到峰值，男性结直肠、肛门恶性肿瘤年龄别发病率和死亡率高于女性。城乡不同地区结直肠、肛门恶性肿瘤年龄别发病率和死亡率虽有一定差异，但

总体趋势类同（图 7 - 33～图 7 - 38）。

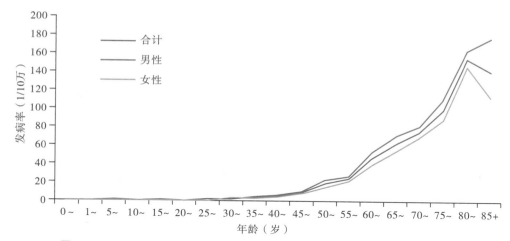

图 7 - 33　2018 年陕西省肿瘤登记地区结直肠、肛门恶性肿瘤年龄别发病率

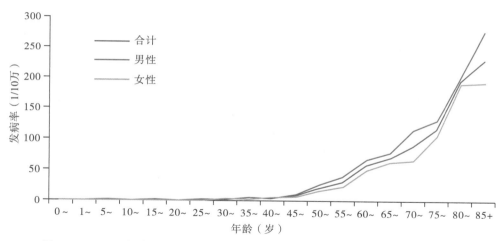

图 7 - 34　2018 年陕西省城市肿瘤登记地区结直肠、肛门恶性肿瘤年龄别发病率

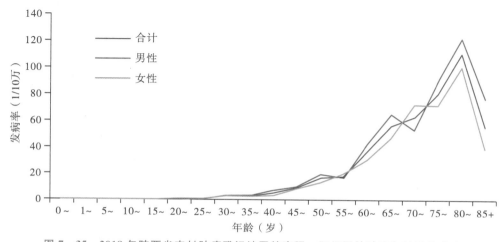

图 7 - 35　2018 年陕西省农村肿瘤登记地区结直肠、肛门恶性肿瘤年龄别发病率

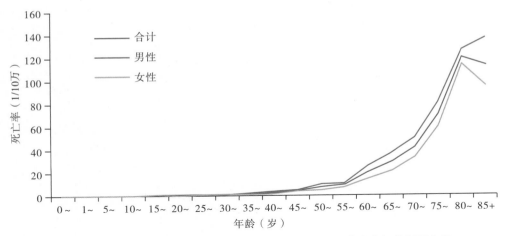

图 7 - 36　2018 年陕西省肿瘤登记地区结直肠、肛门恶性肿瘤年龄别死亡率

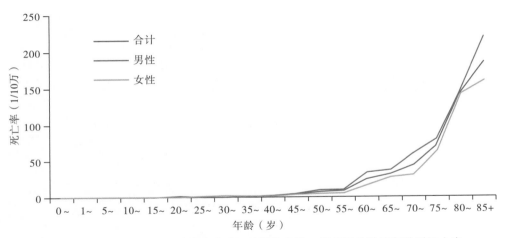

图 7 - 37　2018 年陕西省城市肿瘤登记地区结直肠、肛门恶性肿瘤年龄别死亡率

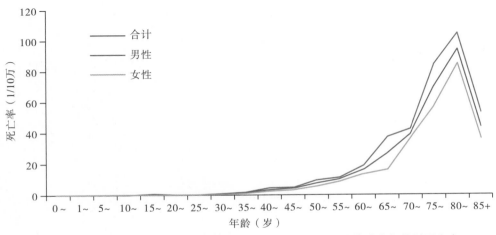

图 7 - 38　2018 年陕西省农村肿瘤登记地区结直肠、肛门恶性肿瘤年龄别死亡率

在13个城市肿瘤登记地区中,男性结直肠、肛门恶性肿瘤标化发病率最高的区县是未央区(40.19/10万),其次是宝塔区和莲湖区;女性结直肠、肛门恶性肿瘤标化发病率最高的区县是未央区(25.57/10万),其次是宝塔区和莲湖区。男性结直肠、肛门恶性肿瘤标化死亡率最高的区县是未央区(20.32/10万),其次是宝塔区和莲湖区;女性结直肠、肛门恶性肿瘤标化死亡率最高的区县是未央区(10.52/10万),其次是莲湖区和宝塔区(图7-39)。

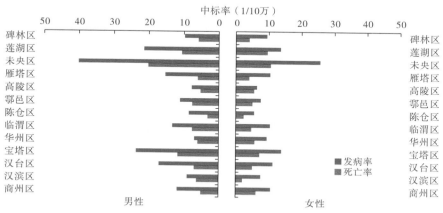

图7-39 2018年陕西省城市肿瘤登记地区结直肠、肛门恶性肿瘤发病率和死亡率

在19个农村肿瘤登记地区中,男性结直肠、肛门恶性肿瘤标化发病率最高的区县是镇安县(18.29/10万),其次是麟游县和紫阳县;女性结直肠、肛门恶性肿瘤标化发病率最高的区县是麟游县(20.12/10万),其次是紫阳县和富县。男性结直肠、肛门恶性肿瘤标化死亡率最高的区县是镇安县(11.26/10万),其次是凤翔县和麟游县;女性结直肠、肛门恶性肿瘤标化死亡率最高的区县是麟游县(6.33/10万),其次是宁陕县和富平县(图7-40)。

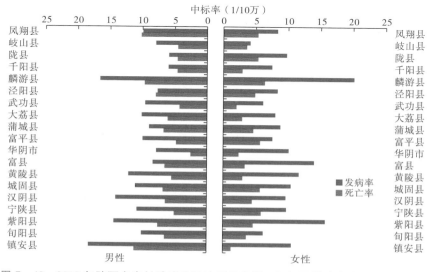

图7-40 2018年陕西省农村肿瘤登记地区结直肠、肛门恶性肿瘤发病率和死亡率

六、肝脏（C22）

2018 年陕西省肿瘤登记地区肝脏恶性肿瘤的发病率为 21.88/10 万，中标率为 14.87/10 万，世标率为 14.58/10 万，其发病人数占全部恶性肿瘤发病人数的 10.05％。其中男性肝脏恶性肿瘤的发病率为 28.84/10 万，女性肝脏恶性肿瘤的发病率为 14.57/10 万，男性肝脏恶性肿瘤发病的中标率是女性的 2.21 倍，城市地区肝脏恶性肿瘤发病的中标率是农村地区的 0.92 倍。同期肝脏恶性肿瘤的死亡率为 19.40/10 万，中标率为 13.00/10 万，世标率为 12.84/10 万，其中男性肝脏恶性肿瘤的死亡率为 25.78/10 万，女性肝脏恶性肿瘤的死亡率为 12.68/10 万，男性肝脏恶性肿瘤死亡的中标率是女性的 2.29 倍。肝脏恶性肿瘤的发病和死亡的累积率（0～74 岁）分别为 1.63％和 1.44％（表 7 - 6）。

表 7 - 6　2018 年陕西省肿瘤登记地区肝脏恶性肿瘤发病与死亡情况

地区	性别	病例数	粗率 （1/10 万）	构成 （％）	中标率 （1/10 万）	世标率 （1/10 万）	累积率（0～74 岁） （％）
发病							
全省	合计	3254	21.88	10.05	14.87	14.58	1.63
	男性	2198	28.84	12.02	20.38	19.99	2.25
	女性	1056	14.57	7.50	9.22	9.08	0.99
城市	合计	1495	20.93	9.17	14.22	14.02	1.54
	男性	1005	27.61	10.99	19.62	19.39	2.17
	女性	490	13.99	6.84	8.73	8.59	0.89
农村	合计	1759	22.76	10.95	15.44	15.07	1.71
	男性	1193	29.96	13.05	21.07	20.53	2.32
	女性	566	15.11	8.18	9.65	9.48	1.08
死亡							
全省	合计	2884	19.40	13.01	13.00	12.84	1.44
	男性	1965	25.78	14.09	18.03	17.76	2.02
	女性	919	12.68	11.18	7.88	7.84	0.85
城市	合计	1368	19.15	12.58	12.87	12.82	1.42
	男性	952	26.15	13.82	18.38	18.35	2.11
	女性	416	11.88	10.44	7.33	7.27	0.74
农村	合计	1516	19.62	13.42	13.13	12.86	1.45
	男性	1013	25.44	14.35	17.79	17.29	1.95
	女性	503	13.43	11.87	8.34	8.30	0.93

肝脏恶性肿瘤年龄别发病率和死亡率在"25～岁"组之前均处于较低水平，"25～岁"组之后缓慢上升，其中男性肝脏恶性肿瘤年龄别发病率和死亡率均高于女性。城市地区男性肝脏恶性肿瘤年龄别发病率和死亡率均在"85＋岁"组达到峰值；城市地区女性肝脏恶性肿瘤年龄别发病率在"80～岁"组达到峰值，年龄别死亡率在"85＋岁"组达到峰值。而农村地区男性和女性肝脏恶性肿瘤年龄别发病率和死亡率均在"80～岁"组达到峰值（图 7 - 41～图 7 - 46）。

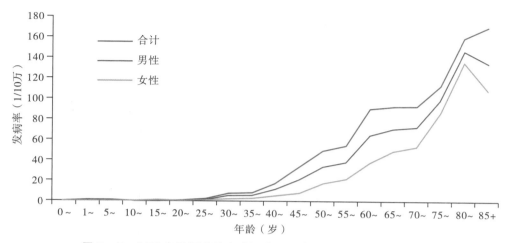

图 7 - 41 2018 年陕西省肿瘤登记地区肝脏恶性肿瘤年龄别发病率

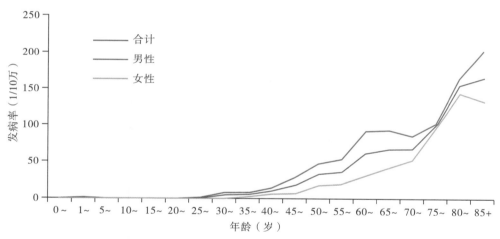

图 7 - 42 2018 年陕西省城市肿瘤登记地区肝脏恶性肿瘤年龄别发病率

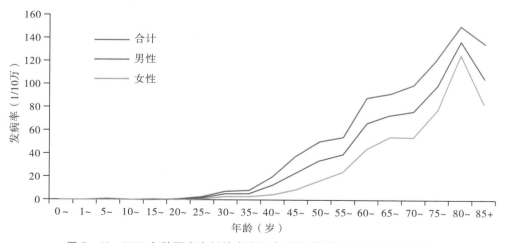

图 7 - 43 2018 年陕西省农村肿瘤登记地区肝脏恶性肿瘤年龄别发病率

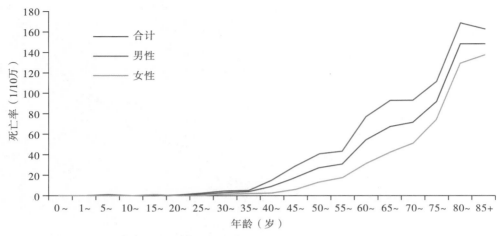

图 7 - 44　2018 年陕西省肿瘤登记地区肝脏恶性肿瘤年龄别死亡率

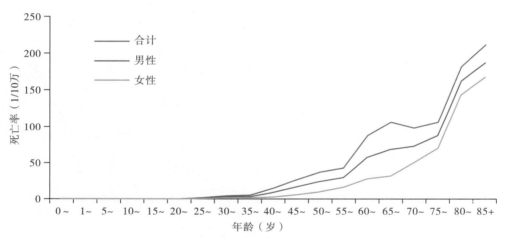

图 7 - 45　2018 年陕西省城市肿瘤登记地区肝脏恶性肿瘤年龄别死亡率

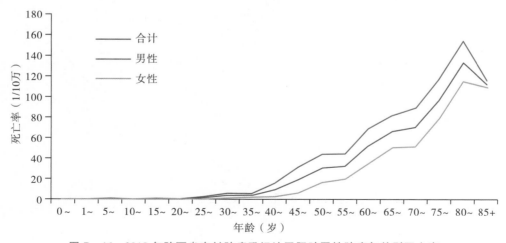

图 7 - 46　2018 年陕西省农村肿瘤登记地区肝脏恶性肿瘤年龄别死亡率

在 13 个城市肿瘤登记地区中，男性肝脏恶性肿瘤标化发病率最高的区县是未央区（34.54/10 万），其次是汉滨区和宝塔区；女性肝脏恶性肿瘤标化发病率最高的区县是未央区（18.06/10 万），其次是宝塔区和陈仓区。男性肝脏恶性肿瘤标化死亡率最高的区县是未央区（30.69/10 万），其次是宝塔区和汉滨区；女性肝脏恶性肿瘤标化死亡率最高的区县是未央区（14.28/10 万），其次是商州区和华州区（图 7 - 47）。

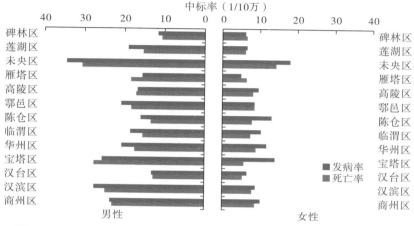

图 7 - 47　2018 年陕西省城市肿瘤登记地区肝脏恶性肿瘤发病率和死亡率

在 19 个农村肿瘤登记地区中，男性肝脏恶性肿瘤标化发病率最高的区县是紫阳县（45.27/10 万），其次是陇县和镇安县；女性肝脏恶性肿瘤标化发病率最高的区县是富县（34.33/10 万），其次是紫阳县和麟游县。男性肝脏恶性肿瘤标化死亡率最高的区县是紫阳县（34.64/10 万），其次是陇县和镇安县；女性肝脏恶性肿瘤标化死亡率最高的区县是麟游县（15.93/10 万），其次是凤翔县和宁陕县（图 7 - 48）。

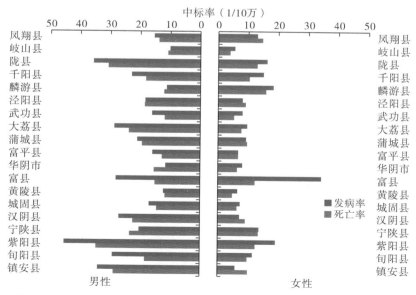

图 7 - 48　2018 年陕西省农村肿瘤登记地区肝脏恶性肿瘤发病率和死亡率

七、胆囊及其他（C23—24）

2018 年陕西省肿瘤登记地区胆囊及其他恶性肿瘤的发病率为 6.10/10 万，中标率为 3.85/10 万，世标率为 3.83/10 万，其发病人数占全部恶性肿瘤发病人数的 2.80%。其中男性胆囊及其他恶性肿瘤的发病率为 4.55/10 万，女性胆囊及其他恶性肿瘤的发病率为 7.73/10 万，男性胆囊及其他恶性肿瘤发病的中标率是女性的 0.65 倍，城市地区胆囊及其他恶性肿瘤发病的中标率是农村地区的 0.77 倍。同期胆囊及其他恶性肿瘤的死亡率为 5.37/10 万，中标率为 3.37/10 万，世标率为 3.34/10 万，其中男性胆囊及其他恶性肿瘤的死亡率为 3.92/10 万，女性胆囊及其他恶性肿瘤的死亡率为 6.89/10 万，男性胆囊及其他恶性肿瘤死亡的中标率是女性的 0.62 倍。胆囊及其他恶性肿瘤发病和死亡的累积率（0～74 岁）分别为 0.44% 和 0.37%（表 7-7）。

表 7-7　2018 年陕西省肿瘤登记地区胆囊及其他恶性肿瘤发病与死亡情况

地区	性别	病例数	粗率 （1/10 万）	构成 （%）	中标率 （1/10 万）	世标率 （1/10 万）	累积率（0～74 岁） （%）
发病							
全省	合计	907	6.10	2.80	3.85	3.83	0.44
	男性	347	4.55	1.90	3.02	2.96	0.33
	女性	560	7.73	3.98	4.66	4.67	0.55
城市	合计	172	4.73	1.88	3.15	3.09	0.34
	男性	402	5.63	2.47	3.57	3.56	0.39
	女性	230	6.57	3.21	3.97	4.01	0.44
农村	合计	505	6.54	3.14	4.10	4.06	0.48
	男性	175	4.40	1.91	2.90	2.84	0.32
	女性	330	8.81	4.77	5.28	5.27	0.64
死亡							
全省	合计	798	5.37	3.60	3.37	3.34	0.37
	男性	299	3.92	2.14	2.57	2.54	0.26
	女性	499	6.89	6.07	4.15	4.12	0.47
城市	合计	330	4.62	3.03	2.88	2.89	0.30
	男性	139	3.82	2.02	2.50	2.55	0.27
	女性	191	5.45	4.79	3.25	3.23	0.33
农村	合计	468	6.06	4.14	3.80	3.73	0.42
	男性	160	4.02	2.27	2.65	2.54	0.26
	女性	308	8.22	7.27	4.93	4.90	0.58

胆囊及其他恶性肿瘤年龄别发病率和死亡率在"40～岁"组之前处于较低水平，"40～岁"组之后快速波动上升，到"80～岁"组或"85＋岁"组达到峰值。女性胆囊及其他恶性肿瘤年龄别发病率和死亡率均高于男性。城乡不同地区胆囊及其他恶性肿瘤年龄别发病率和死亡率虽有一定差异，但总体趋势类同（图 7-49～图 7-54）。

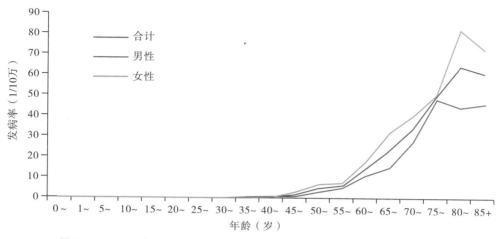

图 7 - 49 2018 年陕西省肿瘤登记地区胆囊及其他恶性肿瘤年龄别发病率

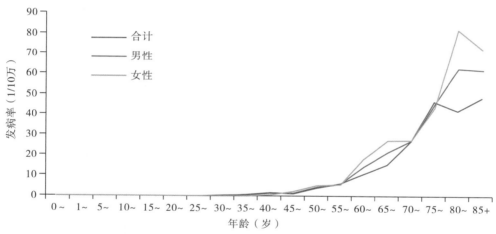

图 7 - 50 2018 年陕西省城市肿瘤登记地区胆囊及其他恶性肿瘤年龄别发病率

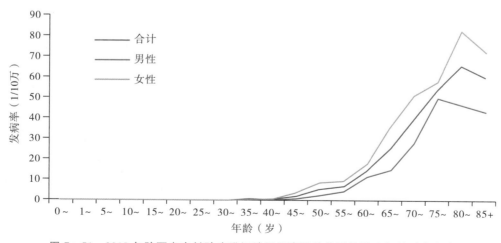

图 7 - 51 2018 年陕西省农村肿瘤登记地区胆囊及其他恶性肿瘤年龄别发病率

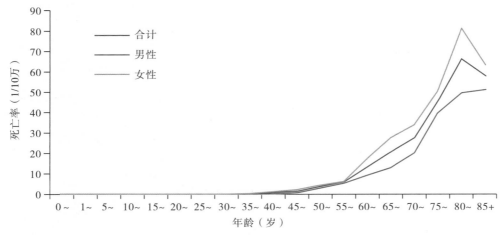

图 7-52　2018 年陕西省肿瘤登记地区胆囊及其他恶性肿瘤年龄别死亡率

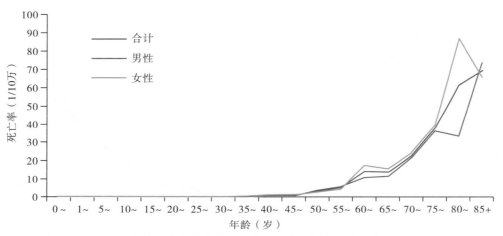

图 7-53　2018 年陕西省城市肿瘤登记地区胆囊及其他恶性肿瘤年龄别死亡率

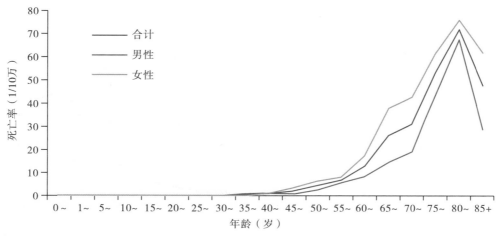

图 7-54　2018 年陕西省农村肿瘤登记地区胆囊及其他恶性肿瘤年龄别死亡率

在 13 个城市肿瘤登记地区中，男性胆囊及其他恶性肿瘤标化发病率最高的区县是未央区(13.42/10 万)，其次是高陵区和鄠邑区；女性胆囊及其他恶性肿瘤标化发病率最高的区县是未央区(12.24/10 万)，其次是鄠邑区和临渭区。男性胆囊及其他恶性肿瘤标化死亡率最高的区县是未央区(8.08/10 万)，其次是鄠邑区和高陵区；女性胆囊及其他恶性肿瘤标化死亡率最高的区县是未央区(9.86/10 万)，其次是鄠邑区和莲湖区(图 7 - 55)。

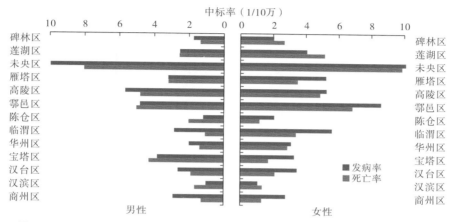

图 7 - 55　2018 年陕西省城市肿瘤登记地区胆囊及其他恶性肿瘤发病率和死亡率

在 19 个农村肿瘤登记地区中，男性胆囊及其他恶性肿瘤标化发病率最高的区县是富平县(5.77/10 万)，其次是千阳县和蒲城县；女性胆囊及其他恶性肿瘤标化发病率最高的区县是富平县(10.43/10 万)，其次是千阳县和泾阳县。男性胆囊及其他恶性肿瘤标化死亡率最高的区县是富平县(5.30/10 万)，其次是蒲城县和陇县；女性胆囊及其他恶性肿瘤标化死亡率最高的区县是麟游县(13.97/10 万)，其次是富平县和陇县(图 7 - 56)。

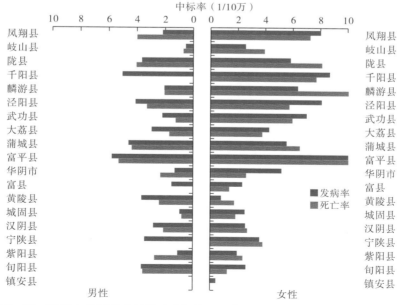

图 7 - 56　2018 年陕西省农村肿瘤登记地区胆囊及其他恶性肿瘤发病率和死亡率

八、胰腺（C25）

2018 年陕西省肿瘤登记地区胰腺恶性肿瘤的发病率为 6.32/10 万，中标率为 3.97/10 万，世标率为 3.93/10 万，其发病人数占全部恶性肿瘤发病人数的 3.25%。其中男性胰腺恶性肿瘤的发病率为 6.80/10 万，女性胰腺恶性肿瘤的发病率为 7.26/10 万，男性胰腺恶性肿瘤发病的中标率是女性的 0.90 倍，城市地区胰腺恶性肿瘤发病的中标率是农村地区的 1.30 倍。同期胰腺恶性肿瘤的死亡率为 5.72/10 万，中标率为 3.69/10 万，世标率为 3.69/10 万，其中男性死亡率 6.13/10 万，女性死亡率 5.28/10 万，男性死亡的中标率是女性的 1.27 倍。胰腺恶性肿瘤发病和死亡的 0～74 岁累积率分布为 0.47% 和 0.44%（表 7-8）。

表 7-8　2018 年陕西省肿瘤登记地区胰腺恶性肿瘤发病与死亡情况

地区	性别	病例数	粗率 (1/10 万)	构成 (%)	中标率 (1/10 万)	世标率 (1/10 万)	累积率(0～74 岁) (%)
发病							
全省	合计	458	6.32	3.25	3.97	3.93	0.47
	男性	1011	6.80	3.12	4.42	4.42	0.52
	女性	553	7.26	3.02	4.89	4.92	0.58
城市	合计	292	8.02	3.19	5.40	5.54	0.63
	男性	518	7.25	3.18	4.73	4.78	0.55
	女性	226	6.45	3.16	4.10	4.05	0.46
农村	合计	493	6.38	3.07	4.14	4.10	0.50
	男性	261	6.55	2.85	4.45	4.38	0.53
	女性	232	6.19	3.35	3.83	3.82	0.47
死亡							
全省	合计	850	5.72	3.83	3.69	3.69	0.44
	男性	467	6.13	3.35	4.13	4.18	0.49
	女性	383	5.28	4.66	3.25	3.21	0.38
城市	合计	436	6.10	4.01	3.95	3.99	0.47
	男性	253	6.95	3.67	4.67	4.81	0.55
	女性	183	5.23	4.59	3.25	3.20	0.38
农村	合计	414	5.36	3.67	3.45	3.42	0.41
	男性	214	5.37	3.03	3.64	3.61	0.45
	女性	200	5.34	4.72	3.24	3.20	0.37

胰腺恶性肿瘤年龄别发病率和死亡率在"45～岁"组之前处于较低水平，"45～岁"组之后快速上升，到"80～岁"组或"85＋岁"组达到峰值。城市地区男性胰腺恶性肿瘤年龄别发病率以及死亡率均在"85＋岁"组达到峰值，女性胰腺恶性肿瘤年龄别发病率和死亡率均在"80～岁"组达到峰值（图 7-57～图 7-62）。

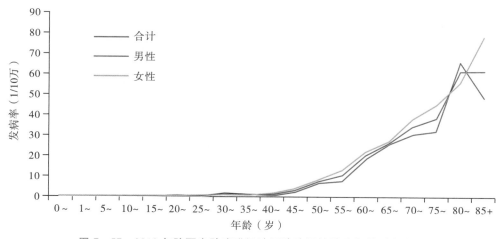

图 7 - 57 2018 年陕西省肿瘤登记地区胰腺恶性肿瘤年龄别发病率

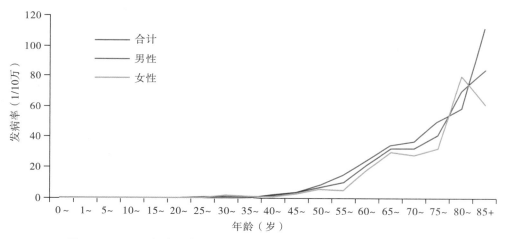

图 7 - 58 2018 年陕西省城市肿瘤登记地区胰腺恶性肿瘤年龄别发病率

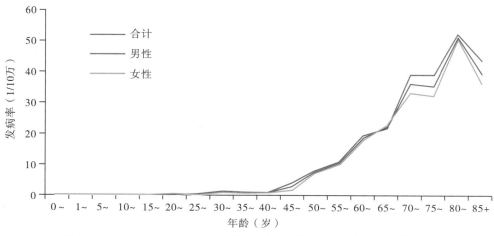

图 7 - 59 2018 年陕西省农村肿瘤登记地区胰腺恶性肿瘤年龄别发病率

171

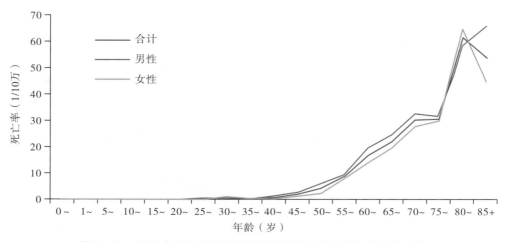

图 7 - 60 2018 年陕西省肿瘤登记地区胰腺恶性肿瘤年龄别死亡率

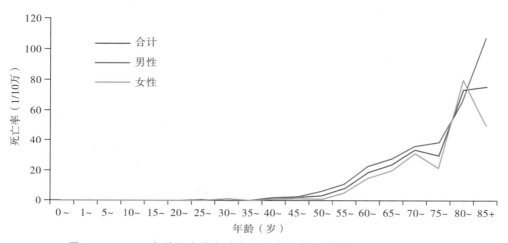

图 7 - 61 2018 年陕西省城市肿瘤登记地区胰腺恶性肿瘤年龄别死亡率

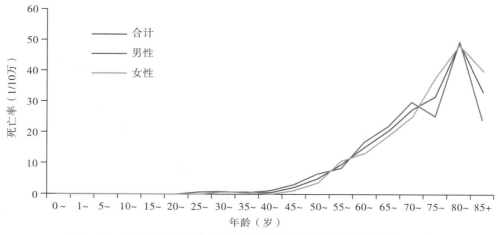

图 7 - 62 2018 年陕西省农村肿瘤登记地区胰腺恶性肿瘤年龄别死亡率

在 13 个城市肿瘤登记地区中,男性胰腺恶性肿瘤标化发病率最高的区县是未央区(15.03/10 万),其次是莲湖区和高陵区;女性胰腺恶性肿瘤标化发病率最高的区县是未央区(11.84/10 万),其次是汉台区和高陵区。男性胰腺恶性肿瘤标化死亡率最高的区县是未央区(13.69/10 万),其次是高陵区和汉台区;女性胰腺恶性肿瘤标化死亡率最高的区县是未央区(9.42/10 万),其次是鄂邑区和汉台区(图 7 - 63)。

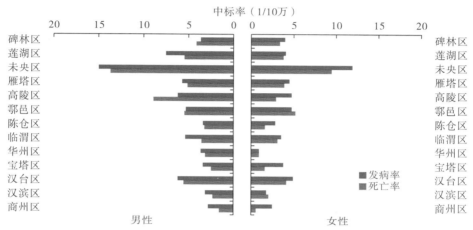

图 7 - 63　2018 年陕西省城市肿瘤登记地区胰腺恶性肿瘤发病率和死亡率

在 19 个农村肿瘤登记地区中,男性胰腺恶性肿瘤标化发病率最高的区县是陇县(9.68/10 万),其次是千阳县和富县;女性胰腺恶性肿瘤标化发病率最高的区县是富县(10.58/10 万),其次是千阳县和黄陵县。男性胰腺恶性肿瘤标化死亡率最高的区县是陇县(7.38/10 万),其次是富县和千阳县;女性胰腺恶性肿瘤标化死亡率最高的区县是麟游县(13.94/10 万),其次是富平县和武功县(图 7 - 64)。

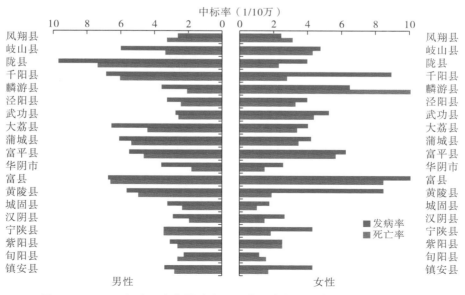

图 7 - 64　2018 年陕西省农村肿瘤登记地区胰腺恶性肿瘤发病率和死亡率

九、气管、支气管、肺（C33—34）

2018年陕西省肿瘤登记地区气管、支气管、肺恶性肿瘤的发病率为48.50/10万，中标率为31.30/10万，世标率为31.61/10万，其发病人数占全部恶性肿瘤发病人数的22.28%。其中男性气管、支气管、肺恶性肿瘤的发病率为65.72/10万，女性气管、支气管、肺恶性肿瘤的发病率为30.40/10万，男性气管、支气管、肺恶性肿瘤发病的中标率是女性的2.31倍，城市地区气管、支气管、肺恶性肿瘤发病的中标率是农村地区的1.07倍。同期气管、支气管、肺恶性肿瘤的死亡率为39.61/10万，中标率为25.25/10万，世标率为25.61/10万，其中男性气管、支气管、肺恶性肿瘤的死亡率为55.34/10万，女性气管、支气管、肺恶性肿瘤的死亡率为23.07/10万，男性气管、支气管、肺恶性肿的死亡的中标率是女性的2.64倍。气管、支气管、肺恶性肿瘤发病和死亡的累积率（0～74岁）分别为3.84%和3.01%（表7-9）。

表7-9 2018年陕西省肿瘤登记地区气管、支气管、肺恶性肿瘤发病与死亡情况

地区	性别	病例数	粗率 （1/10万）	构成 （%）	中标率 （1/10万）	世标率 （1/10万）	累积率（0～74岁） （%）
发病							
全省	合计	7212	48.50	22.28	31.30	31.61	3.84
	男性	5009	65.72	27.39	43.92	44.67	5.52
	女性	2203	30.40	15.65	19.02	18.91	2.17
城市	合计	3542	49.59	21.72	32.42	33.11	3.99
	男性	2494	68.51	27.28	46.53	48.00	5.94
	女性	1048	29.93	14.63	18.86	18.83	2.09
农村	合计	3670	47.49	22.85	30.32	30.28	3.71
	男性	2515	63.16	27.50	41.70	41.77	5.17
	女性	1155	30.83	16.70	19.14	18.95	2.24
死亡							
全省	合计	5890	39.61	26.57	25.25	25.61	3.01
	男性	4218	55.34	30.24	36.86	37.52	4.49
	女性	1672	23.07	20.34	13.97	14.07	1.55
城市	合计	2883	40.37	26.51	25.94	26.69	3.13
	男性	2108	57.91	30.60	39.09	40.52	4.88
	女性	775	22.13	19.44	13.29	13.43	1.43
农村	合计	3007	38.91	26.62	24.66	24.67	2.91
	男性	2110	52.99	29.89	35.04	34.96	4.17
	女性	897	23.95	21.18	14.54	14.59	1.65

气管、支气管、肺恶性肿瘤年龄别发病率和死亡率在"45～岁"组之前处于较低水平，"45～岁"组之后快速上升，到"80～岁"组或"85＋岁"组达到峰值，男性气管、支气管、肺恶性肿瘤年龄别发病率和死亡率均高于女性。城乡不同地区气管、支气管、肺恶性肿瘤年龄别发病率和死亡率虽有一定的差异，但总体趋势类同（图7-65～图7-70）。

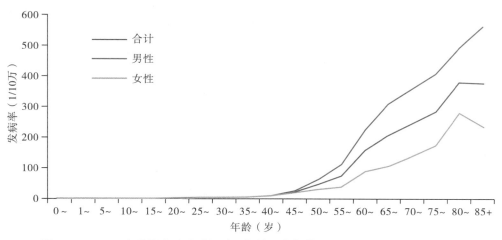

图 7 - 65　2018 年陕西省肿瘤登记地区气管、支气管、肺恶性肿瘤年龄别发病率

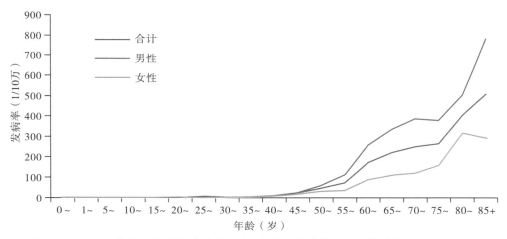

图 7 - 66　2018 年陕西省城市肿瘤登记地区气管、支气管、肺恶性肿瘤年龄别发病率

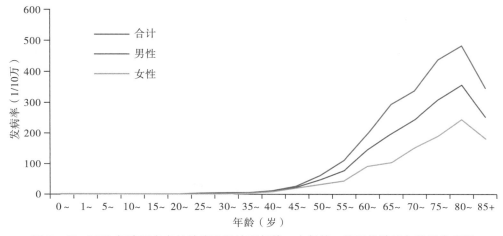

图 7 - 67　2018 年陕西省农村肿瘤登记地区气管、支气管、肺恶性肿瘤年龄别发病率

175

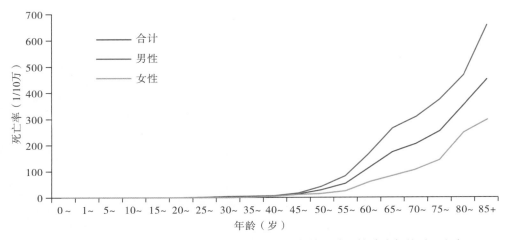

图 7-68　2018 年陕西省肿瘤登记地区气管、支气管、肺恶性肿瘤年龄别死亡率

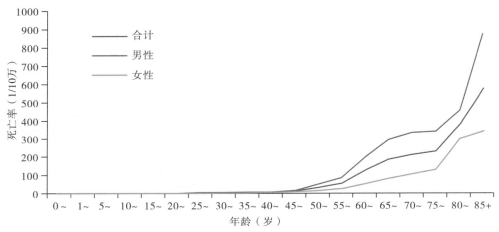

图 7-69　2018 年陕西省城市肿瘤登记地区气管、支气管、肺恶性肿瘤年龄别死亡率

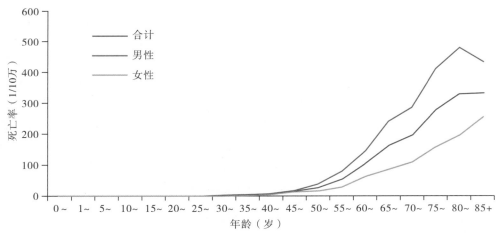

图 7-70　2018 年陕西省农村肿瘤登记地区气管、支气管、肺恶性肿瘤年龄别死亡率

在 13 个城市肿瘤登记地区中，男性气管、支气管、肺恶性肿瘤标化发病率最高的区县是未央区（108.55/10 万），其次是高陵区和商州区；女性气管、支气管、肺恶性肿瘤标化发病率最高的区县是未央区（42.55/10 万），其次是高陵区和莲湖区。男性气管、支气管、肺恶性肿瘤标化死亡率最高的区县是未央区（86.62/10 万），其次是高陵和商州区；女性气管、支气管、肺恶性肿瘤标化死亡率最高的区县是未央区（31.43/10 万），其次是鄠邑区和华州区（图 7 - 71）。

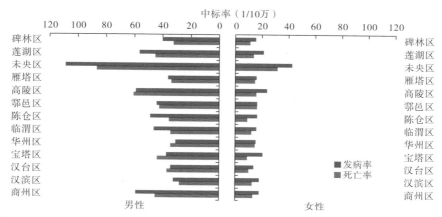

图 7 - 71　2018 年陕西省城市肿瘤登记地区气管、支气管、肺恶性肿瘤发病率和死亡率

在 19 个农村肿瘤登记地区中，男性气管、支气管、肺恶性肿瘤标化发病率最高的区县是富县（80.87/10 万），其次是千阳县和岐山县；女性气管、支气管、肺恶性肿瘤标化发病率最高的区县是麟游县（38.51/10 万），其次是岐山县和富县。男性气管、支气管、肺恶性肿瘤标化死亡率最高的区县是陇县（52.31/10 万），其次是千阳县和凤翔县；女性气管、支气管、肺恶性肿瘤标化死亡率最高的区县是麟游县（29.50/10 万），其次是紫阳县和千阳县（图 7 - 72）。

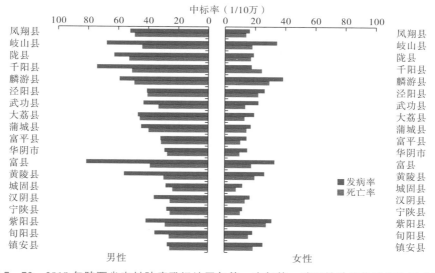

图 7 - 72　2018 年陕西省农村肿瘤登记地区气管、支气管、肺恶性肿瘤发病率和死亡率

十、骨和关节软骨(C40—41)

2018 年陕西省肿瘤登记地区骨和关节软骨恶性肿瘤的发病率为 1.82/10 万，中标率为 1.31/10 万，世标率为 1.28/10 万，其发病人数占全部恶性肿瘤发病人数的 0.83％。其中男性骨和关节软骨恶性肿瘤的发病率为 2.06/10 万，女性骨和关节软骨恶性肿瘤的发病率为 1.56/10 万，男性骨和关节软骨恶性肿瘤发病的中标率是女性的 1.51 倍，城市地区骨和关节软骨恶性肿瘤发病的中标率是农村地区的 0.63 倍。同期骨和关节软骨恶性肿瘤的死亡率为 1.31/10 万，中标率为 0.93/10 万，世标率为 0.92/10 万，其中男性骨和关节软骨恶性肿瘤的死亡率 1.64/10 万，女性骨和关节软骨恶性肿瘤的死亡率为 0.97/10 万，男性骨和关节软骨恶性肿瘤死亡的中标率是女性的 2.00 倍。骨和关节软骨恶性肿瘤发病和死亡的累积率(0～74 岁)分别为 0.13％和 0.10％(表 7 - 10)。

表 7 - 10　2018 年陕西省肿瘤登记地区骨和关节软骨恶性肿瘤发病与死亡情况

地区	性别	病例数	粗率 (1/10 万)	构成 (％)	中标率 (1/10 万)	世标率 (1/10 万)	累积率(0～74 岁) (％)
发病							
全省	合计	270	1.82	0.83	1.31	1.28	0.13
	男性	157	2.06	0.86	1.57	1.53	0.16
	女性	113	1.56	0.80	1.04	1.02	0.11
城市	合计	102	1.43	0.63	1.01	0.99	0.09
	男性	61	1.68	0.67	1.25	1.26	0.12
	女性	41	1.17	0.57	0.76	0.72	0.07
农村	合计	168	2.17	1.05	1.60	1.54	0.17
	男性	96	2.41	1.05	1.88	1.78	0.19
	女性	72	1.92	1.04	1.30	1.29	0.14
死亡							
全省	合计	195	1.31	0.88	0.93	0.92	0.10
	男性	125	1.64	0.90	1.24	1.21	0.14
	女性	70	0.97	0.85	0.62	0.63	0.06
城市	合计	69	0.97	0.63	0.68	0.69	0.07
	男性	39	1.07	0.57	0.82	0.86	0.08
	女性	30	0.86	0.75	0.55	0.52	0.05
农村	合计	126	1.63	1.12	1.16	1.13	0.13
	男性	86	2.16	1.22	1.64	1.53	0.19
	女性	40	1.07	0.94	0.67	0.71	0.07

骨和关节软骨恶性肿瘤年龄别发病率和死亡率在"40～岁"组之前处于较低水平，"40～岁"组之后开始升高，总体来说，男性骨和关节软骨恶性肿瘤年龄别发病率和死亡率高于女性。男性和女性骨和关节软骨恶性肿瘤年龄别发病率和死亡率均在"85＋岁"组达到峰值(图 7 - 73～图 7 - 78)。

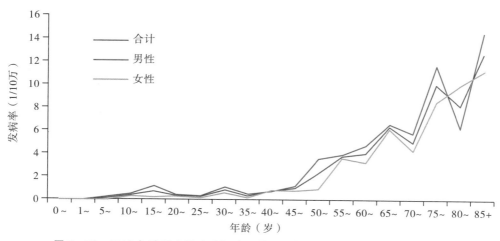

图 7 - 73　2018 年陕西省肿瘤登记地区骨和关节软骨恶性肿瘤年龄别发病率

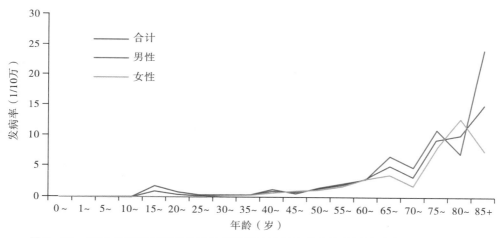

图 7 - 74　2018 年陕西省城市地区肿瘤登记地区骨和关节软骨恶性肿瘤年龄别发病率

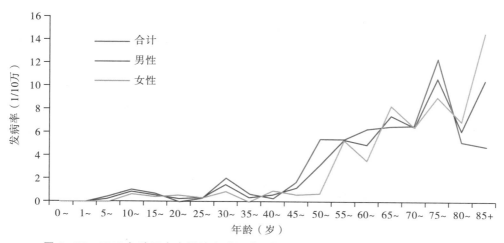

图 7 - 75　2018 年陕西省农村肿瘤登记地区骨和关节软骨恶性肿瘤年龄别发病率

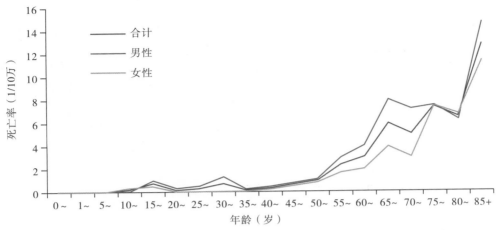

图 7-76　2018 年陕西省肿瘤登记地区骨和关节软骨恶性肿瘤年龄别死亡率

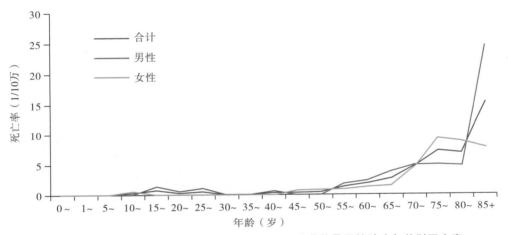

图 7-77　2018 年陕西省城市肿瘤登记地区骨和关节软骨恶性肿瘤年龄别死亡率

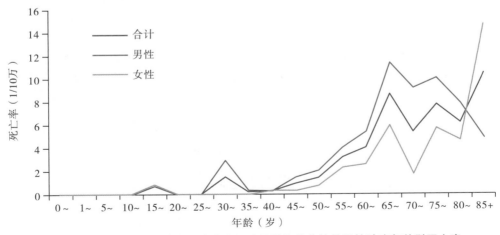

图 7-78　2018 年陕西省农村肿瘤登记地区骨和关节软骨恶性肿瘤年龄别死亡率

在 13 个城市肿瘤登记地区中，男性骨和关节软骨恶性肿瘤标化发病率最高的区县是商州区(2.65/10 万)，其次是临渭区和华州区；女性骨和关节软骨恶性肿瘤标化发病率最高的区县是未央区(2.18/10 万)，其次是商州区和华州区。男性骨和关节软骨恶性肿瘤标化死亡率最高的区县是鄠邑区(2.33/10 万)，其次是商州区和汉滨区；女性骨和关节软骨恶性肿瘤标化死亡率最高的区县是宝塔区(2.18/10 万)，其次是临渭区和鄠邑区(图 7 - 79)。

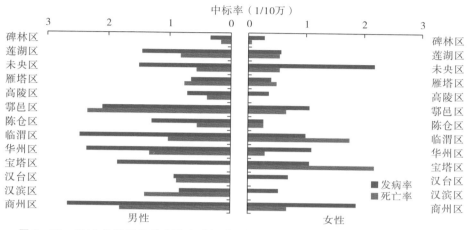

图 7 - 79 2018 年陕西省城市肿瘤登记地区骨和关节软骨恶性肿瘤发病率和死亡率

在 19 个农村肿瘤登记地区中，男性骨和关节软骨恶性肿瘤标化发病率最高的区县是宁陕县(6.90/10 万)，其次是千阳县和大荔县；女性骨和关节软骨恶性肿瘤标化发病率最高的区县是千阳县(4.10/10 万)，其次是凤翔县和武功县。男性骨和关节软骨恶性肿瘤标化死亡率最高的区县是镇安县(4.55/10 万)，其次是宁陕县和陇县；女性骨和关节软骨恶性肿瘤标化死亡率最高的区县是泾阳县(1.56/10 万)，其次是凤翔县和武功县(图 7 - 80)。

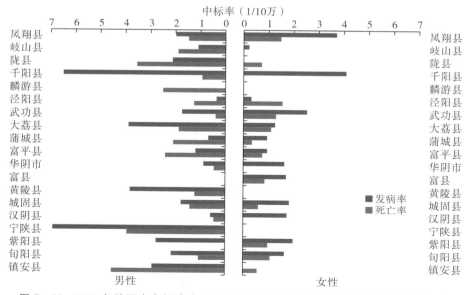

图 7 - 80 2018 年陕西省农村肿瘤登记地区骨和关节软骨恶性肿瘤发病率和死亡率

十一、乳腺（C50）

2018年陕西省肿瘤登记地区女性乳腺恶性肿瘤的发病率为26.82/10万，中标率为19.60/10万，世标率为18.49/10万，其发病人数占全部恶性肿瘤发病人数的13.81％。其中城市地区女性乳腺恶性肿瘤的发病率为30.36/10万，农村地区女性乳腺恶性肿瘤的发病率为23.52/10万，城市地区女性乳腺恶性肿瘤发病的中标率是农村地区的1.27倍。同期女性乳腺恶性肿瘤的死亡率为7.19/10万，中标率为4.92/10万，世标率为4.77/10万，其中城市地区女性乳腺恶性肿瘤的死亡率为6.74/10万，农村地区女性乳腺恶性肿瘤的死亡率为7.61/10万，城市地区女性乳腺恶性肿瘤死亡的中标率是农村地区的0.90倍。女性乳腺恶性肿瘤发病和死亡的累积率（0～74岁）分别为2.03％和0.52％（表7-11）。

表7-11 2018年陕西省肿瘤登记地区乳腺恶性肿瘤发病与死亡情况

指标	地区	病例数	粗率 （1/10万）	构成 （％）	中标率 （1/10万）	世标率 （1/10万）	累积率（0～74岁） （％）
发病	全省	1944	26.82	13.81	19.60	18.49	2.03
	城市	1063	30.36	14.84	22.11	21.11	2.34
	农村	881	23.52	12.74	17.35	16.17	1.76
死亡	全省	521	7.19	6.34	4.92	4.77	0.52
	城市	236	6.74	5.92	4.62	4.45	0.49
	农村	285	7.61	6.73	5.15	5.03	0.55

女性乳腺恶性肿瘤年龄别发病率在"20～岁"组之前处于较低水平，之后逐渐上升，城市地区和农村地区女性乳腺恶性肿瘤年龄别发病率均在"60～岁"组达到峰值，城市地区女性乳腺恶性肿瘤年龄别发病率高于农村地区。女性乳腺恶性肿瘤年龄别死亡率在"25～岁"组之前处于较低水平，"25～岁"组之后缓慢上升，城市地区和农村地区女性乳腺恶性肿瘤年龄别死亡率分别在"85＋岁"组和"60～岁"组达到峰值，城市地区女性乳腺恶性肿瘤年龄别死亡率略高于农村地区（图7-81、图7-82）。

在13个城市肿瘤登记地区中，女性乳腺恶性肿瘤标化发病率最高的区县是未央区（54.25/10万），其次是雁塔区和临渭区；女性乳腺恶性肿瘤标化死亡率最高的区县是莲湖区（8.03/10万），其次是鄠邑区和未央区（图7-83）。

在19个农村肿瘤登记地区中，女性乳腺恶性肿瘤标化发病率最高的区县是富县（36.32/10万），其次是大荔县和凤翔县；女性乳腺恶性肿瘤标化死亡率最高的区县是大荔县（11.87/10万），其次是陇县和紫阳县（图7-84）。

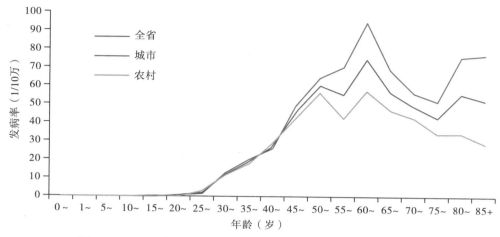

图 7 – 81　2018 年陕西省肿瘤登记地区乳腺恶性肿瘤年龄别发病率

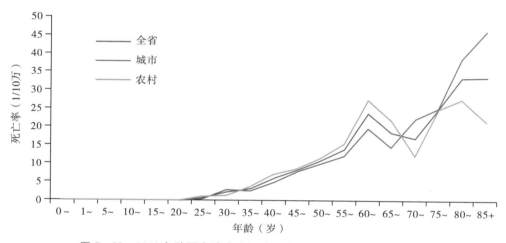

图 7 – 82　2018 年陕西省肿瘤登记地区乳腺恶性肿瘤年龄别死亡率

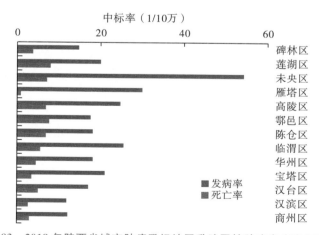

图 7 – 83　2018 年陕西省城市肿瘤登记地区乳腺恶性肿瘤发病率和死亡率

183

中标率（1/10万）

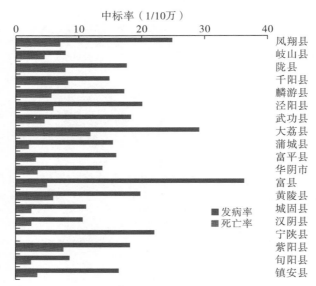

图 7-84　2018年陕西省农村肿瘤登记地区乳腺恶性肿瘤发病率和死亡率

十二、子宫颈（C53）

2018年陕西省肿瘤登记地区宫颈恶性肿瘤的发病率为17.41/10万，中标率为12.76/10万，世标率为11.96/10万，其发病人数占全部恶性肿瘤发病人数的8.96%。其中城市地区宫颈恶性肿瘤的发病率为16.79/10万，农村地区宫颈恶性肿瘤的发病率为17.99/10万，城市地区宫颈恶性肿瘤发病的中标率是农村地区的0.96倍。同期宫颈恶性肿瘤的死亡率为6.07/10万，中标率为4.04/10万，世标率为3.99/10万，其中城市地区宫颈恶性肿瘤的死亡率为5.63/10万，农村地区宫颈恶性肿瘤的死亡率为6.49/10万，城市地区宫颈恶性肿瘤死亡的中标率是农村地区的0.90倍。宫颈恶性肿瘤发病和死亡的累积率（0~74岁）分别为1.33%和0.47%（表7-12）。

表 7-12　2018年陕西省肿瘤登记地区宫颈恶性肿瘤发病与死亡

指标	地区	病例数	粗率 （1/10万）	构成 （%）	中标率 （1/10万）	世标率 （1/10万）	累积率（0~74岁） （%）
发病	全省	1262	17.41	8.96	12.76	11.96	1.33
	城市	588	16.79	8.21	12.52	11.72	1.29
	农村	674	17.99	9.75	12.99	12.19	1.37
死亡	全省	440	6.07	5.35	4.04	3.99	0.47
	城市	197	5.63	4.94	3.82	3.77	0.43
	农村	243	6.49	5.74	4.23	4.18	0.51

宫颈恶性肿瘤年龄别发病率和死亡率在"20~岁"组之前处于较低水平，"20~岁"组之后逐渐上升，城市地区宫颈恶性肿瘤年龄别发病率和死亡率分别在"55~岁"组和

"80～岁"组达到峰值，农村地区宫颈恶性肿瘤年龄别发病率和死亡率分别在"70～岁"组和"75～岁"组达到峰值（图7-85、图7-86）。

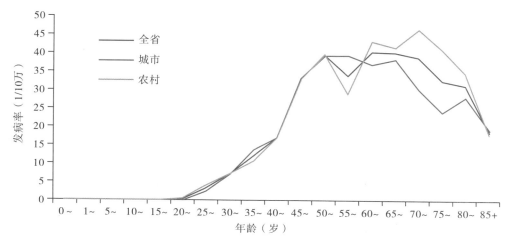

图7-85　2018年陕西省肿瘤登记地区宫颈恶性肿瘤年龄别发病率

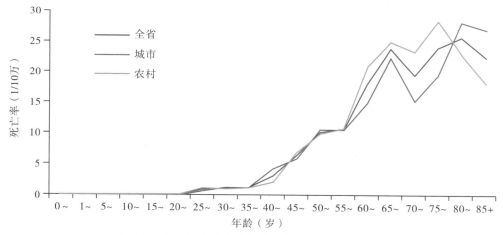

图7-86　2018年陕西省肿瘤登记地区宫颈恶性肿瘤年龄别死亡率

在13个城市肿瘤登记地区中，宫颈恶性肿瘤标化发病率最高的区县是未央区（25.40/10万），其次是宝塔区和高陵区；宫颈恶性肿瘤标化死亡率最高的区县是宝塔区（8.58/10万），其次是商州区和陈仓区（图7-87）。

在19个农村肿瘤登记地区中，宫颈恶性肿瘤标化发病率最高的区县是麟游县（32.54/10万），其次是宁陕县和千阳县；宫颈恶性肿瘤标化死亡率最高的区县是麟游县（13.25/10万），其次是千阳县和陇县（图7-88）。

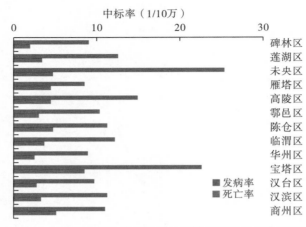

图 7-87 2018 年陕西省城市肿瘤登记地区宫颈恶性肿瘤发病率和死亡率

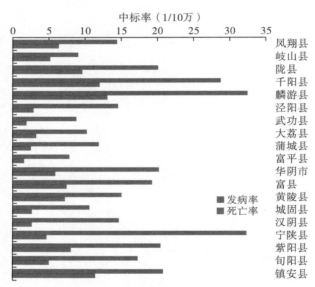

图 7-88 2018 年陕西省农村肿瘤登记地区宫颈恶性肿瘤发病率和死亡率

十三、卵巢(C56)

2018 年陕西省肿瘤登记地区卵巢恶性肿瘤的发病率为 6.29/10 万，中标率为 4.67/10 万，世标率为 4.40/10 万，其发病人数占全部恶性肿瘤发病人数的 3.24%。其中城市地区卵巢恶性肿瘤的发病率为 7.54/10 万，农村地区卵巢恶性肿瘤的发病率为 5.13/10 万，城市地区卵巢恶性肿瘤发病的中标率是农村地区的 1.44 倍。同期卵巢恶性肿瘤的死亡率为 3.34/10 万，中标率为 2.23/10 万，世标率为 2.19/10 万，其中城市地区卵巢恶性肿瘤的死亡率为 4.34/10 万，农村地区卵巢恶性肿瘤的死亡率为 2.40/10 万，城市地区卵巢恶性肿瘤死亡的中标率是农村地区的 1.83 倍。卵巢恶性肿瘤发病和死亡的累积率(0~74 岁)分别为 0.50% 和 0.26%(表 7-13)。

表 7 - 13　2018 年陕西省肿瘤登记地区卵巢恶性肿瘤发病与死亡情况

指标	地区	病例数	粗率 （1/10 万）	构成 （%）	中标率 （1/10 万）	世标率 （1/10 万）	累积率（0～74 岁） （%）
发病	全省	456	6.29	3.24	4.67	4.40	0.50
	城市	264	7.54	3.69	5.57	5.28	0.60
	农村	192	5.13	2.78	3.86	3.61	0.40
死亡	全省	242	3.34	2.94	2.23	2.19	0.26
	城市	152	4.34	3.81	2.92	2.87	0.35
	农村	90	2.40	2.12	1.60	1.57	0.18

　　城市地区卵巢恶性肿瘤年龄别发病率在"15～岁"组之前处于较低水平，之后逐渐上升，直至"80～岁"组达到峰值；城市地区卵巢恶性肿瘤年龄别死亡率则从"25～岁"组开始逐渐上升，至"75～岁"组达到峰值。农村地区卵巢恶性肿瘤年龄别发病率和死亡率分别在"60～岁"组和"80～岁"组达到峰值（图 7 - 89、图 7 - 90）。

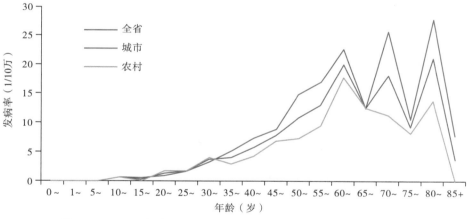

图 7 - 89　2018 年陕西省肿瘤登记地区卵巢恶性肿瘤年龄别发病率

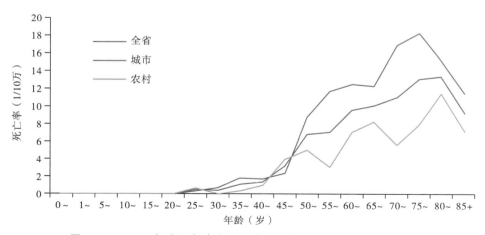

图 7 - 90　2018 年陕西省肿瘤登记地区卵巢恶性肿瘤年龄别死亡率

在 13 个城市肿瘤登记地区中，卵巢恶性肿瘤标化发病率最高的区县是未央区（12.41/10 万），其次是雁塔区和临渭区；卵巢恶性肿瘤标化死亡率最高的区县是莲湖区（5.26/10 万），其次是未央区和雁塔区（图 7 - 91）。

在 19 个农村肿瘤登记地区中，卵巢恶性肿瘤标化发病率最高的区县是宁陕县（14.68/10 万），其次是麟游县和陇县；卵巢恶性肿瘤标化死亡率最高的区县是麟游县（10.07/10 万），其次是宁陕县和陇县（图 7 - 92）。

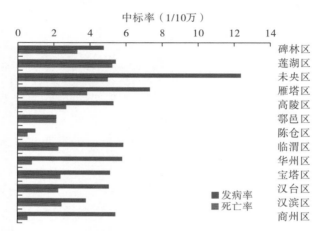

图 7 - 91　2018 年陕西省城市肿瘤登记地区卵巢恶性肿瘤发病率和死亡率

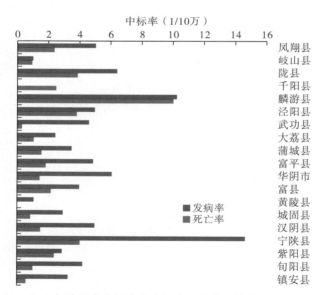

图 7 - 92　2018 年陕西省农村肿瘤登记地区卵巢恶性肿瘤发病率和死亡率

十四、前列腺（C61）

2018 年陕西省肿瘤登记地区前列腺恶性肿瘤的发病率为 6.56/10 万，中标率为 4.27/10 万，世标率为 4.20/10 万，其发病人数占全部恶性肿瘤发病人数的 2.73%。

其中城市地区前列腺恶性肿瘤的发病率为 8.68/10 万，农村地区前列腺恶性肿瘤的发病率为 4.62/10 万，城市地区前列腺恶性肿瘤发病的中标率是农村地区的 1.88 倍。同期前列腺恶性肿瘤的死亡率为 3.31/10 万，中标率为 2.11/10 万，世标率为 2.11/10 万，其中城市地区前列腺恶性肿瘤的死亡率为 3.96/10 万，农村地区前列腺恶性肿瘤的死亡率为 2.71/10 万，城市地区前列腺恶性肿瘤死亡的中标率是农村地区的 1.39 倍。前列腺恶性肿瘤发病和死亡的累积率（0～74 岁）分别为 0.44％和 0.13％（表 7－14）。

表 7－14　2018 年陕西省肿瘤登记地区前列腺恶性肿瘤发病与死亡情况

指标	地区	病例数	粗率 (1/10 万)	构成 (％)	中标率 (1/10 万)	世标率 (1/10 万)	累积率（0～74 岁） (％)
发病	全省	500	6.56	2.73	4.27	4.20	0.44
	城市	316	8.68	3.46	5.57	5.54	0.57
	农村	184	4.62	2.01	3.04	2.95	0.34
死亡	全省	252	3.31	1.81	2.11	2.11	0.13
	城市	144	3.96	2.09	2.45	2.51	0.15
	农村	108	2.71	1.53	1.76	1.71	0.12

前列腺恶性肿瘤年龄别发病率在"55～岁"组之前处于较低水平，"55～岁"组之后快速上升，城市地区前列腺恶性肿瘤年龄别发病率在"85＋岁"组达到峰值，农村地区前列腺恶性肿瘤年龄别发病率在"80～岁"组达到峰值。前列腺恶性肿瘤年龄别死亡率在"60～岁"组之前处于较低水平，"60～岁"组之后逐渐上升，城市地区和农村地区前列腺恶性肿瘤年龄别死亡率均在"85＋岁"组达到峰值（图 7－93、图 7－94）。

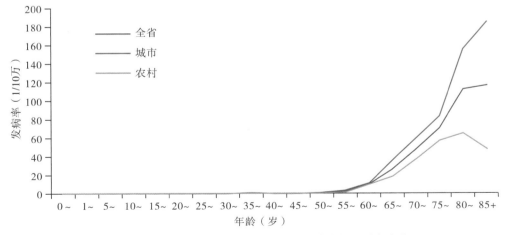

图 7－93　全省肿瘤登记地区前列腺恶性肿瘤年龄别发病率

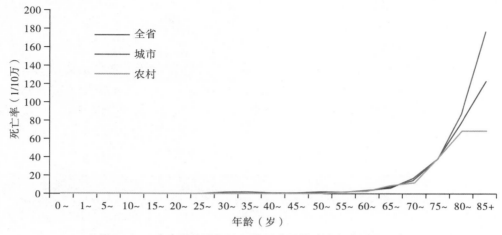

图7-94 全省肿瘤登记地区前列腺恶性肿瘤年龄别死亡率

在13个城市肿瘤登记地区中，前列腺恶性肿瘤标化发病率最高的区县是未央区（14.42/10万），其次是雁塔区和莲湖区；前列腺恶性肿瘤标化死亡率最高的区县是未央区（7.17/10万），其次是莲湖区和雁塔区（图7-95）。

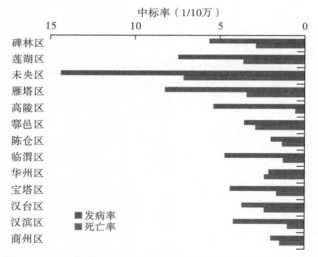

图7-95 城市肿瘤登记地区前列腺恶性肿瘤发病率和死亡率

在19个农村肿瘤登记地区中，前列腺恶性肿瘤标化发病率最高的区县是千阳县（8.07/10万），其次是陇县和紫阳县；前列腺恶性肿瘤标化死亡率最高的区县是千阳县（5.49/10万），其次是紫阳县和大荔县（图7-96）。

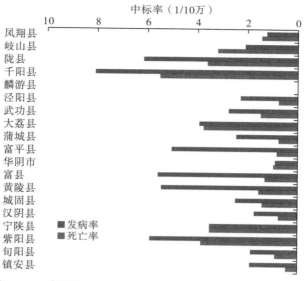

图 7 - 96 农村肿瘤登记地区前列腺恶性肿瘤发病率和死亡率

十五、肾及泌尿系统部位不明(C64—66，C68)

2018 年陕西省肿瘤登记地区肾及泌尿系统部位不明恶性肿瘤的发病率为 3.68/10 万，中标率为 2.46/10 万，世标率为 2.49/10 万，其发病人数占全部恶性肿瘤发病人数的 1.69%。其中男性肾及泌尿系统部位不明恶性肿瘤的发病率为 4.08/10 万，女性肾及泌尿系统部位不明恶性肿瘤的发病率为 3.26/10 万，男性肾及泌尿系统部位不明恶性肿瘤发病的中标率是女性的 1.30 倍，城市地区肾及泌尿系统部位不明恶性肿瘤发病的中标率是农村地区的 1.39 倍。同期肾及泌尿系统部位不明恶性肿瘤的死亡率为 1.65/10 万，中标率为 1.07/10 万，世标率为 1.10/10 万，其中男性肾及泌尿系统部位不明恶性肿瘤的死亡率为 2.05/10 万，女性肾及泌尿系统部位不明恶性肿瘤的死亡率为 1.24/10 万，男性肾及泌尿系统部位不明恶性肿瘤死亡的中标率是女性的 1.87 倍。肾及泌尿系统不明恶性肿瘤发病和死亡的累积率(0~74 岁)分别为 0.29% 和 0.12%(表 7 - 15)。

表 7 - 15 2018 年陕西省肿瘤登记地区肾及泌尿系统部位不明恶性肿瘤发病与死亡情况

地区	性别	病例数	粗率 (1/10 万)	构成 (%)	中标率 (1/10 万)	世标率 (1/10 万)	累积率(0~74 岁) (%)
发病							
全省	合计	547	3.68	1.69	2.46	2.49	0.29
	男性	311	4.08	1.70	2.79	2.87	0.32
	女性	236	3.26	1.68	2.14	2.14	0.25
城市	合计	308	4.31	1.89	2.90	2.98	0.35
	男性	170	4.67	1.86	3.19	3.33	0.37

191

续表

地区	性别	病例数	粗率 (1/10万)	构成 (%)	中标率 (1/10万)	世标率 (1/10万)	累积率(0～74岁) (%)
农村	女性	138	3.94	1.93	2.63	2.66	0.32
	合计	239	3.09	1.49	2.08	2.07	0.24
	男性	141	3.54	1.54	2.45	2.46	0.28
	女性	98	2.62	1.42	1.71	1.68	0.19
死亡							
全省	合计	246	1.65	1.11	1.07	1.10	0.12
	男性	156	2.05	1.12	1.40	1.46	0.16
	女性	90	1.24	1.09	0.75	0.77	0.09
城市	合计	141	1.97	1.30	1.25	1.31	0.14
	男性	85	2.34	1.23	1.56	1.67	0.17
	女性	56	1.60	1.40	0.97	0.98	0.10
农村	合计	105	1.36	0.93	0.90	0.91	0.11
	男性	71	1.78	1.01	1.25	1.26	0.14
	女性	34	0.91	0.80	0.55	0.57	0.07

　　肾及泌尿系统部位不明恶性肿瘤年龄别发病率在"40～岁"组之前处于较低水平，"40～岁"组之后快速上升。男性肾及泌尿系统部位不明恶性肿瘤年龄别发病率和死亡率均在"85＋岁"组达到峰值；女性肾及泌尿系统部位不明恶性肿瘤的年龄别发病率在"80～岁"组达到峰值，女性肾及泌尿系统部位不明恶性肿瘤年龄别死亡率则在"85＋岁"组达到高峰，男性肾及泌尿系统部位不明恶性肿瘤年龄别死亡率高于女性。城市地区和农村地区肾及泌尿系统部位不明恶性肿瘤年龄别发病率和死亡率均在"40～岁"组之前处于较低水平，城市地区肾及泌尿系统部位不明恶性肿瘤年龄别发病率和死亡率从"40～岁"组之后逐渐上升，至"85＋岁"组达到高峰，农村则是到"80～岁"组达到高峰(图7-97～图7-102)。

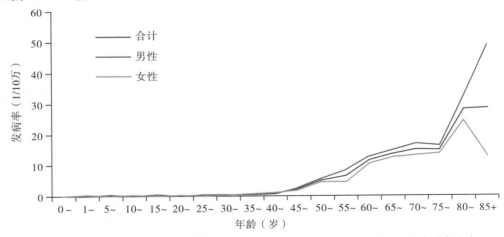

图7-97　2018年陕西省肿瘤登记地区肾及泌尿系统部位不明恶性肿瘤年龄别发病率

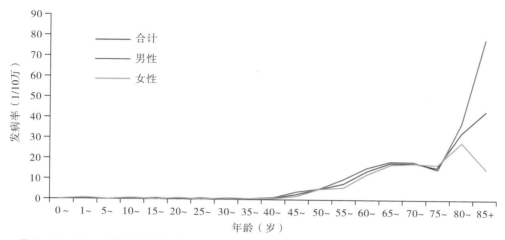

图 7 - 98 2018 年陕西省城市肿瘤登记地区肾及泌尿系统部位不明恶性肿瘤年龄别发病率

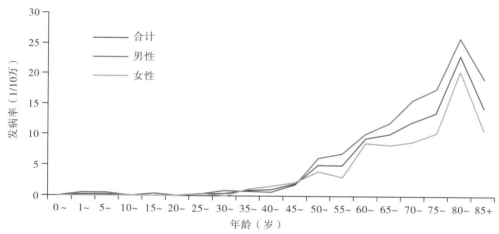

图 7 - 99 2018 年陕西省农村肿瘤登记地区肾及泌尿系统部位不明恶性肿瘤年龄别发病率

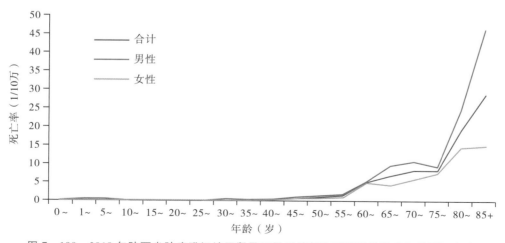

图 7 - 100 2018 年陕西省肿瘤登记地区肾及泌尿系统部位不明恶性肿瘤年龄别死亡率

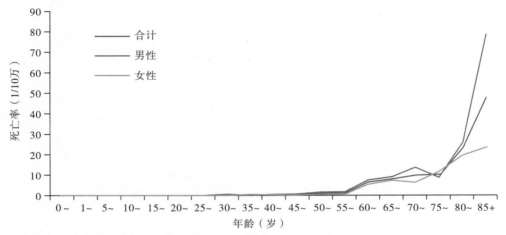

图 7-101　2018 年陕西省城市肿瘤登记地区肾及泌尿系统部位不明恶性肿瘤年龄别死亡率

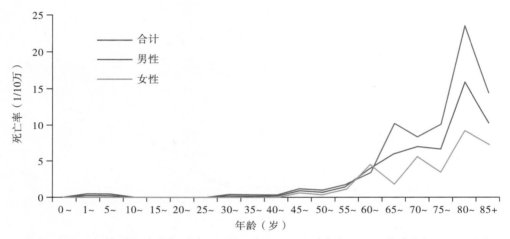

图 7-102　2018 年陕西省农村肿瘤登记地区肾及泌尿系统部位不明恶性肿瘤年龄别死亡率

在 13 个城市肿瘤登记地区中，男性肾及泌尿系统部位不明恶性肿瘤标化发病率最高区县的是未央区（6.81/10 万），其次是莲湖区和雁塔区；女性肾及泌尿系统部位不明恶性肿瘤标化发病率最高的区县是未央区（7.06/10 万），其次是宝塔区和莲湖区。男性肾及泌尿系统部位不明恶性肿瘤标化死亡率最高的区县是莲湖区（3.73/10 万），其次是未央区和雁塔区；女性肾及泌尿系统部位不明恶性肿瘤标化死亡率最高的区县是未央区（2.78/10 万），其次是莲湖区和雁塔区（图 7-103）。

在 19 个农村肿瘤登记地区中，男性肾及泌尿系统部位不明恶性肿瘤标化发病率最高的区县是宁陕县（7.03/10 万），其次是黄陵县和泾阳县；女性肾及泌尿系统部位不明恶性肿瘤标化发病率最高的区县是宁陕县（14.32/10 万），其次是麟游县和凤翔县。男性肾及泌尿系统部位不明恶性肿瘤标化死亡率最高的区县是宁陕县（4.07/10 万），其次是千阳县和麟游县；女性肾及泌尿系统部位不明恶性肿瘤标化死亡率最高的区县是宁陕县（5.12/10 万），其次是麟游县和凤翔县（图 7-104）。

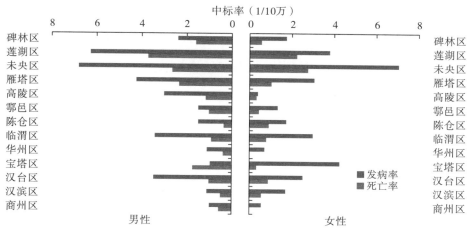

图 7 - 103 2018 年陕西省城市肿瘤登记地区肾及泌尿系统部位不明恶性肿瘤发病率和死亡率

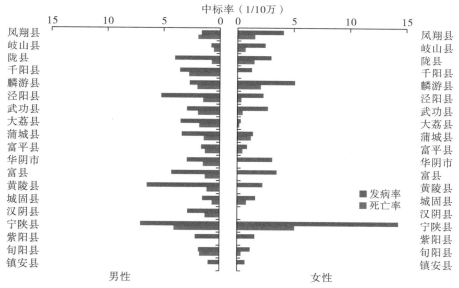

图 7 - 104 2018 年陕西省农村肿瘤登记地区肾及泌尿系统部位不明恶性肿瘤发病率和死亡率

十六、膀胱 (C67)

2018 年陕西省肿瘤登记地区膀胱恶性肿瘤的发病率为 4.60/10 万，中标率为 2.95/10 万，世标率为 2.96/10 万，其发病人数占全部恶性肿瘤发病人数的 2.11%。其中男性膀胱恶性肿瘤的发病率为 6.82/10 万，女性膀胱恶性肿瘤的发病率为 2.26/10 万，男性膀胱恶性肿瘤发病的中标率是女性的 3.37 倍，城市地区膀胱恶性肿瘤发病的中标率是农村地区的 1.17 倍。同期膀胱恶性肿瘤的死亡率为 1.91/10 万，中标率为 1.16/10 万，世标率为 1.17/10 万，其死亡人数占全部恶性肿瘤发病人数的 1.28%。其中男性膀胱恶性肿瘤的死亡率 2.82/10 万，女性膀胱恶性肿瘤的死亡率 0.95/10 万，男性膀胱恶性肿瘤死亡的中标率是女性的 3.45 倍。膀胱恶性肿瘤发病和死亡的累积率

（0～74 岁）分别为 0.32％和 0.10％（表 7 - 16）。

表 7 - 16 2018 年陕西省肿瘤登记地区膀胱恶性肿瘤发病与死亡情况

地区	性别	病例数	粗率 (1/10 万)	构成 (%)	中标率 (1/10 万)	世标率 (1/10 万)	累积率(0～74 岁) (%)
发病							
全省	合计	684	4.60	2.11	2.95	2.96	0.32
	男性	520	6.82	2.84	4.58	4.62	0.48
	女性	164	2.26	1.16	1.36	1.36	0.16
城市	合计	356	4.98	2.18	3.19	3.25	0.35
	男性	271	7.44	2.96	4.97	5.08	0.51
	女性	85	2.43	1.19	1.48	1.50	0.19
农村	合计	328	4.24	2.04	2.72	2.70	0.29
	男性	249	6.25	2.72	4.20	4.19	0.46
	女性	79	2.11	1.14	1.26	1.24	0.13
死亡							
全省	合计	284	1.91	1.28	1.16	1.17	0.10
	男性	215	2.82	1.54	1.83	1.84	0.15
	女性	69	0.95	0.84	0.53	0.54	0.05
城市	合计	151	2.11	1.39	1.24	1.29	0.09
	男性	117	3.21	1.70	2.01	2.10	0.14
	女性	34	0.97	0.85	0.52	0.55	0.04
农村	合计	133	1.72	1.18	1.08	1.04	0.10
	男性	98	2.46	1.39	1.66	1.57	0.16
	女性	35	0.93	0.83	0.54	0.54	0.05

膀胱恶性肿瘤年龄别发病率在"40～岁"组之前处于较低水平，"40～岁"组之后快速上升，男性和女性膀胱恶性肿瘤年龄别发病率均在"85＋岁"组达到峰值。膀胱恶性肿瘤年龄别死亡率在"50～岁"组之前处于较低水平，"50～岁"组之后快速上升，男性和女性膀胱恶性肿瘤年龄别死亡率均在"85＋岁"组达到峰值。男性膀胱恶性肿瘤年龄别发病率和死亡率均高于女性。城市地区膀胱恶性肿瘤年龄别发病率和死亡率均在"85＋岁"组达到峰值，农村地区膀胱恶性肿瘤年龄别发病率和死亡率则均在"80～岁"组达到峰值（图 7 - 105～图 7 - 110）。

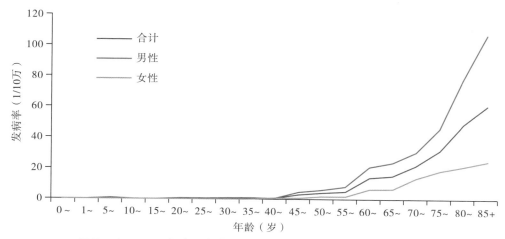

图 7 - 105　2018 年陕西省肿瘤登记地区膀胱恶性肿瘤年龄别发病率

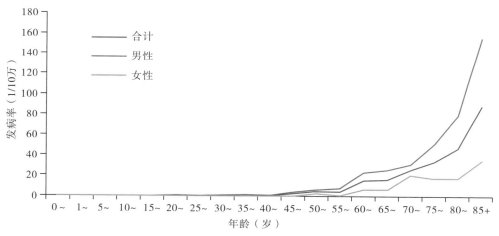

图 7 - 106　2018 年陕西省城市肿瘤登记地区膀胱恶性肿瘤年龄别发病率

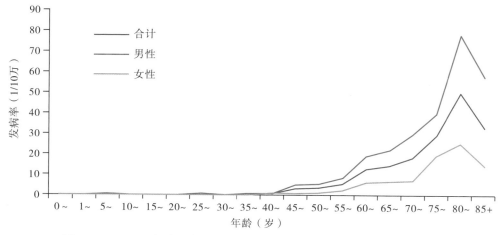

图 7 - 107　2018 年陕西省农村肿瘤登记地区膀胱恶性肿瘤年龄别发病率

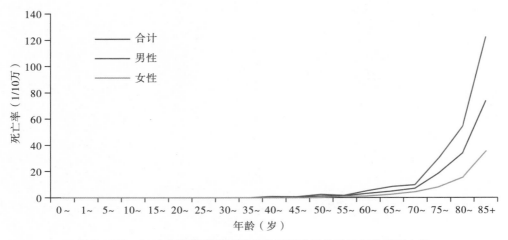

图 7-108　2018 年陕西省肿瘤登记地区膀胱恶性肿瘤年龄别死亡率

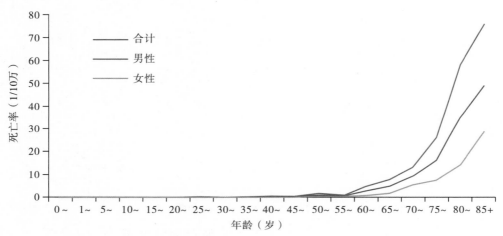

图 7-109　2018 年陕西省城市肿瘤登记地区膀胱恶性肿瘤年龄别死亡率

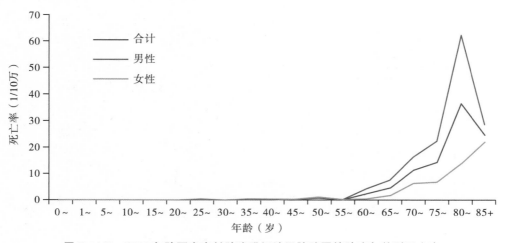

图 7-110　2018 年陕西省农村肿瘤登记地区膀胱恶性肿瘤年龄别死亡率

在 13 个城市肿瘤登记地区中，男性膀胱恶性肿瘤标化发病率最高的区县是未央区
(11.52/10 万)，其次是莲湖区和汉台区；女性膀胱恶性肿瘤标化发病率最高的区县是
未央区(3.78/10 万)，其次是商州区和汉台区。男性膀胱恶性肿瘤标化死亡率最高的区
县是莲湖区(3.46/10 万)，其次是雁塔和未央区；女性膀胱恶性肿瘤标化死亡率最高的
区县是未央区(1.79/10 万)，其次是商州区和汉台区(图 7 - 111)。

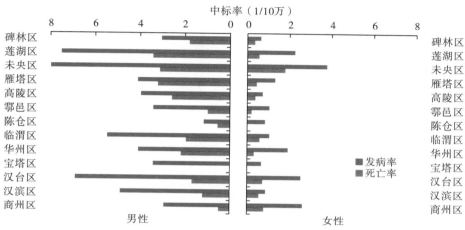

图 7 - 111　2018 年陕西省城市肿瘤登记地区膀胱恶性肿瘤发病率和死亡率

在 19 个农村肿瘤登记地区中，男性膀胱恶性肿瘤标化发病率最高的区县是麟游县
(12.60/10 万)，其次是千阳县和宁陕县；女性膀胱恶性肿瘤标化发病率最高的区县是
麟游县(9.67/10 万)，其次是千阳县和宁陕县。男性膀胱恶性肿瘤标化死亡率最高的区
县是陇县(5.18/10 万)，其次是麟游县和黄陵县；女性膀胱恶性肿瘤标化死亡率最高的
区县是宁陕县(2.10/10 万)，其次是紫阳县和陇县(图 7 - 112)。

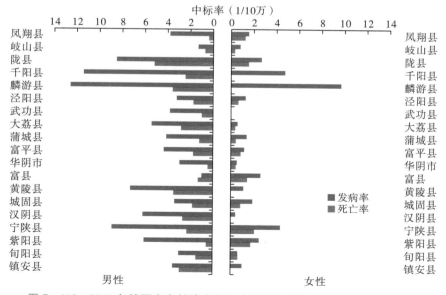

图 7 - 112　2018 年陕西省农村肿瘤登记地区膀胱恶性肿瘤发病率和死亡率

十七、脑、神经系统（C70—72）

2018年陕西省肿瘤登记地区脑、神经系统恶性肿瘤的发病率为6.18/10万，中标率为4.65/10万，世标率为4.59/10万，其发病人数占全部恶性肿瘤发病人数的2.84％。其中男性脑、神经系统恶性肿瘤的发病率为5.64/10万，女性脑、神经系统恶性肿瘤的发病率为6.75/10万，男性脑、神经系统恶性肿瘤发病的中标率是女性的1.08倍，城市地区脑、神经系统恶性肿瘤发病的中标率是农村地区的0.93倍。同期脑、神经系统恶性肿瘤的死亡率为4.24/10万，中标率为3.14/10万，世标率为3.14/10万，其中男性脑、神经系统恶性肿瘤的死亡率为4.57/10万，女性脑、神经系统恶性肿瘤的死亡率为3.90/10万，男性脑、神经系统恶性肿瘤死亡的中标率是女性的1.31倍。脑、神经系统恶性肿瘤发病和死亡的累积率（0～74岁）分别为0.48％和0.34％（表7-17）。

表7-17　2018年陕西省肿瘤登记地区脑、神经系统恶性肿瘤发病与死亡情况

地区	性别	病例数	粗率 （1/10万）	构成 （％）	中标率 （1/10万）	世标率 （1/10万）	累积率（0～74岁） （％）
发病							
全省	合计	919	6.18	2.84	4.65	4.59	0.48
	男性	430	5.64	2.35	4.48	4.31	0.46
	女性	489	6.75	3.47	4.83	4.87	0.51
城市	合计	416	5.82	2.55	4.26	4.28	0.46
	男性	191	5.25	2.09	4.04	4.02	0.45
	女性	225	6.43	3.14	4.50	4.55	0.46
农村	合计	503	6.51	3.13	5.05	4.88	0.51
	男性	239	6.00	2.61	4.93	4.60	0.47
	女性	264	7.05	3.82	5.16	5.17	0.56
死亡							
全省	合计	631	4.24	2.85	3.14	3.14	0.34
	男性	348	4.57	2.49	3.55	3.51	0.37
	女性	283	3.90	3.44	2.70	2.74	0.30
城市	合计	276	3.86	2.54	2.79	2.78	0.30
	男性	160	4.40	2.32	3.38	3.29	0.36
	女性	116	3.31	2.91	2.17	2.25	0.24
农村	合计	355	4.59	3.14	3.45	3.44	0.37
	男性	188	4.72	2.66	3.69	3.68	0.39
	女性	167	4.46	3.94	3.18	3.18	0.35

脑、神经系统恶性肿瘤年龄别发病率和死亡率在"35～岁"组之前处于较低水平，之后缓慢上升。其中男性脑、神经系统恶性肿瘤年龄别发病率和死亡率分别在"80～岁"组和"75～岁"组达到峰值，女性脑、神经系统恶性肿瘤年龄别发病率和死亡率分别在"80～岁"组和"85＋岁"组达到峰值。城乡不同地区脑、神经系统恶性肿瘤年龄别发

病率和死亡率虽有一定差异，但总体趋势类同(图7－113～图7－118)。

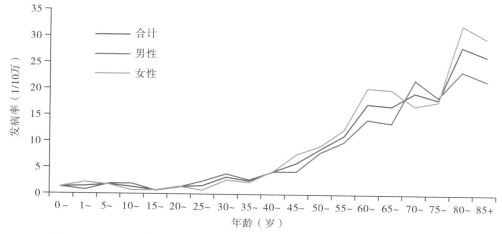

图7－113　2018年陕西省肿瘤登记地区脑、神经系统恶性肿瘤年龄别发病率

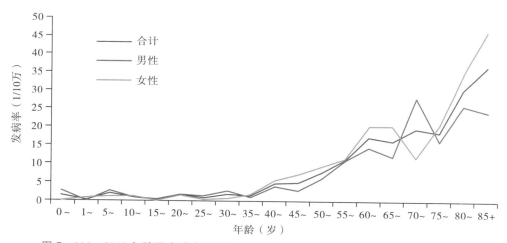

图7－114　2018年陕西省城市肿瘤登记地区脑、神经系统恶性肿瘤年龄别发病率

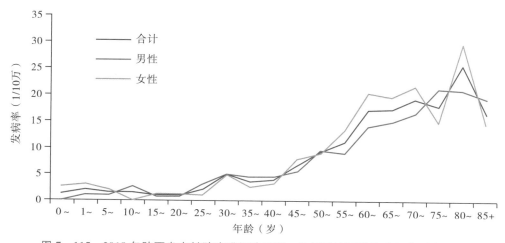

图7－115　2018年陕西省农村肿瘤登记地区脑、神经系统恶性肿瘤年龄别发病率

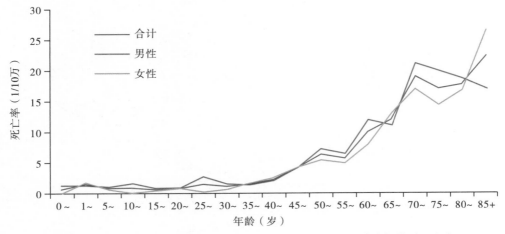

图 7 - 116　2018 年陕西省肿瘤登记地区脑、神经系统恶性肿瘤年龄别死亡率

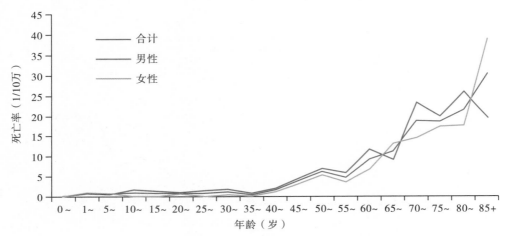

图 7 - 117　2018 年陕西省城市肿瘤登记地区脑、神经系统恶性肿瘤年龄别死亡率

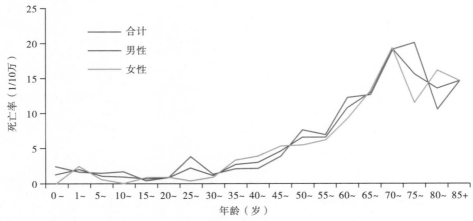

图 7 - 118　2018 年陕西省农村肿瘤登记地区脑、神经系统恶性肿瘤年龄别死亡率

在 13 个城市肿瘤登记地区中，男性脑、神经系统恶性肿瘤标化发病率最高的区县是未央区（9.64/10 万），其次是商州区和华州区；女性脑、神经系统恶性肿瘤标化发病率最高的区县是未央区（12.37/10 万），其次是高陵区和商州区。男性脑、神经系统恶性肿瘤标化死亡率最高的区县是高陵区（5.99/10 万），其次是商州区和未央区；女性脑、神经系统恶性肿瘤标化死亡率最高的区县是高陵区（4.24/10 万），其次是未央区和商州区（图 7－119）。

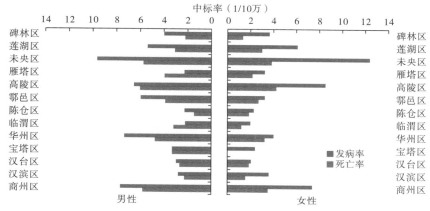

图 7－119　2018 年陕西省城市肿瘤登记地区脑、神经系统恶性肿瘤发病率和死亡率

在 19 个农村肿瘤登记地区中，男性脑、神经系统恶性肿瘤标化发病率最高的区县是武功县（7.15/10 万），其次是凤翔县和旬阳县；女性脑、神经系统恶性肿瘤标化发病率最高的区县是大荔县（9.17/10 万），其次是千阳县和武功县。男性脑、神经系统恶性肿瘤标化死亡率最高的区县是凤翔县（5.39/10 万），其次是城固县和武功县；女性脑、神经系统恶性肿瘤标化死亡率最高的区县是凤翔县（5.63/10 万），其次是麟游县和千阳县（图 7－120）。

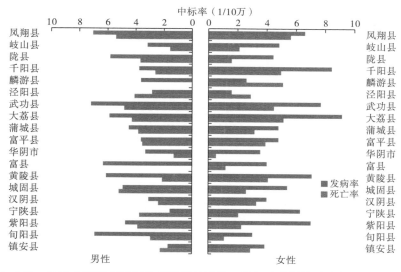

图 7－120　2018 年陕西省农村肿瘤登记地区脑、神经系统恶性肿瘤发病率和死亡率

203

十八、甲状腺(C73)

2018 年陕西省肿瘤登记地区甲状腺恶性肿瘤的发病率为 3.58/10 万，中标率为 2.92/10 万，世标率为 2.59/10 万，其发病人数占全部恶性肿瘤发病人数的 1.65%。其中男性甲状腺恶性肿瘤的发病率为 1.98/10 万，女性甲状腺恶性肿瘤的发病率为 5.27/10 万，男性甲状腺恶性肿瘤的中标率是女性的 0.39 倍，城市地区甲状腺恶性肿瘤发病的中标率是农村地区的 2.10 倍。同期甲状腺恶性肿瘤的死亡率为 0.44/10 万，中标率为 0.30/10 万，世标率为 0.29/10 万，其中男性甲状腺恶性肿瘤的死亡率为 0.38/10 万，女性甲状腺恶性肿瘤的死亡率为 0.51/10 万，男性甲状腺恶性肿瘤死亡的中标率是女性的 0.84 倍。甲状腺恶性肿瘤发病和死亡的累积率（0~74 岁）分别为 0.27% 和 0.03%（表 7-18）。

表 7-18 2018 年陕西省肿瘤登记地区甲状腺恶性肿瘤发病与死亡情况

地区	性别	病例数	粗率 (1/10 万)	构成 (%)	中标率 (1/10 万)	世标率 (1/10 万)	累积率(0~74 岁) (%)
发病							
全省	合计	533	3.58	1.65	2.92	2.59	0.27
	男性	151	1.98	0.83	1.65	1.45	0.16
	女性	382	5.27	2.71	4.25	3.79	0.39
城市	合计	345	4.83	2.12	3.99	3.53	0.36
	男性	105	2.88	1.15	2.45	2.15	0.22
	女性	240	6.85	3.35	5.57	4.96	0.50
农村	合计	188	2.43	1.17	1.90	1.71	0.19
	男性	46	1.16	0.50	0.87	0.79	0.10
	女性	142	3.79	2.05	2.98	2.69	0.28
死亡							
全省	合计	66	0.44	0.30	0.30	0.29	0.03
	男性	29	0.38	0.21	0.27	0.26	0.03
	女性	37	0.51	0.45	0.32	0.31	0.03
城市	合计	31	0.43	0.29	0.29	0.29	0.03
	男性	11	0.30	0.16	0.22	0.22	0.02
	女性	20	0.57	0.50	0.35	0.35	0.04
农村	合计	35	0.45	0.31	0.30	0.28	0.03
	男性	18	0.45	0.25	0.32	0.30	0.03
	女性	17	0.45	0.40	0.28	0.26	0.02

甲状腺恶性肿瘤年龄别发病率在"15~岁"组之前处于较低水平，"15~岁"组之后波动上升。其中男性甲状腺恶性肿瘤年龄别发病率在"75~岁"组达到峰值，女性甲状腺恶性肿瘤年龄别发病率在"55~岁"组达到峰值。甲状腺恶性肿瘤年龄别死亡率在"45~岁"组之前处于较低水平，"45~岁"组之后波动上升，男性甲状腺恶性肿瘤年龄别死亡率在"80~岁"组达到峰值，女性甲状腺恶性肿瘤年龄别死亡率在"85＋岁"组达

到峰值(图7-121～图7-126)。

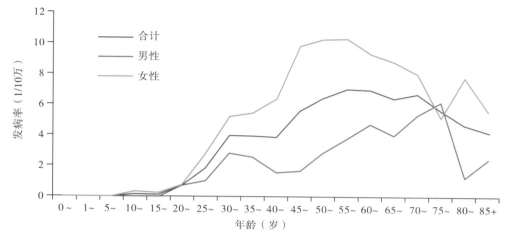

图 7 - 121 2018 年陕西省肿瘤登记地区甲状腺恶性肿瘤年龄别发病率

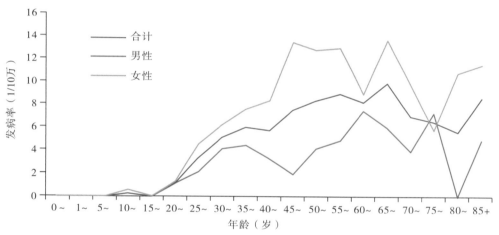

图 7 - 122 2018 年陕西省城市肿瘤登记地区甲状腺恶性肿瘤年龄别发病率

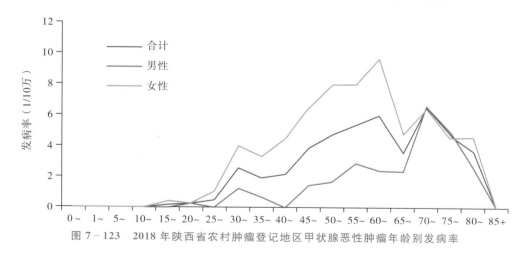

图 7 - 123 2018 年陕西省农村肿瘤登记地区甲状腺恶性肿瘤年龄别发病率

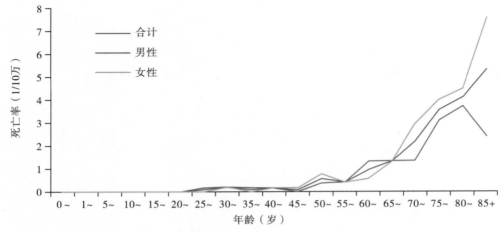

图 7-124　2018 年陕西省肿瘤登记地区甲状腺恶性肿瘤年龄别死亡率

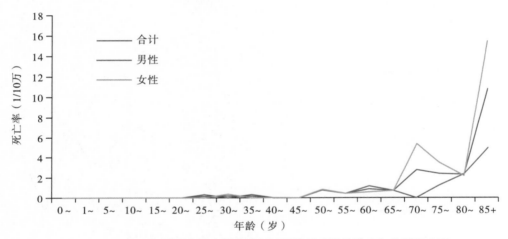

图 7-125　2018 年陕西省城市肿瘤登记地区甲状腺恶性肿瘤年龄别死亡率

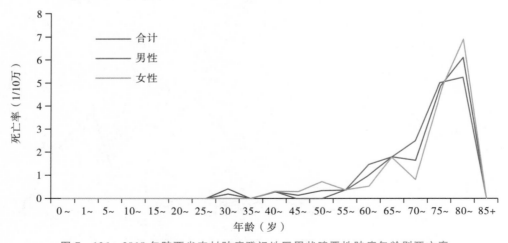

图 7-126　2018 年陕西省农村肿瘤登记地区甲状腺恶性肿瘤年龄别死亡率

　　在13个城市肿瘤登记地区中，男性甲状腺恶性肿瘤标化发病率最高的区县是雁塔区（8.07/10万），其次是宝塔区和未央区；女性甲状腺恶性肿瘤标化发病率最高的区县是雁塔区（12.24/10万），其次是未央区和莲湖区。男性甲状腺恶性肿瘤标化死亡率最高的区县是华州区（0.92/10万），其次是未央区和鄠邑区；女性甲状腺恶性肿瘤标化死亡率最高的区县是商州区（1.50/10万），其次是未央区和莲湖区（图7-127）。

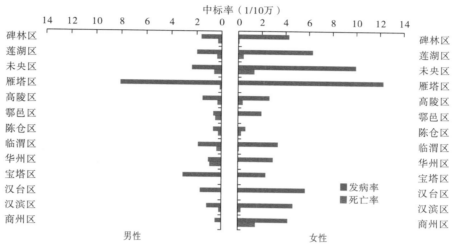

图 7-127　2018 年陕西省城市肿瘤登记地区甲状腺恶性肿瘤发病率和死亡率

　　在19个农村肿瘤登记地区中，男性甲状腺恶性肿瘤标化发病率最高的区县是紫阳县（2.32/10万），其次是武功和岐山县；女性甲状腺恶性肿瘤标化发病率最高的区县是黄陵县（9.31/10万），其次是城固县和陇县。男性甲状腺恶性肿瘤标化死亡率最高的区县是旬阳县（0.93/10万），其次是蒲城县和镇安县；女性甲状腺恶性肿瘤标化死亡率最高的区县是麟游县（2.06/10万），其次是富县和岐山县（图7-128）。

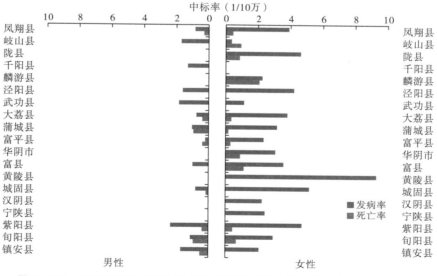

图 7-128　2018 年陕西省农村肿瘤登记地区甲状腺恶性肿瘤发病率和死亡率

十九、恶性淋巴瘤（C81—86，C88，C90，C96）

2018年陕西省肿瘤登记地区恶性淋巴瘤的发病率为2.65/10万，中标率为1.88/10万，世标率为1.83/10万，其发病人数占全部恶性肿瘤发病人数的1.22％。其中男性恶性淋巴瘤的发病率为3.20/10万，女性恶性淋巴瘤的发病率为2.07/10万，男性恶性淋巴瘤的中标率是女性的1.67倍，城市地区恶性淋巴瘤发病的中标率是农村地区的1.56倍。同期恶性淋巴瘤的死亡率为1.84/10万，中标率为1.26/10万，世标率为1.23/10万，其中男性恶性淋巴瘤的死亡率为2.32/10万，女性恶性淋巴瘤的死亡率为1.34/10万，男性恶性淋巴瘤死亡的中标率是女性的1.85倍。恶性淋巴瘤发病和死亡的累积率（0～74岁）分别为0.19％和0.12％（表7－19）。

表7－19　2018陕西省肿瘤登记地区恶性淋巴瘤发病与死亡情况

地区	性别	病例数	粗率 （1/10万）	构成 （％）	中标率 （1/10万）	世标率 （1/10万）	累积率（0～74岁） （％）
发病							
全省	合计	394	2.65	1.22	1.88	1.83	0.19
	男性	244	3.20	1.33	2.35	2.29	0.23
	女性	150	2.07	1.07	1.41	1.38	0.16
城市	合计	232	3.25	1.42	2.29	2.21	0.23
	男性	145	3.98	1.59	2.87	2.73	0.27
	女性	87	2.48	1.21	1.73	1.71	0.19
农村	合计	162	2.10	1.01	1.47	1.47	0.16
	男性	99	2.49	1.08	1.83	1.85	0.20
	女性	63	1.68	0.91	1.11	1.09	0.12
死亡							
全省	合计	274	1.84	1.24	1.26	1.23	0.12
	男性	177	2.32	1.27	1.65	1.62	0.15
	女性	97	1.34	1.18	0.89	0.85	0.09
城市	合计	160	2.24	1.47	1.55	1.49	0.14
	男性	103	2.83	1.49	2.00	1.95	0.17
	女性	57	1.63	1.43	1.12	1.04	0.11
农村	合计	114	1.48	1.01	0.97	0.98	0.11
	男性	74	1.86	1.05	1.29	1.30	0.14
	女性	40	1.07	0.94	0.65	0.66	0.07

恶性淋巴瘤年龄别发病率和死亡率在"40～岁"组之前处于较低水平，"40～岁"组之后逐渐上升，在"80～岁"组达到峰值（图7－129～图7－134）。

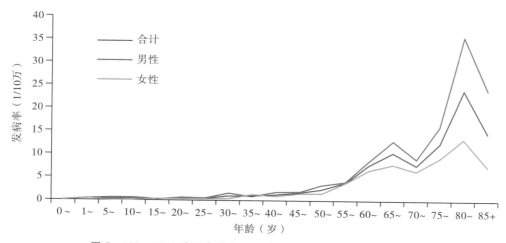

图 7 - 129　2018 陕西省肿瘤登记地区恶性淋巴瘤年龄别发病率

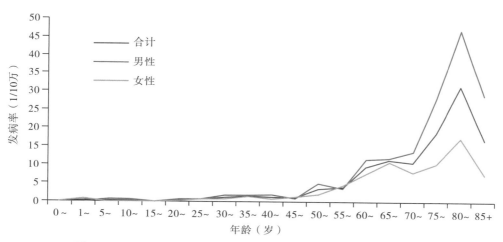

图 7 - 130　2018 陕西省城市肿瘤登记地区恶性淋巴瘤年龄别发病率

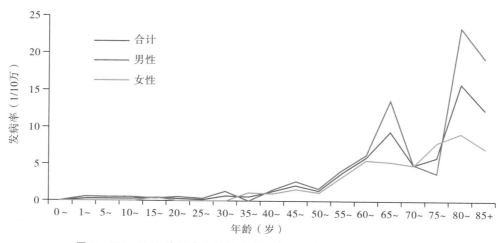

图 7 - 131　2018 陕西省农村肿瘤登记地区恶性淋巴瘤年龄别发病率

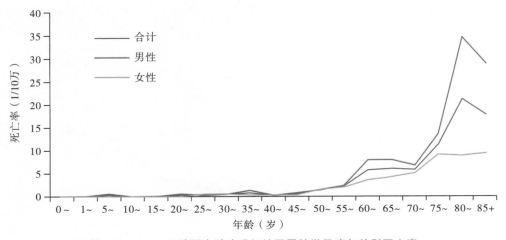

图 7 - 132　2018 陕西省肿瘤登记地区恶性淋巴瘤年龄别死亡率

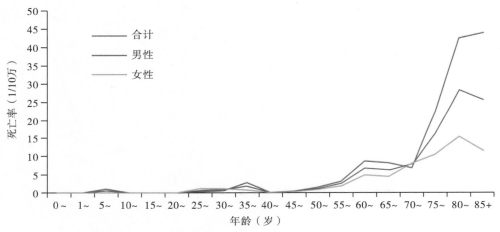

图 7 - 133　2018 陕西省城市肿瘤登记地区恶性淋巴瘤年龄别死亡率

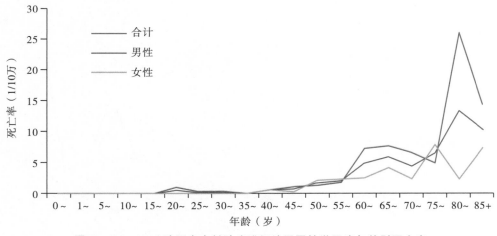

图 7 - 134　2018 陕西省农村肿瘤登记地区恶性淋巴瘤年龄别死亡率

在13个城市肿瘤登记地区中，男性恶性淋巴瘤标化发病率最高的区县是未央区（6.72/10万），其次是汉台区和商州区；女性恶性淋巴瘤标化发病率最高的区县是未央区（5.09/10万），其次是碑林区和汉台区。男性恶性淋巴瘤标化死亡率最高的区县是未央区（5.93/10万），其次是商州区和雁塔区；女性恶性淋巴瘤标化死亡率最高的区县是未央区（3.92/10万），其次是碑林区和汉台区（图7-135）。

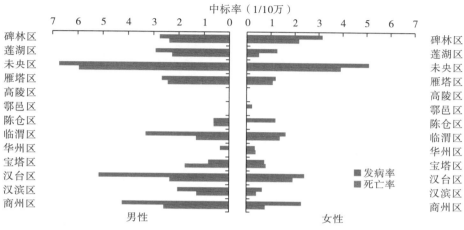

图7-135　2018陕西省城市肿瘤登记地区恶性淋巴瘤发病率和死亡率

在19个农村肿瘤登记地区中，男性恶性淋巴瘤标化发病率最高的区县是宁陕县（13.05/10万），其次是镇安县和陇县；女性恶性淋巴瘤标化发病率最高的区县是麟游县（7.63/10万），其次是陇县和泾阳县。男性恶性淋巴瘤标化死亡率最高的区县是镇安县（6.06/10万），其次是千阳县和泾阳县；女性恶性淋巴瘤标化死亡率最高的区县是泾阳县（2.76/10万），其次是麟游县和岐山县（图7-136）。

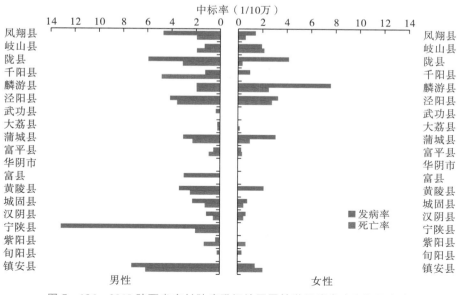

图7-136　2018陕西省农村肿瘤登记地区恶性淋巴瘤发病率和死亡率

二十、白血病（C91—95）

2018 年陕西省肿瘤登记地区白血病的发病率为 2.93/10 万，中标率为 2.33/10 万，世标率为 2.46/10 万，其发病人数占全部恶性肿瘤发病人数的 1.34%。其中男性白血病的发病率为 3.14/10 万，女性白血病的发病率为 2.70/10 万，男性白血病发病的中标率是女性的 1.22 倍，城市地区白血病发病的中标率是农村地区的 1.20 倍。同期白血病的死亡率为 2.43/10 万，中标率为 1.83/10 万，世标率为 1.83/10 万，其中男性白血病的死亡率为 2.72/10 万，女性白血病的死亡率为 2.12/10 万，男性白血病死亡的中标率是女性的 1.42 倍。白血病发病和死亡的累积率（0～74 岁）分别为 0.23% 和 0.19%（表 7 - 20）。

表 7 - 20　2018 年陕西省肿瘤登记地区白血病发病与死亡情况

地区	性别	病例数	粗率 （1/10 万）	构成 （%）	中标率 （1/10 万）	世标率 （1/10 万）	累积率（0～74 岁） （%）
发病							
全省	合计	435	2.93	1.34	2.33	2.46	0.23
	男性	239	3.14	1.31	2.56	2.70	0.26
	女性	196	2.70	1.39	2.09	2.20	0.21
城市	合计	237	3.32	1.45	2.56	2.75	0.26
	男性	133	3.65	1.45	3.01	3.22	0.31
	女性	104	2.97	1.45	2.09	2.25	0.22
农村	合计	198	2.56	1.23	2.13	2.21	0.21
	男性	106	2.66	1.16	2.16	2.26	0.22
	女性	92	2.46	1.33	2.10	2.16	0.20
死亡							
全省	合计	361	2.43	1.63	1.83	1.83	0.19
	男性	207	2.72	1.48	2.15	2.16	0.21
	女性	154	2.12	1.87	1.51	1.49	0.17
城市	合计	197	2.76	1.81	2.06	2.08	0.22
	男性	114	3.13	1.65	2.50	2.54	0.24
	女性	83	2.37	2.08	1.59	1.60	0.19
农村	合计	164	2.12	1.45	1.64	1.61	0.17
	男性	93	2.34	1.32	1.84	1.82	0.19
	女性	71	1.90	1.68	1.44	1.40	0.16

白血病年龄别发病率在"10～岁"组前有一个小高峰，在 10～44 岁年龄段处于较低水平，之后又逐渐上升，到"80～岁"组达到峰值。白血病年龄别死亡率在"50～岁"组之前处于较低水平，"50～岁"组之后逐渐上升，到"80～岁"组达到峰值。男性和女性

白血病年龄别发病率和死亡率差别不大（图 7 - 137～图 7 - 142）。

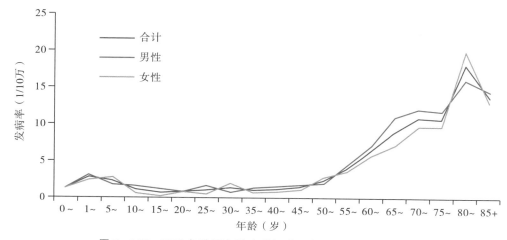

图 7 - 137　2018 年陕西省肿瘤登记地区白血病年龄别发病率

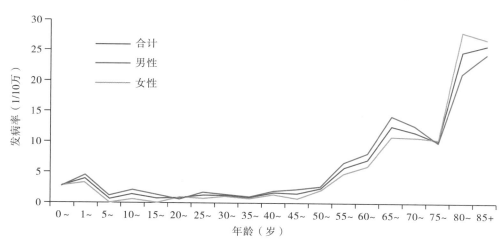

图 7 - 138　2018 年陕西省城市肿瘤登记地区白血病年龄别发病率

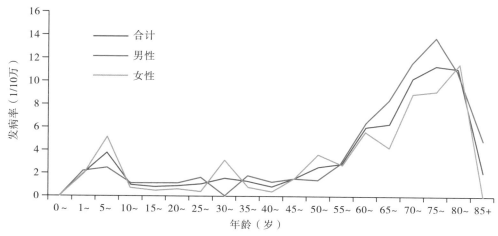

图 7 - 139　2018 年陕西省农村肿瘤登记地区白血病年龄别发病率

213

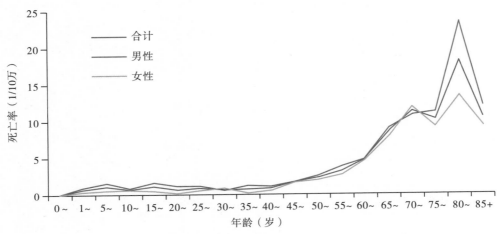

图 7-140 2018 年陕西省肿瘤登记地区白血病年龄别死亡率

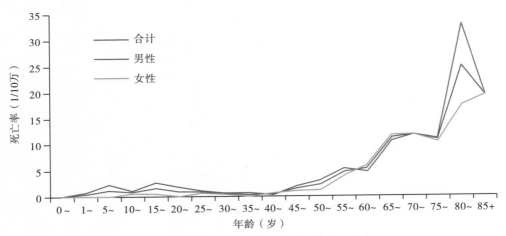

图 7-141 2018 年陕西省城市肿瘤登记地区白血病年龄别死亡率

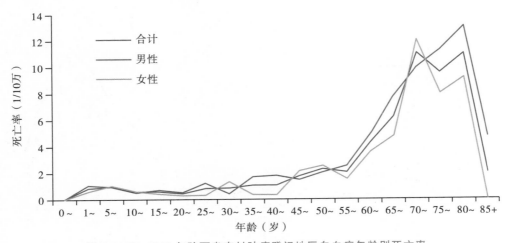

图 7-142 2018 年陕西省农村肿瘤登记地区白血病年龄别死亡率

在 13 个城市肿瘤登记地区中，男性白血病标化发病率最高的区县是碑林区（5.88/10 万），其次是未央区和雁塔区；女性白血病标化发病率最高的区县是未央区（5.64/10 万），其次是汉台区和碑林区。男性白血病标化死亡率最高的区县是雁塔区（5.51/10 万），其次是未央区和莲湖区；女性白血病标化死亡率最高的区县是未央区（3.56/10 万），其次是碑林区和雁塔区（图 7 – 143）。

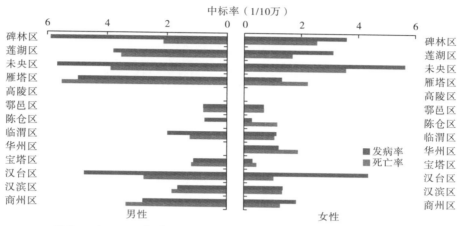

图 7 – 143　2018 年陕西省城市肿瘤登记地区白血病发病率和死亡率

在 19 个农村肿瘤登记地区中，男性白血病标化发病率最高的区县是麟游县（8.79/10 万），其次是泾阳县和凤翔县；女性白血病标化发病率最高的区县是麟游县（19.84/10 万），其次是宁陕县和陇县。男性白血病标化死亡率最高的区县是陇县（5.17/10 万），其次是泾阳县和凤翔县；女性白血病标化死亡率最高的区县是麟游县（6.89/10 万），其次是宁陕县和岐山县（图 7 – 144）。

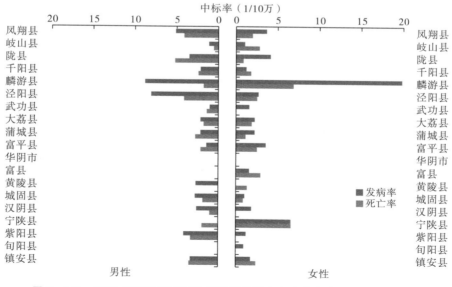

图 7 – 144　2018 年陕西省农村肿瘤登记地区白血病发病率和死亡率（2018）

附 录

一、2017年陕西省肿瘤登记地区恶性肿瘤发病主要结果

附表1 2017年陕西省肿瘤登记地区男女合计发病主要指标(1/10万)

部位	ICD-10	病例数	粗率(%)	年龄组(岁)																			构成(%)	中标率(1/10万)	世标率(1/10万)	累积率(0~74岁)(%)
				0~	1~	5~	10~	15~	20~	25~	30~	35~	40~	45~	50~	55~	60~	65~	70~	75~	80~	85+				
口腔和咽喉(除鼻咽外)	C00-10,C12-14	195	2.17	0.00	0.00	0.24	0.27	0.00	0.00	0.00	0.47	0.44	0.53	2.26	2.31	2.85	5.88	6.23	9.09	11.78	11.68	17.89	0.87	1.39	1.37	0.15
鼻咽	C11	119	1.33	0.00	0.00	0.24	0.00	0.00	0.00	0.29	0.31	0.29	1.33	2.64	1.59	2.06	5.07	3.63	3.50	2.36	1.67	1.38	0.53	0.92	0.90	0.10
食管	C15	2058	22.93	0.00	0.28	0.00	0.00	0.00	0.13	0.15	0.47	1.47	0.93	6.54	18.22	29.58	66.25	94.41	135.62	140.91	168.47	123.83	9.15	13.70	13.77	1.77
胃	C16	2536	28.25	0.00	0.00	0.00	0.00	0.18	0.26	0.74	2.20	1.91	7.60	11.06	24.73	35.91	82.87	110.23	144.01	157.40	223.52	151.34	11.28	17.13	17.09	2.11
结直肠,肛门	C18-21	1649	18.37	0.00	0.00	0.00	0.00	0.00	0.26	1.77	1.73	3.24	4.80	9.55	19.38	23.41	46.40	59.40	89.13	99.44	154.29	136.21	7.33	11.24	11.09	1.30
肝脏	C22	2414	26.89	2.19	0.57	0.24	0.18	0.18	0.52	2.21	5.35	6.03	14.26	22.88	40.49	45.72	64.63	84.04	92.97	124.88	153.46	134.83	10.74	17.14	16.79	1.90
胆囊及其他	C23-24	645	7.19	0.00	0.00	0.00	0.00	0.00	0.00	0.00	0.00	0.29	1.73	1.63	6.07	9.65	17.42	23.34	41.94	45.71	60.88	66.04	2.87	4.21	4.24	0.51
胰腺	C25	672	7.49	0.00	0.00	0.00	0.00	0.00	0.00	0.59	0.16	0.29	1.60	2.77	7.52	9.65	16.61	25.16	36.70	45.71	70.89	71.54	2.99	4.43	4.42	0.51
喉	C32	120	1.34	0.00	0.00	0.00	0.00	0.00	0.00	0.00	0.00	0.15	0.38	2.60	1.58	3.44	3.63	5.59	5.59	7.54	12.51	13.76	0.53	0.78	0.79	0.09
气管,支气管,肺	C33-34	5080	56.59	0.00	0.00	1.21	0.00	0.55	0.26	1.18	2.05	4.12	11.33	23.38	51.33	86.21	168.17	218.91	260.40	292.65	422.01	425.13	22.59	33.90	34.30	4.14
其他的胸腔器官	C37-38	64	0.71	0.00	0.00	0.00	0.00	0.00	0.00	0.15	0.00	0.15	0.00	0.50	0.14	2.37	2.85	0.61	6.29	2.83	2.50	1.38	0.28	0.44	0.44	0.07
骨	C40-41	202	2.25	0.00	0.28	0.00	0.53	0.37	0.65	0.88	0.79	0.29	1.20	0.75	2.75	3.32	5.88	5.45	8.74	9.43	9.17	19.26	0.90	1.58	1.59	0.16
皮肤的黑色素瘤	C43	31	0.35	0.00	0.00	0.00	0.00	0.00	0.00	0.29	0.16	0.00	0.00	0.25	0.16	0.61	2.08	2.08	1.05	0.94	2.50	5.50	0.14	0.23	0.23	0.02
乳腺	C50	1263	28.68	0.00	0.00	0.00	0.00	0.00	1.08	1.08	11.81	14.79	36.49	47.40	54.10	55.66	71.76	51.84	54.67	45.48	68.30	72.59	5.83	19.71	18.66	2.02
子宫颈	C53	758	17.21	0.00	0.00	0.00	0.00	0.00	1.08	0.89	5.43	9.96	18.38	34.01	38.05	30.96	44.60	36.96	31.05	23.19	25.41	12.52	3.37	11.90	11.30	1.26

续表

部位	ICD-10	病例数	粗率(%)	年龄组(岁)																			构成(%)	中标率(1/10万)	世标率(1/10万)	累积率(0~74岁)(%)
				0~	1~	5~	10~	15~	20~	25~	30~	35~	40~	45~	50~	55~	60~	65~	70~	75~	80~	85+				
子宫体及子宫部位不明	C54~55	391	8.88	0.00	0.00	0.00	0.00	0.00	0.00	1.49	1.60	1.81	6.04	9.27	25.27	17.51	27.97	18.99	25.65	17.84	12.71	10.01	1.74	5.78	5.70	0.68
卵巢	C56	307	6.97	0.00	0.00	0.00	0.00	0.39	2.98	1.19	1.28	2.72	2.19	9.53	13.97	13.13	19.87	14.89	19.57	19.62	14.30	15.02	1.37	4.62	4.51	0.51
前列腺	C61	390	8.53	0.00	0.00	0.00	0.00	0.00	0.00	0.00	0.93	0.00	0.00	0.00	0.56	3.84	13.77	18.87	47.12	80.95	170.34	183.31	1.73	4.95	4.87	0.43
睾丸	C62	16	0.35	4.20	0.54	0.00	0.00	0.00	0.25	0.88	0.31	0.29	0.26	0.25	0.00	0.00	0.81	0.52	0.00	2.00	0.00	0.00	0.07	0.33	0.38	0.02
肾及泌尿系统部位不明	C64~66, 68	388	4.32	1.10	0.57	0.00	0.00	0.00	0.00	0.44	0.63	1.03	0.40	2.51	4.48	6.80	13.57	12.45	18.18	22.62	32.53	27.52	1.73	2.68	2.69	0.31
膀胱	C67	416	4.63	0.00	0.00	0.00	0.00	0.37	0.00	0.00	0.16	0.15	0.67	1.26	4.48	5.22	12.76	15.30	21.67	25.45	50.04	48.15	1.85	2.72	2.75	0.31
脑、神经系统	C70~72	709	7.90	2.19	1.13	2.90	0.80	0.18	0.91	2.36	3.31	4.27	5.20	7.42	10.12	13.29	18.64	25.16	25.17	24.98	32.53	12.38	3.15	5.67	5.53	0.61
甲状腺	C73	289	3.22	0.00	0.00	0.00	0.00	0.18	0.52	2.36	3.94	3.09	4.53	3.39	6.51	5.69	5.07	5.19	5.24	4.71	5.84	4.13	1.29	2.56	2.26	0.23
恶性淋巴瘤	C81~86, C88, C90, C96	278	3.10	0.00	0.00	0.24	0.00	0.18	0.39	0.59	1.57	0.88	0.53	2.26	3.76	4.43	7.90	9.86	11.18	11.78	27.52	13.76	1.24	2.05	1.96	0.22
白血病	C91~95	369	4.11	0.00	3.69	1.21	1.33	1.11	1.69	1.92	2.99	1.03	2.53	4.02	2.75	4.75	6.89	11.41	14.68	13.20	23.35	16.51	1.64	3.17	3.19	0.31
部位不明及其他	Other	1076	11.99	3.29	2.84	1.69	1.87	0.55	0.78	2.95	2.20	3.53	5.60	7.42	12.43	19.62	30.80	30.87	49.28	50.42	85.07	68.79	4.79	7.96	7.99	0.86
恶性肿瘤所有部位合计	ALL	22483	250.46	10.96	9.36	7.99	4.80	4.06	9.08	23.15	39.06	47.68	95.71	162.67	287.45	374.27	670.64	822.22	1071.65	1190.40	1696.39	1507.92	100.00	157.67	156.24	18.15

217

附表 2　2017 年陕西省肿瘤登记地区男性发病主要指标（1/10 万）

部位	ICD-10	病例数	粗率(%)	0~	1~	5~	10~	15~	20~	25~	30~	35~	40~	45~	50~	55~	60~	65~	70~	75~	80~	85+	构成(%)	中标率(1/10万)	世标率(1/10万)	累积率(0~74岁)(%)
口腔和咽喉(除鼻咽外)	C00-10, C12-14	124	2.71	0.00	0.00	0.00	0.00	0.00	0.00	0.00	0.62	0.57	0.78	2.46	2.53	4.48	7.29	9.44	8.70	14.99	14.05	39.72	0.95	1.73	1.74	0.18
鼻咽	C11	83	1.81	0.00	0.00	0.00	0.00	0.00	0.00	0.00	0.62	0.57	2.07	3.68	2.56	2.56	7.70	5.77	3.62	4.00	1.76	0.00	0.64	1.27	1.23	0.14
食管	C15	1486	32.49	0.00	0.54	0.00	0.00	0.00	0.25	0.29	0.93	2.30	1.30	10.56	25.34	47.06	95.58	139.99	203.70	198.88	244.10	198.59	11.38	20.30	20.45	2.64
胃	C16	1869	40.87	0.00	0.00	0.00	0.00	0.00	0.50	1.17	1.86	1.15	8.56	15.22	32.94	57.62	134.06	177.21	212.39	243.86	323.12	216.92	14.31	25.61	25.76	3.21
结直肠、肛门	C18-21	970	21.21	0.00	0.00	0.47	0.00	0.35	0.50	1.17	2.18	5.17	5.18	9.58	20.83	25.29	61.97	72.88	109.46	125.93	170.34	186.37	7.43	13.51	13.41	1.57
肝脏	C22	1664	36.38	2.10	0.54	0.00	0.00	0.00	0.50	3.50	8.70	9.48	23.85	35.35	59.40	70.11	95.99	115.87	115.98	153.91	168.59	155.82	12.74	24.25	23.71	2.70
胆囊及其他	C23-24	250	5.47	0.00	0.00	0.00	0.00	0.00	0.00	0.00	0.00	0.00	1.56	0.98	7.04	9.92	14.99	16.78	31.17	28.98	43.90	54.99	1.91	3.34	3.41	0.41
胰腺	C25	402	8.79	0.00	0.00	0.00	0.00	0.00	0.25	0.58	0.00	0.57	2.85	4.42	9.01	10.88	21.47	28.31	44.94	63.96	70.24	91.66	3.08	5.47	5.46	0.62
喉	C32	103	2.25	0.00	0.00	0.00	0.00	0.00	0.25	0.00	0.00	0.29	0.00	0.49	4.50	2.88	5.67	7.34	10.15	11.99	22.83	24.44	0.79	1.38	1.39	0.16
气管、支气管、肺	C33-34	3541	77.42	0.00	4.87	0.93	0.00	0.70	0.25	0.88	1.86	5.17	13.48	30.94	73.20	131.25	255.97	331.36	375.50	406.76	558.44	476.61	27.11	48.38	49.08	6.10
其他的胸腔器官	C37-38	37	0.81	0.00	0.00	0.47	0.00	0.00	0.25	0.88	0.00	0.00	0.74	0.00	0.00	2.88	0.00	3.67	8.70	3.00	3.51	3.06	0.28	0.51	0.51	0.08
骨	C40-41	111	2.43	0.00	0.54	0.47	0.99	0.70	0.50	0.58	0.93	1.15	1.30	1.23	2.53	3.52	6.89	6.82	10.15	9.99	10.54	24.44	0.85	1.74	1.74	0.18
皮肤的黑色素瘤	C43	20	0.44	0.00	0.00	0.00	0.00	0.00	0.00	0.00	0.00	0.00	0.00	0.00	0.28	0.32	0.81	2.62	1.45	1.00	3.51	12.22	0.15	0.29	0.30	0.03
乳腺	C50	48	1.05	0.00	0.00	0.00	0.00	0.00	0.25	0.58	0.00	1.15	0.00	1.47	2.53	1.60	3.65	2.10	1.45	1.00	3.51	12.22	0.37	0.71	0.71	0.07
子宫颈	C53	0	0.00	0.00	0.00	0.00	0.00	0.00	0.00	0.00	0.00	0.00	0.00	0.00	0.00	0.00	0.00	0.00	0.00	0.00	0.00	0.00	0.00	0.00	0.00	0.00
子宫体及子宫部位不明	C54-55	0	0.00	0.00	0.00	0.00	0.00	0.00	0.00	0.00	0.00	0.00	0.00	0.00	0.00	0.00	0.00	0.00	0.00	0.00	0.00	0.00	0.00	0.00	0.00	0.00
卵巢	C56	0	0.00	0.00	0.00	0.00	0.00	0.00	0.00	0.00	0.00	0.00	0.00	0.00	0.00	0.00	0.00	0.00	0.00	0.00	0.00	0.00	0.00	0.00	0.00	0.00
前列腺	C61	390	8.53	0.00	0.00	0.00	0.00	0.00	0.00	0.00	0.93	0.00	0.00	0.00	0.56	3.84	13.77	18.87	47.12	80.95	170.34	183.31	2.99	4.95	4.87	0.43
睾丸	C62	16	0.35	0.00	0.54	0.00	1.49	0.35	1.25	0.00	0.00	0.00	0.00	0.00	0.00	0.00	0.00	1.45	2.00	2.00	0.00	6.11	0.12	0.33	0.38	0.02
肾及泌尿系统部位不明	C64-66, C68	228	4.99	2.10	1.08	0.93	0.00	0.35	0.50	0.58	0.62	0.26	0.26	3.44	4.79	9.60	14.58	18.87	20.30	21.99	36.88	33.61	1.75	3.23	3.30	0.38
膀胱	C67	325	7.11	0.00	1.08	0.00	0.00	0.70	1.99	0.88	1.86	0.29	0.78	1.96	6.48	8.96	20.25	24.12	35.52	41.98	75.51	91.66	2.49	4.34	4.43	0.50
脑、神经系统	C70-72	348	7.61	4.20	4.87	4.19	1.49	0.35	1.25	2.92	3.42	4.31	4.93	7.12	9.01	9.60	16.20	26.22	26.10	30.98	29.85	18.33	2.66	5.77	5.65	0.59
甲状腺	C73	77	1.68	0.00	0.00	0.00	0.00	0.35	0.25	1.17	1.24	0.57	2.07	1.72	3.10	2.24	4.46	2.62	7.25	3.00	3.51	6.11	0.59	1.26	1.17	0.13
恶性淋巴瘤	C81-86, C90, C96	171	3.74	0.00	0.00	0.47	0.00	0.35	0.50	0.88	1.86	1.15	0.52	2.70	4.79	5.44	10.49	11.01	13.77	13.99	38.63	15.28	1.31	2.56	2.46	0.27
白血病	C91-95	199	4.35	4.20	0.00	0.93	1.49	0.70	1.99	2.33	3.11	1.15	3.11	3.93	3.66	3.84	7.70	11.01	16.67	14.99	24.59	21.39	1.52	3.45	3.49	0.33
部位不明及其他	Other	598	13.08	2.10	3.25	1.40	1.99	0.35	1.00	3.21	3.21	3.73	7.00	8.10	12.67	19.85	29.97	30.93	65.24	64.96	100.10	97.77	4.58	8.96	8.88	0.96
所有部位合计	ALL	13060	285.56	14.69	11.91	7.92	5.97	4.20	7.98	21.01	32.95	39.36	80.11	146.33	287.44	433.77	830.69	1063.81	1369.33	1543.10	2117.87	1964.50	100.00	183.34	183.54	21.72

附表 3　2017 年陕西省肿瘤登记地区女性发病主要指标（1/10 万）

部位	ICD-10	病例数	粗率(%)	0~	1~	5~	10~	15~	20~	25~	30~	35~	40~	45~	50~	55~	60~	65~	70~	75~	80~	85+	构成(%)	中标率(1/10万)	世标率(1/10万)	累积率(0~74岁)(%)
口腔和咽喉（除鼻咽外）	C00-10, C12-14	71	1.61	0.00	0.00	0.50	0.57	0.00	0.00	0.00	0.32	0.30	0.27	2.06	2.08	1.25	4.46	3.08	9.45	8.92	9.53	0.00	0.75	1.07	1.03	0.12
鼻咽	C11	36	0.82	0.00	0.00	0.50	0.00	0.00	0.60	0.60	0.00	0.00	0.55	1.55	0.89	1.56	2.43	1.54	3.37	0.89	1.59	2.50	0.38	0.56	0.57	0.06
食管	C15	572	12.99	0.00	0.00	0.00	0.00	0.00	0.00	0.00	0.00	0.60	0.55	2.32	10.70	12.51	36.89	49.79	72.22	89.18	100.07	62.58	6.07	7.37	7.36	0.93
胃	C16	667	15.15	0.00	0.00	0.00	0.39	0.00	0.30	0.30	2.55	0.60	6.58	6.70	16.05	14.70	31.62	44.66	80.32	80.26	133.42	97.62	7.08	8.98	8.73	1.03
结直肠、肛门	C18-21	679	15.42	0.00	0.00	0.00	0.00	0.00	0.00	2.38	1.28	1.21	4.39	9.53	17.84	21.58	30.81	46.20	70.20	75.80	139.78	95.11	7.21	9.07	8.88	1.03
肝脏	C22	750	17.03	2.29	0.60	0.00	0.00	0.00	0.54	0.89	1.92	2.41	4.12	9.79	20.51	21.89	33.24	52.87	71.55	98.98	139.78	117.64	7.96	10.01	9.85	1.10
胆囊及其他	C23-24	395	8.97	0.00	0.60	0.00	0.00	0.00	0.00	0.00	0.00	0.60	1.92	2.32	5.05	9.38	19.87	29.77	51.97	60.64	76.24	75.09	4.19	5.02	5.01	0.60
胰腺	C25	270	6.13	0.00	0.00	0.00	0.00	0.00	0.60	0.60	0.32	0.00	0.27	1.03	5.95	8.44	11.76	22.07	29.02	29.43	71.48	55.07	2.87	3.42	3.42	0.40
喉	C32	17	0.39	0.00	0.00	0.00	0.00	0.00	0.00	0.00	0.32	0.00	0.00	0.26	0.59	0.31	1.22	0.00	1.35	3.57	3.18	5.01	0.18	0.21	0.21	0.02
气管、支气管、肺	C33-34	1539	34.95	0.00	0.00	0.00	0.39	0.39	0.27	1.49	2.23	3.02	9.05	15.46	28.24	42.22	80.27	108.82	153.22	190.83	298.61	382.96	16.33	19.85	19.92	2.22
其他的胸腔器官	C37-38	27	0.61	0.00	0.00	0.00	0.00	0.00	0.00	0.30	0.64	0.60	1.10	0.26	0.30	1.88	1.22	2.05	4.05	2.68	1.59	0.00	0.29	0.38	0.37	0.05
骨	C40-41	91	2.07	0.00	0.00	2.01	0.00	0.00	0.81	0.89	0.32	0.60	0.00	0.26	2.97	3.13	4.87	4.11	7.42	8.92	7.94	15.02	0.97	1.41	1.44	0.14
皮肤的黑色素瘤	C43	11	0.25	0.00	0.00	0.00	0.00	0.00	0.00	0.00	0.32	0.00	0.00	0.52	0.30	0.00	0.41	1.54	0.67	0.89	1.59	0.00	0.12	0.18	0.16	0.02
乳腺	C50	1263	28.68	0.00	0.00	0.00	0.00	0.00	1.08	4.17	11.81	14.79	36.49	47.40	54.10	55.66	71.76	51.84	54.67	45.48	68.30	72.59	13.40	19.71	18.66	2.02
子宫颈	C53	758	17.21	0.00	0.00	0.00	0.00	0.00	1.08	0.89	5.43	9.96	18.38	34.01	38.05	30.96	44.60	36.96	31.05	23.19	25.41	12.52	8.04	11.90	11.30	1.26
子宫体及子宫部位不明	C54-55	391	8.88	0.00	0.00	0.00	0.00	0.39	0.00	1.49	1.60	1.81	6.04	9.27	25.27	17.51	27.97	18.99	25.65	17.84	12.71	10.01	4.15	5.78	5.70	0.68
卵巢	C56	307	6.97	0.00	0.00	0.00	0.00	0.39	2.98	1.19	1.28	2.72	2.19	9.53	13.97	13.13	19.87	14.89	19.57	19.62	14.30	15.02	3.26	4.62	4.51	0.51
前列腺	C61	0	0.00	0.00	0.00	0.00	0.00	0.00	0.00	0.00	0.00	0.00	0.00	0.00	0.00	0.00	0.00	0.00	0.00	0.00	0.00	0.00	0.00	0.00	0.00	0.00
睾丸	C62	0	0.00	0.00	0.00	0.00	0.00	0.00	0.00	0.00	0.00	0.00	0.00	0.00	0.00	0.00	0.00	0.00	0.00	0.00	0.00	0.00	0.00	0.00	0.00	0.00
肾及泌尿系统部位不明	C64-66, C68	160	3.63	0.00	0.00	0.00	0.00	0.00	0.27	0.30	0.64	0.60	0.55	1.55	4.16	4.07	12.57	6.16	16.20	23.19	28.59	22.53	1.70	2.13	2.09	0.23
膀胱	C67	91	2.07	0.00	0.00	0.00	0.00	0.00	0.54	0.00	0.32	0.00	0.55	0.52	2.38	1.56	5.27	6.67	8.77	10.70	27.00	12.52	0.97	1.18	1.16	0.13
脑、神经系统	C70-72	361	8.20	2.38	1.19	1.51	1.15	1.56	1.35	1.79	3.19	4.22	5.49	7.73	11.30	16.89	21.08	24.13	24.30	19.62	34.94	7.51	3.83	5.55	5.39	0.62
甲状腺	C73	212	4.81	2.38	2.38	2.01	1.72	0.78	0.81	3.58	6.70	5.73	7.13	5.15	10.11	9.07	5.68	7.70	3.37	6.24	7.94	2.50	2.25	3.91	3.38	0.33
恶性淋巴瘤	C81-86, C88, C90, C96	107	2.43	0.00	0.00	0.00	0.00	0.00	0.27	0.30	1.28	0.60	0.55	1.80	2.68	3.44	4.87	9.24	8.77	9.81	17.47	12.52	1.14	1.54	1.47	0.17
白血病	C91-95	170	3.86	0.00	2.38	1.51	1.56	0.00	1.35	1.49	2.55	0.91	1.92	4.12	1.78	5.63	6.08	11.81	12.82	11.59	22.24	12.52	1.80	2.89	2.88	0.28
部位不明及其他	Other	478	10.86	4.58	2.38	2.01	1.72	0.78	0.54	2.68	0.96	3.32	4.12	6.70	12.19	19.39	31.62	30.80	34.42	37.45	71.48	45.05	5.07	7.02	7.15	0.77
所有部位合计 恶性肿瘤合计	ALL	9423	214.00	6.87	6.56	8.05	3.44	3.91	10.28	25.34	45.33	56.43	112.22	179.82	287.46	316.15	510.43	585.69	794.47	875.70	1315.16	1133.86	100.00	133.77	130.64	14.73

附表4　2017年陕西省省城市肿瘤登记地区男女合计发病主要指标（1/10万）

部位	ICD-10	病例数	粗率(1/10万)	0~	1~	5~	10~	15~	20~	25~	30~	35~	40~	45~	50~	55~	60~	65~	70~	75~	80~	85+	构成(%)	中标率(1/10万)	世标率(1/10万)	累积率(0~74岁)(%)
口腔和咽(除外鼻咽)	C00-10,C12-14	129	2.59	0.00	0.00	0.45	0.47	0.00	0.00	0.00	0.26	0.26	0.24	3.20	1.56	3.35	6.88	8.05	13.00	10.86	11.68	25.06	0.90	1.59	1.61	0.19
鼻咽	C11	76	1.53	0.00	0.00	0.45	0.00	0.00	0.00	0.00	0.52	0.00	0.24	2.74	2.34	1.96	6.88	4.74	4.95	3.88	2.60	0.00	0.53	1.01	1.02	0.12
食管	C15	1200	24.10	0.00	0.54	0.00	0.00	0.00	0.00	0.28	0.77	0.77	0.97	7.77	22.11	29.33	68.83	98.06	136.20	134.19	149.28	112.77	8.39	14.03	14.12	1.83
胃	C16	1598	32.09	0.00	0.00	0.00	0.25	0.00	0.25	0.83	2.06	2.06	9.95	10.29	29.39	37.98	92.74	125.54	152.30	162.89	236.25	177.52	11.18	18.68	18.74	2.32
结直肠、肛门	C18-21	1118	22.45	0.00	0.00	0.25	0.25	0.00	0.25	2.50	2.50	2.32	5.82	9.60	22.11	27.93	49.27	71.53	103.39	119.45	186.93	185.87	7.82	12.97	12.86	1.48
肝脏	C22	1476	29.64	3.96	0.54	0.45	0.45	0.00	0.50	1.39	7.22	4.64	16.26	21.26	40.58	51.11	68.47	93.80	94.10	136.52	170.05	156.63	10.32	18.11	17.79	2.00
胆囊及其他	C23-24	366	7.35	0.00	0.00	0.00	0.47	0.00	0.28	0.00	0.00	0.26	1.46	2.06	5.46	9.78	17.03	20.37	37.15	41.89	67.50	79.36	2.56	4.04	4.08	0.47
胰腺	C25	442	8.88	0.00	0.54	0.45	0.45	0.00	0.83	0.28	0.26	0.00	1.70	2.29	7.02	9.78	19.56	26.53	40.86	56.62	86.97	93.98	3.09	4.87	4.89	0.54
喉	C32	91	1.83	0.00	0.00	0.00	0.00	0.00	0.00	0.00	0.26	0.26	0.00	0.46	3.12	1.96	5.07	3.79	9.29	9.31	15.58	16.71	0.64	1.03	1.03	0.12
气管、支气管、肺	C33-34	3236	64.98	0.00	0.00	1.36	0.47	0.71	0.75	0.56	2.06	4.13	11.65	26.97	50.98	92.44	186.94	240.18	282.93	314.93	491.98	517.93	22.64	37.08	37.62	4.50
其他的胸腔器官	C37-38	46	0.92	0.00	0.00	0.00	0.47	0.00	0.00	0.28	0.00	0.26	0.00	0.46	0.26	3.35	0.36	4.26	9.91	1.55	1.30	2.09	0.32	0.57	0.57	0.09
骨	C40-41	123	2.47	0.00	1.36	0.47	0.47	0.35	0.54	0.83	1.56	0.26	1.21	0.69	2.60	3.63	6.16	4.26	9.91	11.64	11.68	25.06	0.86	1.62	1.65	0.17
皮肤的黑色素瘤	C43	24	0.48	0.00	0.00	0.00	0.00	0.47	0.00	0.28	1.53	0.50	0.47	0.46	0.52	0.28	0.72	2.37	1.86	0.78	3.89	6.27	0.17	0.31	0.30	0.03
乳腺	C50	731	29.87	0.00	0.00	0.00	0.00	0.00	2.15	3.33	11.45	9.53	36.02	43.32	51.46	49.85	80.06	58.14	61.58	61.29	96.73	100.96	5.37	19.50	18.68	2.03
子宫颈	C53	440	17.98	0.00	0.00	0.00	0.00	0.00	0.00	0.55	7.81	10.06	22.01	34.37	37.53	29.80	44.72	40.32	28.42	24.81	27.28	7.77	3.08	12.46	11.73	1.29
子宫体及子宫部位不明	C54-55	228	9.32	0.00	0.00	0.00	0.00	0.00	0.00	1.66	2.08	2.12	6.50	10.36	26.80	20.05	27.41	20.63	18.95	16.05	9.92	15.53	1.59	6.02	5.92	0.68
卵巢	C56	214	8.74	0.00	0.00	0.00	0.00	0.00	3.23	0.00	1.56	3.18	3.00	10.36	16.62	17.88	28.13	17.82	23.69	21.89	17.36	23.30	1.50	5.57	5.51	0.63
前列腺	C61	306	12.08	0.00	1.08	2.26	0.00	0.00	0.00	1.53	2.84	4.64	3.88	0.00	0.51	5.19	17.47	22.98	58.38	101.01	234.22	239.49	2.14	6.38	6.26	0.53
睾丸	C62	7	0.28	7.63	0.00	0.00	0.00	0.75	1.25	0.56	4.38	3.61	5.10	0.00	1.95	1.95	0.73	0.96	0.00	0.00	0.00	0.00	0.05	0.26	0.34	0.02
肾及泌尿系统部位不明	C64-66,C68	294	5.90	0.00	0.54	0.00	0.71	0.00	0.75	0.28	0.77	1.55	0.49	2.74	6.24	8.94	17.75	16.58	22.91	31.03	44.14	37.59	2.06	3.47	3.46	0.39
膀胱	C67	275	5.52	0.00	0.00	0.00	0.35	0.00	0.25	1.95	2.32	0.26	0.24	1.14	5.46	4.75	13.40	18.48	27.86	28.70	55.82	56.39	1.92	3.08	3.12	0.36
脑、神经系统	C70-72	433	8.69	1.98	2.17	0.45	0.35	1.06	2.01	1.95	2.32	4.90	3.88	7.77	9.62	13.96	19.93	31.74	29.10	30.25	42.84	16.71	3.03	5.86	5.74	0.65
甲状腺	C73	198	3.98	0.00	4.87	1.36	0.00	0.35	1.89	4.45	1.29	4.38	7.52	4.11	8.58	7.82	4.71	6.16	5.57	5.43	7.79	6.27	1.39	3.10	2.74	0.27
恶性淋巴瘤	C81-86,C88,C90,C96	206	4.14	0.00	0.00	0.00	0.45	0.35	0.00	0.28	0.77	0.77	0.24	3.43	5.72	5.87	7.97	12.79	14.86	17.84	33.75	20.88	1.44	2.59	2.47	0.27
白血病	C91-95	248	4.98	0.00	2.17	0.45	1.89	0.00	2.01	1.95	2.32	1.03	2.91	4.80	3.64	5.03	8.33	14.69	17.95	19.39	29.86	25.06	1.73	3.55	3.48	0.35
部位不明及其他	Other	755	15.16	3.96	4.87	1.36	1.89	0.00	4.45	4.45	2.32	4.90	7.52	8.23	13.01	22.62	38.04	39.79	63.15	62.83	101.25	91.89	5.28	9.65	9.78	1.06
所有部位合计	ALL	14296	287.07	13.86	9.75	7.24	5.20	4.23	10.28	21.40	41.77	46.19	103.14	169.14	306.15	405.25	741.95	926.61	1175.07	1313.23	1944.55	1852.43	100.00	172.56	171.60	19.87

附表 5　2017 年陕西省城市肿瘤登记地区男性发病主要指标（1/10 万）

部位	ICD-10	病例数	粗率(1/10万)	年龄组(岁)																			构成(%)	中标率(1/10万)	世标率(1/10万)	累积率(0~74岁)(%)
				0~	1~	5~	10~	15~	20~	25~	30~	35~	40~	45~	50~	55~	60~	65~	70~	75~	80~	85+				
口腔和咽喉（除鼻咽喉）	C00~10,C12~14	82	3.24	0.00	0.00	0.00	0.00	0.00	0.00	0.00	0.51	0.00	0.47	3.55	2.53	5.19	7.28	11.49	14.27	14.90	10.89	54.23	0.98	1.95	2.00	0.23
鼻咽	C11	55	2.17	0.00	0.00	0.00	0.00	0.00	0.00	0.00	1.02	0.00	0.47	4.44	3.03	2.88	10.19	7.66	5.19	6.62	2.72	0.00	0.66	1.47	1.44	0.17
食管	C15	869	34.31	0.00	1.04	0.00	0.00	0.00	0.00	0.56	1.53	3.52	1.41	13.33	32.34	50.72	97.54	146.48	208.87	188.76	201.54	162.68	10.36	21.03	21.16	2.79
胃	C16	1181	46.63	0.00	0.00	0.00	0.00	0.00	0.47	1.67	1.02	1.01	11.31	13.77	39.41	63.40	148.49	204.88	223.14	255.00	359.50	244.01	14.08	28.12	28.42	3.54
结直肠、肛门	C18~21	674	26.61	0.00	1.04	0.87	0.00	0.00	0.47	2.23	2.55	4.03	6.60	8.00	27.29	29.97	69.88	89.99	133.62	158.96	201.54	248.53	8.03	16.10	16.06	1.87
肝脏	C22	1010	39.88	3.81	0.00	0.00	0.00	0.00	0.47	1.67	11.75	7.05	28.75	34.65	61.14	77.81	104.82	129.24	114.16	163.93	182.47	171.71	12.04	25.76	25.31	2.87
胆囊及其他	C23~24	156	6.16	0.00	0.00	0.00	0.00	0.00	0.00	1.67	0.00	1.41	1.78	1.41	6.06	13.26	16.01	15.32	33.73	23.18	54.47	72.30	1.86	3.56	3.67	0.44
胰腺	C25	264	10.42	0.00	0.00	0.00	0.00	0.00	0.00	0.00	3.07	3.30	4.00	4.00	7.07	10.95	26.20	29.68	49.30	84.45	81.70	131.04	3.15	6.01	6.06	0.65
喉	C32	76	3.00	0.00	0.00	0.00	0.00	0.00	0.00	0.00	0.00	0.00	0.50	0.44	5.56	3.46	8.73	7.66	16.86	13.25	27.23	27.11	0.91	1.77	1.79	0.22
气管、支气管、肺	C33~34	2237	88.32	0.00	0.00	0.00	0.00	1.34	0.47	0.56	2.04	5.03	12.25	36.87	70.23	147.55	282.43	377.20	400.87	423.89	664.52	560.33	26.67	53.07	53.98	6.68
其他的胸腔器官	C37~38	26	1.03	0.00	0.00	0.00	0.00	0.00	0.00	0.00	0.00	0.00	0.89	0.89	2.53	4.61	0.00	5.74	12.97	1.66	0.00	4.52	0.31	0.65	0.66	0.12
骨	C40~41	64	2.53	0.00	0.00	0.00	0.89	0.67	0.47	1.11	0.51	0.00	1.41	0.89	0.00	0.58	5.10	5.74	10.38	11.59	10.89	36.15	0.76	1.67	1.68	0.17
皮肤的黑色素瘤	C43	16	0.63	0.00	0.00	0.00	0.00	0.00	0.47	0.56	0.00	0.00	0.47	1.78	0.51	0.58	1.46	2.87	2.59	1.66	5.45	13.56	0.19	0.38	0.40	0.04
乳腺	C50	36	1.42	0.00	0.00	0.00	0.00	0.00	0.47	0.00	2.01	2.01	0.47	1.78	2.53	0.58	6.55	3.83	1.30	0.00	5.45	18.08	0.43	0.96	0.96	0.10
子宫颈	C53	0	0.00	0.00	0.00	0.00	0.00	0.00	0.00	0.00	0.00	0.00	0.00	0.00	0.00	0.00	0.00	0.00	0.00	0.00	0.00	0.00	0.00	0.00	0.00	0.00
子宫体及子宫部位不明	C54~55	0	0.00	0.00	0.00	0.00	0.00	0.00	0.00	0.00	0.00	0.00	0.00	0.00	0.00	0.00	0.00	0.00	0.00	0.00	0.00	0.00	0.00	0.00	0.00	0.00
卵巢	C56	0	0.00	0.00	0.00	0.00	0.00	0.00	0.00	0.00	0.00	0.00	0.00	0.00	0.00	0.00	0.00	0.00	0.00	0.00	0.00	0.00	0.00	0.00	0.00	0.00
前列腺	C61	306	12.08	0.00	0.00	0.00	0.00	0.00	0.00	0.00	0.00	0.00	0.00	0.89	0.51	5.19	17.47	22.98	58.38	101.01	234.22	239.49	3.65	6.38	6.26	0.53
睾丸	C62	7	0.28	0.00	0.00	0.00	0.00	0.00	0.47	0.56	1.02	0.00	0.00	0.00	0.00	0.00	0.73	0.96	0.00	0.00	0.00	0.00	0.08	0.26	0.34	0.02
肾及泌尿系统部位不明	C64~66,68	172	6.79	0.00	0.00	0.87	0.00	0.00	0.56	0.56	1.02	2.01	0.47	3.11	7.58	12.10	19.65	25.85	28.54	26.49	49.02	45.19	2.05	4.23	4.27	0.51
膀胱	C67	213	8.41	0.00	0.00	0.00	0.00	1.34	1.41	1.67	0.00	0.50	0.47	1.78	8.08	8.07	18.93	25.85	50.59	46.36	84.43	108.45	2.54	4.91	4.99	0.58
脑、神经系统	C70~72	209	8.25	3.81	1.04	3.49	0.89	0.67	1.41	1.67	3.07	4.03	4.71	5.33	10.61	9.80	17.47	30.64	31.14	34.77	38.13	27.11	2.49	5.86	5.79	0.63
甲状腺	C73	54	2.13	0.00	0.00	0.00	0.00	0.00	0.47	2.23	1.02	0.00	3.77	2.22	3.03	3.46	4.37	3.83	7.78	3.31	5.45	9.04	0.64	1.55	1.48	0.16
恶性淋巴瘤	C81~86,C88,C90,C96	127	5.01	0.00	0.00	0.87	0.00	1.34	2.81	0.56	2.35	1.01	0.47	4.00	7.58	8.65	11.65	13.40	16.86	21.53	46.30	22.59	1.51	3.24	3.10	0.34
白血病	C91~95	134	5.29	0.00	5.21	1.75	2.66	0.00	1.41	2.79	3.07	1.01	3.77	4.00	5.56	4.03	10.19	13.40	18.16	23.18	27.23	31.63	1.60	3.96	3.90	0.37
部位不明及其他	Other	421	16.62	0.00	0.00	0.00	2.66	0.00	1.41	5.01	1.53	5.54	9.43	10.66	14.15	24.21	34.21	42.12	81.73	76.17	117.11	126.53	5.02	10.97	10.98	1.19
恶性肿瘤所有部位合计	ALL	8389	331.23	15.26	12.50	6.99	7.11	4.69	8.90	21.73	34.74	37.76	91.43	155.47	317.32	489.91	919.35	1216.82	1520.44	1680.66	2410.26	2354.27	100.00	203.90	204.72	24.23

附表6　2017年陕西省城市肿瘤登记地区女性发病主要指标(1/10万)

部位	ICD-10	病例数	粗率(%)	0~	1~	5~	10~	15~	20~	25~	30~	35~	40~	45~	50~	55~	60~	65~	70~	75~	80~	85+	构成(%)	中标率(1/10万)	世标率(1/10万)	累积率(0~74岁)(%)
口腔和咽喉(除鼻咽外)	C00—10,C12—14	47	1.92	0.00	0.00	0.94	1.01	0.00	0.00	0.00	0.00	0.53	0.00	2.82	0.54	1.63	6.49	4.69	11.84	7.30	12.40	0.00	0.80	1.26	1.25	0.15
鼻咽	C11	21	0.86	0.00	0.00	0.94	0.00	0.00	0.00	0.00	0.00	0.00	0.00	0.94	1.61	1.08	3.61	1.88	4.74	1.46	2.48	0.00	0.36	0.56	0.60	0.07
食管	C15	331	13.53	0.00	0.00	0.00	0.00	0.00	0.00	0.00	0.00	0.53	0.50	1.88	11.26	9.21	40.39	50.64	69.87	86.10	101.69	69.89	5.60	7.32	7.36	0.92
胃	C16	417	17.04	0.00	0.00	0.00	0.00	0.00	0.00	0.00	3.12	2.65	8.51	6.59	18.76	14.09	37.50	47.83	87.64	81.72	124.01	120.37	7.06	9.68	9.48	1.13
结直肠,肛门	C18—21	444	18.14	0.00	0.00	0.00	0.00	0.00	0.00	2.77	1.04	0.53	5.00	11.30	16.62	26.01	28.85	53.45	75.79	84.64	173.62	132.02	7.52	9.99	9.81	1.11
肝脏	C22	466	19.04	4.12	0.00	0.00	0.00	0.00	0.00	1.11	2.60	2.12	3.00	7.06	18.76	26.01	32.46	59.08	75.79	112.37	158.74	143.67	7.89	10.44	10.28	1.14
胆囊及其他	C23—24	210	8.58	0.00	0.00	0.00	0.00	0.00	0.00	0.00	0.00	0.53	1.50	2.35	4.82	6.50	18.03	25.32	40.27	58.37	79.37	85.43	3.56	4.47	4.46	0.50
胰腺	C25	178	7.27	0.00	0.00	0.00	0.00	0.00	0.00	0.55	0.52	0.00	0.00	0.47	6.97	8.67	12.98	23.44	33.16	32.10	91.77	62.13	3.01	3.79	3.78	0.43
喉	C32	15	0.61	0.00	0.00	0.00	0.00	0.00	0.00	0.00	0.00	0.00	0.00	0.47	0.54	0.54	1.44	0.00	2.37	5.84	4.96	7.77	0.25	0.31	0.30	0.03
气管,支气管,肺	C33—34	999	40.82	0.00	0.00	0.00	0.00	0.00	0.54	0.55	2.08	3.18	11.01	16.48	30.56	40.64	92.32	105.97	175.27	218.90	334.84	481.50	16.91	21.69	21.85	2.39
其他的胸腔器官	C37—38	20	0.82	0.00	0.00	0.00	0.00	0.00	0.00	0.55	0.00	0.53	0.00	0.00	0.54	3.25	0.72	2.81	7.11	1.46	2.48	0.00	0.34	0.48	0.48	0.07
骨	C40—41	59	2.41	0.00	0.00	2.82	0.00	0.00	1.08	0.55	0.52	0.53	1.00	0.47	2.68	2.71	7.21	2.81	9.47	11.67	12.40	15.53	1.00	1.57	1.62	0.16
皮肤的黑色素瘤	C43	8	0.33	0.00	0.00	0.00	0.00	0.00	0.00	0.00	0.52	0.00	0.00	0.54	0.54	0.00	0.00	1.88	1.18	0.00	2.48	0.00	0.14	0.24	0.21	0.03
乳腺	C50	731	29.87	0.00	0.00	0.00	0.00	0.00	0.54	3.33	11.45	9.53	36.02	43.32	51.46	49.85	80.06	58.14	61.58	61.29	96.73	100.96	12.38	19.50	18.68	2.03
子宫颈	C53	440	17.98	0.00	1.13	0.00	0.00	0.00	2.15	0.55	7.81	10.06	22.01	34.37	37.53	29.80	44.72	40.32	28.42	24.81	27.28	7.77	7.45	12.46	11.73	1.29
子宫体及子宫部位不明	C54—55	228	9.32	0.00	0.00	0.00	0.00	0.00	1.66	2.08	2.08	2.12	6.50	10.36	26.80	20.05	27.41	20.63	18.95	16.05	9.92	15.53	3.86	6.02	5.92	0.68
卵巢	C56	214	8.74	0.00	0.00	0.00	0.75	3.23	0.00	1.56	3.18	3.18	3.00	10.36	16.62	17.88	28.13	17.82	23.69	21.89	17.36	23.30	3.62	5.57	5.51	0.63
前列腺	C61	0	0.00	0.00	0.00	0.00	0.00	0.00	0.00	0.00	0.00	0.00	0.00	0.00	0.00	0.00	0.00	0.00	0.00	0.00	0.00	0.00	0.00	0.00	0.00	0.00
睾丸	C62	0	0.00	0.00	0.00	0.00	0.00	0.00	0.00	0.00	0.00	0.00	0.00	0.00	0.00	0.00	0.00	0.00	0.00	0.00	0.00	0.00	0.00	0.00	0.00	0.00
肾及泌尿系统部位不明	C64—66,C68	122	4.99	0.00	0.00	0.00	0.00	0.00	0.54	0.52	2.60	1.06	0.50	2.35	4.82	5.96	15.87	7.50	17.76	35.02	39.68	31.06	2.07	2.72	2.66	0.28
膀胱	C67	62	2.53	0.00	0.00	0.00	0.00	0.00	0.00	0.52	0.00	0.53	0.00	0.47	2.68	1.63	7.93	11.25	7.11	13.13	29.76	11.65	1.05	1.35	1.36	0.16
脑,神经系统	C70—72	224	9.15	0.00	1.13	0.94	0.00	0.00	1.08	2.60	5.29	3.00	8.58	10.36	17.88	22.36	32.82	37.51	27.24	26.27	47.13	7.77	3.79	5.84	5.67	0.67
甲状腺	C73	144	5.88	0.00	0.00	0.00	0.75	1.08	1.08	4.44	7.81	7.41	6.12	14.47	11.92	5.05	8.44	7.30	3.55	9.92	3.88	0.00	2.44	4.69	4.05	0.39
恶性淋巴瘤	C81—86,C88,C90,C96	79	3.23	0.00	0.00	0.94	0.00	0.00	0.54	0.54	2.08	0.53	0.00	2.82	3.75	3.25	4.33	12.19	13.03	14.59	22.32	19.42	1.34	1.96	1.84	0.21
白血病	C91—95	114	4.66	0.00	4.51	0.94	1.01	1.49	0.54	1.11	1.56	1.06	2.00	5.50	1.61	5.96	6.49	15.94	17.76	16.05	32.24	19.42	1.93	3.11	3.05	0.32
部位不明及其他恶性肿瘤	Other	334	13.65	8.24	0.00	0.00	0.00	0.54	1.08	3.88	1.04	4.24	5.50	5.65	11.79	21.13	41.83	37.51	46.19	51.08	86.81	62.13	5.65	8.37	8.63	0.94
所有部位合计	ALL	5907	241.38	12.36	6.76	7.52	3.03	3.73	11.85	21.07	48.94	55.06	115.57	183.62	294.31	325.66	566.18	642.36	859.79	989.41	1520.41	1421.19	100.00	143.40	140.59	15.73

附表 7　2017 年陕西省农村肿瘤登记地区男女合计发病主要指标（1/10 万）

部位	ICD-10	病例数	粗率(%)	年龄组(岁)																			构成(%)	中标率(1/10万)	世标率(1/10万)	累积率(0~74岁)(%)
				0~	1~	5~	10~	15~	20~	25~	30~	35~	40~	45~	50~	55~	60~	65~	70~	75~	80~	85+				
口腔和咽喉(除鼻咽外)	C00-10, C12-14	66	1.65	0.00	0.00	0.00	0.00	0.00	0.00	0.00	0.81	0.69	0.89	1.12	3.26	2.19	4.60	4.01	4.01	13.21	11.66	4.03	0.81	1.13	1.06	0.11
鼻咽	C11	43	1.08	0.00	0.00	0.00	0.00	0.00	0.00	0.63	0.00	0.69	2.66	2.51	0.65	2.19	2.76	2.29	1.61	0.00	0.00	4.03	0.53	0.78	0.75	0.08
食管	C15	858	21.47	0.00	0.00	0.00	0.00	0.00	0.27	0.00	0.00	0.69	0.89	5.03	13.35	29.92	62.98	90.00	134.86	151.30	202.96	145.16	10.48	13.40	13.45	1.69
胃	C16	938	23.47	0.00	0.00	0.00	0.00	0.39	0.27	0.63	2.43	2.06	4.73	12.01	18.88	33.20	70.34	91.72	133.25	148.90	200.63	100.81	11.46	15.07	14.88	1.85
结直肠、肛门	C18-21	531	13.29	0.00	0.00	0.00	0.00	0.27	0.81	0.94	1.62	4.45	3.55	9.50	15.95	17.51	42.75	44.71	70.64	68.45	95.65	40.32	6.49	8.78	8.57	1.06
肝脏	C22	938	23.47	0.00	0.60	0.00	0.00	0.81	2.43	2.43	7.88	11.83	3.55	24.86	40.37	38.67	59.76	72.23	91.51	106.87	123.64	92.74	11.46	15.72	15.33	1.77
胆囊及其他	C23-24	279	6.98	0.00	0.00	0.00	0.00	0.00	0.00	0.00	0.34	2.07	1.12	6.84	17.93	9.49	26.94	48.16	51.63	48.99	40.32	40.32	3.41	4.40	4.38	0.56
胰腺	C25	230	5.75	0.00	0.00	0.00	0.00	0.00	0.94	0.00	0.00	0.69	1.48	3.35	8.14	9.49	12.87	23.50	31.31	28.82	41.99	28.23	2.81	3.71	3.68	0.46
喉	C32	29	0.73	0.00	0.00	0.00	0.00	0.00	0.00	0.00	0.00	0.00	0.00	0.28	1.95	1.09	1.38	3.44	0.80	4.80	7.00	8.06	0.35	0.45	0.46	0.04
气管、支气管、肺	C33-34	1844	46.14	0.00	0.00	0.00	0.00	0.39	0.39	2.02	2.02	4.11	10.94	19.00	51.77	78.07	144.35	193.18	231.18	258.17	296.27	245.97	22.52	29.37	29.55	3.68
其他的胸腔器官	C37-38	18	0.45	0.00	0.00	0.00	0.00	0.00	0.00	0.00	0.00	0.34	0.00	0.56	0.00	1.09	0.92	1.15	1.61	4.80	4.67	0.00	0.22	0.30	0.27	0.03
骨	C40-41	79	1.98	0.00	0.00	1.04	0.61	0.54	0.00	0.94	1.21	0.34	1.18	0.84	2.93	2.92	5.52	6.88	7.22	6.00	4.67	8.06	0.96	1.51	1.49	0.16
皮肤的黑色素瘤	C43	7	0.18	0.00	0.00	0.00	0.00	0.00	0.00	0.00	0.00	0.00	0.00	0.00	0.00	0.00	0.46	1.72	0.00	1.20	0.00	4.03	0.09	0.12	0.13	0.01
乳腺	C50	532	27.20	0.00	0.00	0.00	0.00	1.63	1.63	5.16	12.38	21.75	37.06	52.34	57.39	63.60	61.11	44.23	45.52	20.64	17.67	21.13	6.64	19.78	18.45	2.01
子宫颈	C53	318	16.26	0.00	0.00	0.00	0.00	0.00	0.00	1.29	1.65	9.82	13.97	33.57	38.70	32.54	44.44	32.89	34.53	20.64	22.08	21.13	3.88	11.16	10.76	1.22
子宫体及子宫部位不明	C54-55	163	8.33	0.00	0.00	0.00	0.00	0.00	0.00	0.83	0.83	1.40	5.47	7.96	23.36	14.05	28.70	17.01	34.53	20.64	17.67	0.00	1.99	5.48	5.42	0.67
卵巢	C56	93	4.75	0.00	0.00	2.08	0.00	2.72	2.58	0.83	4.05	2.11	1.22	8.53	10.68	6.66	9.26	11.34	14.13	16.05	8.83	0.00	1.14	3.36	3.18	0.35
前列腺	C61	84	4.12	0.00	0.00	0.00	0.00	0.00	0.00	0.00	0.00	0.00	0.00	0.00	0.64	2.16	9.13	13.91	32.86	50.42	54.39	66.03	1.03	2.69	2.66	0.29
睾丸	C62	9	0.44	0.00	1.13	0.00	0.00	0.00	0.53	1.23	0.79	0.00	0.00	0.55	0.00	0.00	0.91	0.00	5.04	5.04	0.00	8.06	0.11	0.42	0.42	0.02
肾及泌尿系统部位不明	C64-66	94	2.35	2.45	0.00	0.00	0.00	0.00	0.00	0.63	0.40	0.34	0.30	2.23	2.28	4.01	8.27	7.45	12.04	9.61	11.66	8.06	1.15	1.58	1.63	0.19
膀胱	C67	141	3.53	0.00	0.00	0.00	0.00	0.00	0.00	0.94	0.40	0.34	1.18	1.40	3.26	5.84	11.95	11.46	13.65	20.41	39.66	32.26	1.72	2.22	2.23	0.25
脑、神经系统	C70-72	276	6.91	2.45	5.36	3.64	0.61	0.00	0.54	4.08	4.05	3.77	6.80	6.98	10.74	12.40	17.01	17.20	20.07	16.81	14.00	4.03	3.37	5.36	5.20	0.55
甲状腺	C73	91	2.28	2.45	0.60	2.08	1.83	0.78	0.54	1.26	3.24	2.40	3.84	2.51	3.91	2.92	5.52	4.01	4.82	3.60	2.33	0.00	1.11	1.87	1.64	0.17
恶性淋巴瘤	C81-86, C88, C90, C96	72	1.80	0.00	0.00	0.00	0.00	0.39	0.54	0.94	0.40	1.03	0.89	0.84	1.30	2.55	7.82	6.31	6.42	2.40	16.33	0.00	0.88	1.28	1.25	0.15
白血病	C91-95	121	3.03	0.00	5.36	2.08	0.61	1.16	1.88	1.88	4.05	1.03	2.07	3.07	1.63	4.38	5.06	7.45	10.44	3.60	11.66	0.00	1.48	2.64	2.74	0.25
部位不明及其他	Other	321	8.03	2.45	0.60	2.08	1.83	0.78	0.54	1.26	3.64	1.71	3.25	6.43	11.72	15.69	21.61	20.06	31.31	31.22	55.99	24.19	3.92	5.74	5.62	0.61
所有部位合计	ALL	8187	204.83	7.36	8.94	8.84	4.28	3.88	7.80	25.13	34.79	49.67	86.65	154.77	264.04	333.82	580.15	695.90	937.57	1000.26	1250.41	842.74	100.00	136.82	134.70	15.98

附表 8　2017 年陕西省农村肿瘤登记地区男性发病主要指标（1/10 万）

| 部位 | ICD-10 | 病例数 | 粗率(%) | 年龄组(岁) | | | | | | | | | | | | | | | | | | | 构成(%) | 中标率(1/10万) | 世标率(1/10万) | 累积率(0~74岁)(%) |
				0~	1~	5~	10~	15~	20~	25~	30~	35~	40~	45~	50~	55~	60~	65~	70~	75~	80~	85+				
口腔和咽喉(除鼻咽外)	C00~10, C12~14	42	2.06	0.00	0.00	0.00	0.00	0.00	0.00	0.00	0.79	1.34	1.15	1.10	2.54	3.60	7.30	6.95	1.64	15.13	19.78	9.43	0.90	1.44	1.37	0.13
鼻咽	C11	28	1.37	0.00	0.00	0.00	0.00	0.00	0.00	0.00	0.00	1.34	4.03	2.74	1.27	2.16	4.57	3.48	1.64	0.00	0.00	0.00	0.60	1.00	0.96	0.11
食管	C15	617	30.23	0.00	0.00	0.00	0.00	0.00	0.00	0.00	0.00	0.67	1.15	7.14	16.53	42.48	93.13	132.13	197.15	214.29	321.37	273.56	13.21	19.67	19.86	2.45
胃	C16	688	33.71	0.00	0.00	0.00	0.00	0.00	0.53	0.61	3.17	1.34	5.19	17.02	24.79	50.41	115.96	143.72	198.79	226.90	257.09	160.36	14.73	22.28	22.23	2.81
结直肠、肛门	C18~21	296	14.50	0.00	0.00	0.00	0.00	0.00	0.53	0.61	1.59	6.69	3.46	11.53	12.71	19.44	52.04	52.16	78.86	75.63	113.72	56.60	6.34	9.90	9.68	1.20
肝	C22	654	32.05	0.00	0.00	0.00	0.00	0.00	0.53	5.51	3.97	12.71	17.86	36.23	57.22	60.49	84.91	99.68	118.29	138.66	143.38	122.63	14.00	22.15	21.55	2.49
胆囊及其他	C23~24	94	4.61	0.00	0.00	0.00	0.00	0.00	0.00	0.00	0.00	0.00	1.73	0.00	8.26	5.76	13.70	18.54	27.93	37.82	24.72	18.87	2.01	3.01	3.01	0.38
胰腺	C25	138	6.76	0.00	0.00	0.00	0.00	0.00	0.00	1.23	0.00	1.34	2.30	4.94	11.44	10.80	15.52	26.66	39.43	32.77	49.44	9.43	2.95	4.56	4.45	0.57
喉	C32	27	1.32	0.00	0.00	0.00	0.00	0.00	0.00	0.00	0.00	0.00	0.00	0.55	3.18	2.16	1.83	6.95	1.64	10.08	14.83	18.87	0.58	0.86	0.86	0.08
气管、支气管、肺	C33~34	1304	63.90	0.00	0.00	0.00	0.00	0.00	0.00	1.23	1.59	5.35	14.98	23.60	76.92	110.89	222.78	275.86	343.37	380.69	365.87	301.86	27.92	41.88	42.31	5.38
其他的胸腔器官	C37~38	11	0.54	0.00	0.00	0.00	0.00	0.00	0.00	0.61	1.59	0.00	0.00	0.55	0.00	2.16	0.00	1.16	3.29	5.04	9.89	9.43	0.24	0.35	0.32	0.04
骨	C40~41	47	2.30	0.00	0.00	0.00	1.13	0.73	0.53	0.61	1.59	0.00	1.15	1.65	2.54	2.16	9.13	8.11	9.86	7.56	9.89	9.43	1.01	1.80	1.77	0.20
皮肤的黑色素瘤	C43	4	0.20	0.00	1.13	0.00	0.00	0.00	0.00	0.00	0.00	0.00	0.00	1.10	0.00	0.00	0.00	2.32	0.00	0.00	0.00	0.00	0.09	0.15	0.17	0.01
乳腺	C50	12	0.59	4.67	0.00	2.00	0.00	0.00	0.00	0.00	0.00	0.67	1.10	0.00	2.54	2.88	0.00	0.00	1.64	2.52	0.00	9.43	0.26	0.38	0.37	0.04
子宫颈	C53	0	0.00	0.00	0.00	0.00	0.00	0.00	0.00	0.00	0.00	0.00	0.00	0.00	0.00	0.00	0.00	0.00	0.00	0.00	0.00	0.00	0.00	0.00	0.00	0.00
子宫体及子宫部位不明	C54~55	0	0.00	0.00	0.00	0.00	0.00	0.00	0.00	0.00	0.00	0.00	0.00	0.00	0.00	0.00	0.00	0.00	0.00	0.00	0.00	0.00	0.00	0.00	0.00	0.00
卵巢	C56	0	0.00	0.00	0.00	0.00	0.00	0.00	0.00	0.00	0.00	0.00	0.00	0.00	0.00	0.00	0.00	0.00	0.00	0.00	0.00	0.00	0.00	0.00	0.00	0.00
前列腺	C61	84	4.12	0.00	0.00	0.00	0.00	0.00	0.00	0.00	0.00	0.00	0.00	0.00	0.64	2.16	9.13	13.91	32.86	50.42	54.39	66.03	1.80	2.69	2.66	0.29
睾丸	C62	9	0.44	0.00	1.13	1.00	1.13	0.00	0.53	0.61	0.00	0.00	0.00	0.00	0.00	0.00	0.00	0.00	0.00	0.00	0.00	0.00	0.19	0.42	0.42	0.02
肾及泌尿系统部位不明	C64~66, C68	56	2.74	0.00	0.00	0.00	0.00	0.00	1.06	0.61	0.79	0.58	1.15	2.20	4.45	10.08	8.22	10.43	9.86	15.13	14.83	9.43	1.20	1.88	1.97	0.22
膀胱	C67	112	5.49	0.00	0.00	0.00	0.00	0.00	0.00	0.00	0.00	0.00	1.15	2.20	4.45	10.08	21.91	22.02	16.43	35.30	59.33	56.60	2.40	3.54	3.62	0.39
脑、神经系统	C70~72	139	6.81	4.67	0.00	4.99	2.26	0.00	1.06	0.00	3.97	4.68	5.19	9.33	6.99	9.36	14.61	20.86	19.71	25.21	14.83	0.00	2.98	5.58	5.40	0.55
甲状腺	C73	23	1.13	0.00	0.00	0.00	0.00	0.73	0.53	1.23	6.35	1.34	0.00	1.10	3.18	0.72	4.57	1.16	6.57	2.52	14.83	0.00	0.49	0.90	0.80	0.10
恶性淋巴瘤	C81~86, C88, C90, C96	44	2.16	0.00	0.00	0.00	0.00	0.58	1.06	1.23	0.79	1.34	0.58	1.10	1.27	1.44	10.04	6.95	9.86	2.52	24.72	0.00	0.94	1.61	1.55	0.18
白血病	C90~95	65	3.18	4.67	6.76	2.00	1.13	0.73	1.06	1.84	3.97	1.34	2.30	3.84	3.60	3.60	4.57	8.11	14.79	2.52	19.78	0.00	1.39	2.74	2.89	0.27
部位不明及其他	Other	177	8.67	0.00	0.00	0.00	0.00	0.73	0.53	1.23	6.35	4.03	4.94	10.81	14.40	24.65	17.39	44.36	47.90	69.22	37.73	1.39	3.79	6.37	6.15	0.67
所有部位合计	ALL	4671	228.88	14.00	11.27	8.99	4.52	3.66	6.92	20.22	30.16	41.49	66.26	135.03	249.84	363.64	719.47	878.57	1177.96	1333.67	1587.07	1150.83	100.00	155.15	154.36	18.59

附表 9　2017 年陕西省农村肿瘤登记地区女性发病主要指标(1/10 万)

年龄组(岁)

部位	ICD-10	病例数	粗率(%)	0~	1~	5~	10~	15~	20~	25~	30~	35~	40~	45~	50~	55~	60~	65~	70~	75~	80~	85+	构成(%)	中标率(1/10万)	世标率(1/10万)	累积率(0~74岁)(%)
口腔和咽喉(除鼻咽外)	C00-10, C12-14	24	1.23	0.00	0.00	0.00	0.00	0.00	0.00	0.00	0.83	0.00	0.61	1.14	4.00	0.74	1.85	1.13	6.28	11.46	4.42	0.00	0.68	0.83	0.75	0.08
鼻咽	C11	15	0.77	0.00	0.00	0.00	0.00	0.00	0.00	1.29	0.00	0.00	1.22	2.28	0.00	2.22	0.93	1.13	1.57	0.00	0.00	7.04	0.43	0.56	0.54	0.05
食管	C15	241	12.32	0.00	0.00	0.00	0.00	0.00	0.00	0.00	0.00	0.70	0.61	2.84	10.01	17.01	32.41	48.77	75.34	94.01	97.17	49.30	6.85	7.43	7.37	0.94
胃	C16	250	12.78	0.00	0.00	0.00	0.00	0.82	0.00	0.64	1.65	2.81	4.25	6.83	12.68	15.53	24.07	40.83	70.63	77.96	150.18	56.34	7.11	8.07	7.73	0.90
结直肠、肛门	C18-21	235	12.01	0.00	0.00	0.00	0.00	0.00	0.00	1.93	0.00	2.11	3.65	7.40	19.35	15.53	33.33	37.43	62.78	61.91	79.51	28.17	6.68	7.70	7.50	0.93
肝脏	C22	284	14.52	0.00	1.26	0.00	0.00	0.00	1.09	0.64	0.83	2.81	5.47	13.09	22.69	16.27	34.26	45.36	65.92	77.96	106.01	70.43	8.08	9.24	9.09	1.05
胆囊及其他	C23-24	185	9.46	0.00	0.00	0.00	0.00	0.00	0.00	0.00	0.00	0.70	2.43	2.28	5.34	13.31	22.22	35.16	67.49	64.20	70.67	56.34	5.26	5.72	5.69	0.74
胰腺	C25	92	4.70	0.00	0.00	0.00	0.00	0.00	0.00	0.00	0.00	0.00	0.70	1.71	4.67	8.13	10.18	20.41	23.54	25.22	35.34	42.26	2.62	2.84	2.88	0.35
喉	C32	2	0.10	0.00	0.00	0.00	0.00	0.00	0.00	0.00	0.00	0.00	0.00	0.00	0.67	0.00	0.93	0.00	0.00	0.00	0.00	0.00	0.06	0.07	0.07	0.01
气管、支气管、肺	C33-34	540	27.61	0.00	0.00	0.00	0.00	0.82	0.00	2.58	2.48	2.81	6.68	14.22	25.36	44.37	64.81	112.28	124.00	146.75	234.24	204.24	15.36	17.09	16.99	2.00
其他的胸腔器官	C37-38	7	0.36	0.00	0.00	0.00	0.00	0.00	0.00	0.00	0.00	0.00	0.70	0.57	0.00	0.00	1.85	1.13	0.00	4.59	0.00	0.00	0.20	0.25	0.23	0.02
骨	C40-41	32	1.64	0.00	0.00	1.08	0.00	0.00	0.54	1.29	0.00	0.70	1.22	0.00	3.34	3.70	1.85	5.67	4.71	4.59	0.00	14.09	0.91	1.20	1.19	0.12
皮肤的黑色素瘤	C43	3	0.15	0.00	0.00	0.00	0.00	0.00	0.00	0.00	0.00	0.00	0.00	0.00	0.00	0.00	0.93	1.13	0.00	2.29	0.00	0.00	0.09	0.09	0.09	0.01
乳腺	C50	532	27.20	0.00	0.00	0.00	0.00	0.00	0.00	5.16	12.38	21.75	37.06	52.34	57.39	63.60	61.11	44.23	45.52	20.64	17.67	21.13	15.13	19.78	18.45	2.01
子宫颈	C53	318	16.26	0.00	0.00	0.00	0.00	0.00	0.00	1.29	1.65	9.82	13.97	33.57	38.70	32.54	44.44	32.89	34.53	20.64	22.08	21.13	9.04	11.16	10.76	1.22
子宫体及子宫部位不明	C54-55	163	8.33	0.00	0.00	0.00	0.00	0.00	0.00	1.29	0.83	1.40	5.47	7.96	23.36	14.05	28.70	17.01	34.53	20.64	17.67	0.00	4.64	5.48	5.42	0.67
卵巢	C56	93	4.75	0.00	0.00	0.00	0.00	0.00	2.72	2.58	0.83	2.11	1.22	8.53	10.68	6.66	9.26	11.34	14.13	16.05	22.08	0.00	2.65	3.36	3.18	0.35
前列腺	C61	0	0.00	0.00	0.00	0.00	0.00	0.00	0.00	0.00	0.00	0.00	0.00	0.00	0.00	0.00	0.00	0.00	0.00	0.00	0.00	0.00	0.00	0.00	0.00	0.00
睾丸	C62	0	0.00	0.00	0.00	0.00	0.00	0.00	0.00	0.00	0.00	0.00	0.00	0.00	0.00	0.00	0.00	0.00	0.00	0.00	0.00	0.00	0.00	0.00	0.00	0.00
肾及泌尿系统部位不明	C64-66, C68	38	1.94	0.00	0.00	0.00	0.00	0.00	0.54	0.64	0.83	0.70	0.61	0.57	3.34	1.48	8.33	4.54	14.13	4.59	8.83	7.04	1.08	1.29	1.27	0.17
膀胱	C67	29	1.48	0.00	0.00	0.00	0.00	0.00	0.00	1.93	0.00	0.00	1.22	0.57	2.00	1.48	1.85	1.13	10.99	6.88	22.08	14.09	0.82	0.96	0.89	0.10
脑、神经系统	C70-72	137	7.00	0.00	1.26	2.17	1.33	0.00	0.00	3.87	4.13	2.81	8.51	4.55	14.68	15.53	19.44	13.61	20.40	9.17	13.25	7.04	3.90	5.12	4.99	0.55
甲状腺	C73	68	3.48	0.00	0.00	0.00	2.66	0.82	0.54	2.58	4.95	3.51	7.90	3.98	4.67	5.18	6.48	6.80	3.14	4.59	4.42	0.00	1.93	2.88	2.50	0.25
恶性淋巴瘤	C81-86, C88, C90, C96	28	1.43	0.00	0.00	0.00	0.00	0.00	0.00	0.64	0.00	0.70	1.22	0.57	1.33	3.70	5.56	5.67	6.28	4.59	8.83	0.00	0.80	0.94	0.94	0.11
白血病	C91-95	56	2.86	0.00	0.00	2.17	0.00	1.65	1.63	1.93	4.13	0.70	1.82	2.28	2.00	5.18	5.56	6.80	6.28	4.59	4.42	0.00	1.59	2.55	2.60	0.23
部位不明及其他	Other	144	7.36	0.00	3.79	3.25	0.00	0.00	1.63	0.00	4.13	2.11	2.13	7.96	12.68	17.01	18.52	22.68	18.84	16.05	44.17	14.09	4.10	5.17	5.15	0.56
恶性肿瘤所有部位合计	ALL	3516	179.75	0.00	6.32	8.67	3.99	4.11	8.69	30.29	39.61	58.24	108.14	175.23	278.94	303.19	438.87	517.16	707.90	697.04	949.65	612.72	100.00	119.80	116.28	13.44

二、2017年陕西省肿瘤登记地区恶性肿瘤死亡主要结果

附表10　2017年陕西省肿瘤登记地区男女合计死亡主要指标（1/10万）

部位	ICD-10	病例数	粗率(%)	0~	1~	5~	10~	15~	20~	25~	30~	35~	40~	45~	50~	55~	60~	65~	70~	75~	80~	85+	构成(%)	中标率(1/10万)	世标率(1/10万)	累积率(0~74岁)(%)
口腔和咽喉除鼻咽外	C00~10, C12~14	135	1.50	0.00	0.00	0.00	0.00	0.00	0.00	0.00	0.00	0.29	0.40	0.38	1.30	0.95	4.86	3.37	8.74	8.01	16.68	17.89	0.90	0.88	0.89	0.10
鼻咽	C11	74	0.82	0.00	0.00	0.00	0.00	0.00	0.13	0.15	0.16	0.13	0.40	0.25	1.59	0.95	3.24	2.59	2.45	3.77	4.17	4.13	0.49	0.52	0.52	0.06
食管	C15	1544	17.20	0.00	0.28	0.00	0.00	0.00	0.13	0.15	0.16	0.27	0.27	2.89	8.82	18.51	41.94	68.22	116.39	129.13	145.95	119.70	10.28	10.08	10.08	1.29
胃	C16	1955	21.78	0.00	0.00	0.00	0.00	0.18	0.13	0.29	1.10	1.91	3.47	7.42	13.16	21.83	58.35	79.63	121.64	143.26	200.16	178.86	13.02	12.95	12.90	1.55
结直肠、肛门	C18~21	870	9.69	2.19	0.00	0.24	0.00	0.18	0.26	0.29	0.47	1.03	1.20	3.65	7.37	12.34	19.25	21.79	50.68	69.28	115.09	110.07	5.79	5.63	5.54	0.59
肝脏	C22	2014	22.44	0.00	0.00	0.00	0.18	0.26	0.26	1.47	3.94	5.15	7.60	20.62	30.94	36.07	53.29	64.58	86.68	119.23	134.28	138.96	13.41	14.13	13.82	1.56
胆囊及其他	C23~24	534	5.95	0.00	0.00	0.00	0.00	0.00	0.13	0.00	0.00	0.15	0.93	1.13	4.05	7.59	14.99	15.82	31.11	46.65	61.72	59.16	3.56	3.42	3.42	0.38
胰腺	C25	605	6.74	0.00	0.28	0.00	0.00	0.00	0.13	0.15	0.00	0.15	1.20	2.51	6.36	7.43	16.41	21.53	33.90	43.83	66.72	66.04	4.03	3.95	3.95	0.45
喉	C32	77	0.86	0.00	0.00	0.00	0.00	0.00	0.00	0.00	0.00	0.15	0.27	0.13	0.87	1.11	2.63	1.30	3.50	4.24	14.18	8.26	0.51	0.49	0.49	0.05
气管、支气管、肺	C33~34	3902	43.47	0.00	0.00	0.00	0.00	0.13	0.13	1.47	1.26	2.50	6.13	16.47	32.82	54.73	112.25	163.93	201.33	281.34	398.66	383.86	25.98	25.65	25.70	2.97
其他的胸腔器官	C37~38	72	0.80	0.00	0.00	0.00	0.00	0.18	0.26	0.15	0.00	0.00	0.13	0.50	0.58	0.47	1.01	3.37	5.24	4.71	5.84	5.50	0.48	0.50	0.49	0.06
骨	C40~41	115	1.28	0.00	0.00	0.00	0.18	0.39	0.15	0.29	0.31	0.15	0.80	0.13	2.17	1.58	3.24	3.11	4.54	1.41	10.01	15.13	0.77	0.81	0.81	0.08
皮肤的黑色素瘤	C43	31	0.35	0.00	0.54	0.00	0.00	0.00	0.00	0.15	0.31	0.15	0.00	0.38	0.58	0.32	0.41	1.30	1.05	1.41	2.50	4.13	0.21	0.22	0.22	0.02
乳腺	C50	445	10.11	0.00	0.28	0.24	0.00	0.00	0.16	0.89	1.60	4.22	6.58	8.50	15.76	19.39	25.14	22.07	24.30	42.80	66.71	50.06	3.12	6.26	6.05	0.64
子宫颈	C53	260	5.90	0.00	0.00	0.00	0.00	0.00	0.00	0.30	1.28	2.11	2.74	8.76	11.00	12.51	13.78	14.89	20.92	18.73	15.88	5.01	1.73	3.82	3.68	0.44
子宫体及子宫部位不明	C54~55	121	2.75	0.00	0.00	0.00	0.00	0.00	0.13	0.30	0.00	0.60	1.92	1.55	4.76	4.69	7.70	7.19	10.80	11.59	14.30	7.51	0.81	1.68	1.66	0.20
卵巢	C56	134	3.04	0.00	0.00	0.00	0.00	0.00	0.30	0.30	0.63	0.30	1.65	1.80	8.32	4.38	9.32	7.70	11.47	9.81	14.30	5.01	0.89	1.87	1.87	0.23
前列腺	C61	209	4.57	0.00	0.00	0.00	0.00	0.00	0.00	0.00	1.42	2.35	2.89	2.24	0.28	6.08	4.72	18.85	41.98	86.05	174.15	86.05	1.39	2.57	2.64	0.17
睾丸	C62	7	0.15	0.00	0.00	0.00	0.00	0.18	0.29	0.29	0.31	0.15	0.00	0.00	0.00	0.32	0.00	1.05	0.00	2.00	0.00	0.00	0.05	0.14	0.15	0.01
肾及泌尿系统部位不明	C64~66, C68	208	2.32	0.28	0.28	0.24	0.00	0.16	0.15	0.15	0.16	0.40	0.40	1.26	0.58	3.01	5.47	6.48	10.49	16.02	22.52	33.02	1.38	1.36	1.39	0.14
膀胱	C67	191	2.13	0.00	0.00	0.00	0.00	0.00	0.26	0.00	0.00	0.15	0.40	0.13	0.58	1.42	4.05	6.23	8.39	17.91	26.69	49.53	1.27	1.16	1.19	0.11
脑、神经系统	C70~72	407	4.53	1.10	0.28	1.21	0.80	0.18	0.26	1.03	1.26	2.35	2.80	4.40	4.48	6.33	11.35	14.27	13.98	17.44	32.53	12.38	2.71	3.15	3.05	0.33
甲状腺	C73	48	0.53	0.00	0.00	0.00	0.00	0.00	0.15	0.15	0.00	0.59	0.67	0.63	0.58	0.32	0.61	1.30	1.05	3.30	5.00	5.50	0.32	0.35	0.32	0.03
恶性淋巴瘤	C81~86, C88, C90, C96	144	1.60	0.00	0.00	0.00	0.18	0.18	0.13	0.29	0.00	0.15	0.27	1.38	1.01	2.53	3.65	4.67	7.69	6.13	15.01	13.76	0.96	1.02	0.99	0.11
白血病	C91~95	269	3.00	2.19	1.42	0.97	0.80	0.37	1.17	1.77	1.42	0.88	2.00	2.01	2.46	3.32	5.47	7.00	10.84	14.14	18.35	15.13	1.79	2.22	2.21	0.21
部位不明及其他恶性肿瘤	Other	624	6.95	1.10	1.13	0.00	1.07	0.55	0.52	1.92	0.79	1.18	3.47	4.15	5.93	9.17	14.79	18.42	29.36	37.23	60.05	61.91	4.15	4.46	4.43	0.46
所有部位合计	ALL	15019	167.31	6.57	3.69	2.66	2.66	1.85	4.02	10.62	13.70	20.75	39.32	80.46	146.76	211.97	409.27	538.20	793.43	1037.71	1457.02	1422.62	100.00	101.26	100.59	11.40

附表 11　2017 年陕西省肿瘤登记地区男性死亡主要指标(1/10 万)

部位	ICD-10	病例数	粗率(%)	0~	1~	5~	10~	15~	20~	25~	30~	35~	40~	45~	50~	55~	60~	65~	70~	75~	80~	85+	构成(%)	中标率(1/10万)	世标率(1/10万)	累积率(0~74岁)(%)
				年龄组(岁)																						
口腔和咽喉(除鼻咽外)	C00-10, C12-14	83	1.81	0.00	0.00	0.00	0.00	0.00	0.00	0.00	0.00	0.29	0.00	0.49	1.69	1.92	6.48	3.67	9.42	9.99	21.07	30.55	0.88	1.09	1.12	0.12
鼻咽	C11	51	1.12	0.00	0.00	0.00	0.00	0.00	0.25	0.00	0.00	0.00	0.52	0.25	1.69	1.92	5.27	3.15	3.62	5.00	5.27	9.17	0.54	0.69	0.73	0.08
食管	C15	1136	24.84	0.00	0.54	0.00	0.00	0.00	0.00	0.00	0.31	0.00	0.26	4.17	11.82	32.01	67.64	105.91	168.90	195.89	203.71	183.31	12.04	15.28	15.36	1.96
胃	C16	1411	30.85	0.00	0.00	0.00	0.00	0.00	0.25	0.29	1.24	2.01	4.41	9.58	18.30	32.97	93.15	126.36	184.12	210.88	273.95	250.53	14.95	19.18	19.24	2.36
结直肠、肛门	C18-21	484	10.58	0.00	0.00	0.00	0.00	0.00	0.00	0.29	0.62	1.15	1.56	3.19	7.88	16.01	23.09	25.69	56.54	77.95	135.22	125.26	5.13	6.44	6.36	0.68
肝脏	C22	1425	31.16	2.10	0.00	0.47	0.00	0.35	0.25	2.04	6.22	8.62	12.70	32.90	48.99	58.26	76.55	94.37	106.56	158.91	154.54	189.42	15.10	20.50	20.05	2.24
胆囊及其他	C23-24	196	4.29	0.00	0.00	0.00	0.00	0.00	0.00	0.00	0.00	0.00	1.04	0.25	3.66	7.04	12.56	11.53	18.12	35.98	40.39	54.99	2.08	2.57	2.61	0.27
胰腺	C25	353	7.72	0.00	0.54	1.40	0.00	0.00	0.25	0.29	0.00	0.57	1.81	3.68	8.73	9.60	20.25	22.02	40.59	56.97	59.71	85.55	3.74	4.77	4.79	0.54
喉	C32	60	1.31	0.00	0.00	0.00	0.00	0.00	0.00	0.29	0.29	0.29	0.52	0.25	1.69	1.92	3.24	2.62	6.52	3.00	22.83	18.33	0.64	0.79	0.80	0.09
气管、支气管、肺	C33-34	2744	60.00	0.00	0.00	0.00	0.00	0.00	0.50	2.33	2.49	2.87	5.96	23.08	48.42	84.51	175.78	251.66	279.81	399.77	553.18	458.28	29.08	37.19	37.28	4.38
其他的胸腔器官	C37-38	43	0.94	0.00	0.00	0.00	0.00	0.00	0.50	0.29	0.93	0.00	0.26	0.49	0.84	0.64	1.22	3.67	6.52	5.00	8.78	12.22	0.46	0.59	0.60	0.07
骨	C40-41	68	1.49	0.00	0.54	0.00	0.00	0.35	0.25	0.29	0.31	0.29	1.56	0.25	2.53	2.88	4.46	3.67	3.62	5.00	7.02	21.39	0.72	0.97	0.99	0.10
皮肤的黑色素瘤	C43	22	0.48	0.00	0.00	0.00	0.00	0.00	0.25	0.29	0.00	0.29	0.00	0.25	1.13	0.64	0.41	1.57	1.45	1.00	5.27	9.17	0.23	0.31	0.31	0.03
乳腺	C50	24	0.52	0.00	0.00	0.00	0.00	0.00	0.25	0.00	0.00	0.00	0.78	0.00	1.97	0.32	2.03	0.52	0.72	2.00	3.51	9.17	0.25	0.33	0.34	0.03
子宫颈	C53	0	0.00	0.00	0.00	0.00	0.00	0.00	0.00	0.00	0.00	0.00	0.00	0.00	0.00	0.00	0.00	0.00	0.00	0.00	0.00	0.00	0.00	0.00	0.00	0.00
子宫体及子宫部位不明	C54-55	0	0.00	0.00	0.00	0.00	0.00	0.00	0.00	0.00	0.00	0.00	0.00	0.00	0.00	0.00	0.00	0.00	0.00	0.00	0.00	0.00	0.00	0.00	0.00	0.00
卵巢	C56	0	0.00	0.00	0.00	0.00	0.00	0.00	0.00	0.00	0.00	0.00	0.00	0.00	0.00	0.00	0.00	0.00	0.00	0.00	0.00	0.00	0.00	0.00	0.00	0.00
前列腺	C61	209	4.57	0.00	0.00	0.00	0.00	0.00	0.00	0.00	0.93	0.00	0.00	0.00	0.28	2.24	6.08	4.72	18.85	41.98	86.05	174.15	2.22	2.57	2.64	0.17
睾丸	C62	7	0.15	0.00	0.54	0.00	0.00	0.00	1.00	0.00	0.31	0.00	0.00	0.00	0.00	0.00	1.05	0.00	0.00	2.00	0.00	0.00	0.07	0.14	0.15	0.01
肾及泌尿系统部位不明	C64-66, C68	125	2.73	0.00	0.00	0.47	0.00	0.00	0.00	0.00	0.00	0.29	0.52	1.96	1.13	3.20	7.70	5.24	15.22	21.99	24.59	27.50	1.32	1.74	1.75	0.18
膀胱	C67	151	3.30	0.00	0.00	0.00	0.00	0.00	0.00	0.00	0.00	0.00	0.78	1.13	1.13	2.56	7.29	9.96	10.87	30.98	36.88	94.71	1.60	1.91	2.00	0.16
脑、神经系统	C70-72	234	5.12	2.10	0.00	1.40	0.99	0.35	0.50	1.46	1.24	3.16	3.11	3.68	5.63	6.40	17.82	16.78	15.95	21.99	22.83	12.22	2.48	3.71	3.66	0.40
甲状腺	C73	13	0.28	0.00	0.00	0.00	0.00	0.00	0.00	0.00	0.00	0.00	0.78	0.00	0.00	0.00	0.52	0.52	1.45	5.00	3.51	0.00	0.14	0.18	0.16	0.01
恶性淋巴瘤	C81-86, C88, C90, C96	94	2.06	0.00	0.00	0.00	0.00	0.00	0.25	0.29	0.62	0.29	0.52	1.96	1.41	3.52	5.67	7.34	9.42	21.99	22.83	12.22	1.00	1.35	1.32	0.16
白血病	C91-95	146	3.19	4.20	1.62	0.93	0.99	0.70	1.55	3.50	0.93	0.29	2.07	2.70	3.10	2.56	5.27	6.29	12.32	11.99	22.83	24.44	1.55	2.50	2.52	0.23
部位不明及其他恶性肿瘤	Other	356	7.78	0.00	2.17	0.00	0.99	0.70	1.00	1.75	1.55	1.15	4.67	4.66	6.76	8.00	15.39	23.07	36.24	42.98	77.27	91.66	3.77	5.14	5.15	0.53
所有部位合计	ALL	9435	206.30	8.40	5.95	3.26	2.98	2.45	3.74	13.42	16.78	21.55	43.03	94.52	178.77	279.15	557.30	731.40	1006.88	1351.22	1791.23	1894.23	100.00	129.94	129.93	14.81

附表12　2017年陕西省肿瘤登记地区女性死亡主要指标(1/10万)

部位	ICD-10	病例数	粗率(%)	0~	1~	5~	10~	15~	20~	25~	30~	35~	40~	45~	50~	55~	60~	65~	70~	75~	80~	85+	构成(%)	中标率(1/10万)	世标率(1/10万)	累积率(0~74岁)(%)
口腔和咽喉(除鼻咽外)	C00-10, C12-14	52	1.18	0.00	0.00	0.00	0.00	0.00	0.00	0.00	0.00	0.30	0.82	0.26	0.89	0.00	3.24	3.08	8.10	6.24	12.71	7.51	0.93	0.69	0.68	0.08
鼻咽	C11	23	0.52	0.00	0.00	0.00	0.00	0.00	0.00	0.00	0.32	0.00	0.27	0.26	1.49	0.00	1.22	2.05	1.35	2.68	3.18	0.00	0.41	0.35	0.33	0.04
食管	C15	408	9.27	0.00	0.00	0.00	0.00	0.00	0.00	0.30	0.32	0.00	0.27	1.55	5.65	5.32	16.22	31.31	67.50	69.56	93.71	67.58	7.31	5.13	5.04	0.64
胃	C16	544	12.35	0.00	0.00	0.00	0.39	0.00	0.54	0.30	0.96	1.81	2.47	5.15	7.73	10.94	23.51	33.88	63.45	82.93	133.42	120.14	9.74	6.99	6.83	0.75
结直肠、肛门	C18-21	386	8.77	0.00	0.00	0.00	0.00	0.00	0.00	0.30	0.32	0.91	0.82	4.12	6.84	8.76	15.41	17.97	45.22	61.53	96.89	97.62	6.91	4.87	4.78	0.51
肝脏	C22	589	13.38	2.29	0.00	0.00	0.00	0.00	0.27	0.89	1.60	1.51	2.19	7.73	11.89	14.38	30.00	35.42	68.17	83.82	115.95	97.62	10.55	7.78	7.63	0.87
胆囊及其他	C23-24	338	7.68	0.00	0.00	0.00	0.00	0.00	0.00	0.00	0.00	0.30	0.82	2.06	4.46	8.13	17.43	20.02	43.20	56.18	81.01	62.58	6.05	4.23	4.18	0.48
胰腺	C25	252	5.72	0.00	0.00	0.00	0.00	0.00	0.00	0.00	0.00	0.30	0.55	1.29	3.86	5.32	12.57	21.05	27.67	32.10	73.06	50.06	4.51	3.14	3.14	0.36
喉	C32	17	0.39	0.00	0.00	0.00	0.00	0.00	0.00	0.00	0.00	0.00	0.00	0.00	0.00	0.31	2.03	0.00	0.67	5.35	6.35	0.00	0.30	0.20	0.19	0.02
气管、支气管、肺	C33-34	1158	26.30	0.00	0.00	0.00	0.00	0.00	0.27	0.60	0.00	2.11	6.31	9.53	16.35	25.64	48.65	78.02	128.25	175.67	258.90	322.89	20.74	14.53	14.51	1.58
其他的胸腔器官	C37-38	29	0.66	0.00	0.00	0.00	0.00	0.00	0.00	0.30	0.32	0.00	0.55	0.52	0.30	0.31	0.81	3.08	4.05	5.35	3.18	0.00	0.52	0.41	0.39	0.05
骨	C40-41	47	1.07	0.00	0.00	0.00	0.00	0.00	0.81	0.30	0.32	0.00	0.55	0.52	1.78	0.31	2.03	2.57	5.40	4.46	12.71	10.01	0.84	0.65	0.63	0.07
皮肤的黑色素瘤	C43	9	0.20	0.00	0.00	0.00	0.00	0.00	0.00	0.00	0.00	0.00	0.00	0.52	0.00	0.41	0.41	1.03	0.67	1.78	0.00	0.00	0.16	0.14	0.13	0.01
乳腺	C50	445	10.11	0.00	0.00	0.00	0.00	0.00	0.00	0.89	1.60	4.22	6.58	8.50	15.76	19.39	25.14	22.07	24.30	42.80	66.71	50.06	7.97	6.26	6.05	0.64
子宫颈	C53	260	5.90	0.00	0.00	0.00	0.00	0.00	0.00	0.30	1.28	2.11	2.74	8.76	11.00	12.51	13.78	14.89	20.92	18.73	15.88	5.01	4.66	3.82	3.68	0.44
子宫体及子宫部位不明	C54-55	121	2.75	0.00	0.00	0.00	0.00	0.00	0.30	0.00	0.60	1.55	1.92	1.55	4.76	7.70	7.19	7.70	11.59	14.30	14.30	7.51	2.17	1.68	1.66	0.20
卵巢	C56	134	3.04	0.00	0.00	0.00	0.00	0.00	0.00	0.30	1.28	0.30	1.65	1.80	8.32	4.38	9.32	7.70	11.47	9.81	14.30	5.01	2.40	1.87	1.87	0.23
前列腺	C61	0	0.00	0.00	0.00	0.00	0.00	0.00	0.00	0.00	0.00	0.00	0.00	0.00	0.00	0.00	0.00	0.00	0.00	0.00	0.00	0.00	0.00	0.00	0.00	0.00
睾丸	C62	0	0.00	0.00	0.00	0.00	0.00	0.00	0.00	0.00	0.00	0.00	0.00	0.00	0.00	0.00	0.00	0.00	0.00	0.00	0.00	0.00	0.00	0.00	0.00	0.00
肾及泌尿系统部位不明	C64-66, C68	83	1.88	0.00	0.00	0.00	0.57	0.00	0.81	0.00	0.00	0.00	0.00	0.52	0.00	0.00	3.24	7.70	6.07	10.70	20.65	37.55	1.49	1.00	1.03	0.10
膀胱	C67	40	0.91	0.00	0.00	0.00	0.00	0.00	0.00	0.00	0.00	0.00	0.00	0.00	0.00	0.31	0.81	2.57	6.07	6.24	17.47	12.52	0.72	0.47	0.46	0.05
脑、神经系统	C70-72	173	3.93	0.00	1.19	1.01	0.57	0.00	0.00	0.60	1.28	1.51	2.47	5.15	3.27	6.25	4.87	11.81	12.15	13.38	41.30	12.52	3.10	2.59	2.43	0.25
甲状腺	C73	35	0.79	0.00	0.00	0.00	0.00	0.00	0.00	0.00	0.00	1.21	0.55	1.29	1.19	1.22	1.22	2.05	0.67	1.78	6.35	10.01	0.63	0.52	0.49	0.04
恶性淋巴瘤	C81-86, C88, C90, C96	50	1.14	0.00	0.00	1.01	0.39	0.00	0.30	0.30	0.64	1.21	0.77	0.59	1.56	2.81	1.62	2.05	6.07	7.94	20.65	15.02	0.90	0.70	0.67	0.07
白血病	C91-95	123	2.79	0.00	1.19	1.01	0.57	0.39	1.35	0.00	0.64	1.21	1.92	1.78	4.07	5.68	7.70	7.70	9.45	16.05	14.30	7.51	2.20	1.93	1.90	0.19
部位不明及其他	Other	268	6.09	2.29	0.00	1.15	0.00	0.39	1.08	2.09	0.64	1.29	2.19	3.61	5.05	10.32	14.19	13.86	22.95	32.10	44.47	37.55	4.80	3.81	3.74	0.40
恶性肿瘤 所有部位合计	ALL	5584	126.81	4.58	1.19	2.01	2.30	1.17	4.33	7.75	10.53	19.92	35.39	65.69	112.96	146.35	261.09	349.05	594.67	757.99	1154.74	1036.24	100.00	73.77	72.44	8.08

附表 13　2017 年陕西省城市肿瘤登记地区男女合计死亡主要指标(1/10 万)

部位	ICD-10	病例数	粗率(%)	0~	1~	5~	10~	15~	20~	25~	30~	35~	40~	45~	50~	55~	60~	65~	70~	75~	80~	85+	构成(%)	中标率(1/10万)	世标率(1/10万)	累积率(0~74岁)(%)
口腔和咽喉(除鼻咽外)	C00~10,C12~14	93	1.87	0.00	0.00	0.00	0.00	0.00	0.00	0.00	0.00	0.00	0.00	0.69	0.78	1.40	6.52	5.21	13.00	6.98	18.17	18.80	0.98	1.04	1.07	0.14
鼻咽	C11	46	0.92	0.00	0.00	0.00	0.00	0.00	0.00	0.26	0.26	0.00	0.00	0.46	2.34	0.28	3.26	3.32	2.48	6.21	2.60	4.18	0.48	0.57	0.57	0.06
食管	C15	870	17.47	0.00	0.54	0.00	0.00	0.00	0.25	0.26	0.26	0.00	0.24	3.20	10.40	20.39	41.30	65.37	118.25	111.70	129.81	110.69	9.15	9.85	9.91	1.30
胃	C16	1234	24.78	0.00	0.00	0.00	0.00	0.00	0.00	0.28	1.29	1.81	4.37	6.86	14.57	24.86	60.14	84.80	133.73	159.01	219.38	194.22	12.97	13.96	13.89	1.66
结直肠、肛门	C18~21	610	12.25	0.00	0.00	0.45	0.00	0.00	0.50	0.56	0.52	0.52	0.97	3.66	7.80	14.24	21.74	26.06	60.05	85.32	141.49	146.19	6.41	6.60	6.53	0.68
肝脏	C22	1216	24.42	3.96	0.00	0.00	0.00	0.00	0.25	1.39	5.16	4.39	6.80	19.89	29.13	39.94	56.88	67.74	93.49	127.21	141.49	158.72	12.78	14.71	14.45	1.63
胆囊及其他	C23~24	298	5.98	0.00	0.00	0.00	0.00	0.00	0.00	0.00	0.00	0.26	0.73	1.14	4.16	7.26	11.96	15.16	25.38	47.32	62.31	85.63	3.13	3.21	3.20	0.33
胰腺	C25	404	8.11	0.00	0.00	0.00	0.00	0.00	0.25	0.55	0.26	0.26	0.73	1.83	6.24	7.26	19.56	24.63	36.53	51.97	89.57	85.63	4.25	4.40	4.42	0.49
喉	C32	62	1.25	0.00	0.00	0.00	0.00	0.00	0.00	0.00	0.26	0.26	0.24	0.23	1.30	1.40	3.62	1.89	5.57	6.98	16.88	8.35	0.65	0.69	0.67	0.07
气管、支气管、肺	C33~34	2510	50.40	0.00	0.00	0.00	0.00	0.00	0.25	1.39	1.55	3.61	6.55	18.74	32.25	59.21	123.54	177.17	208.02	309.50	471.21	471.98	26.39	28.10	28.17	3.16
其他的胸腔器官	C37~38	62	1.25	0.00	0.00	0.00	0.00	0.00	0.50	0.28	0.00	0.26	0.24	0.69	1.04	0.84	1.45	5.21	8.67	6.98	7.79	8.35	0.65	0.75	0.74	0.09
骨	C40~41	71	1.43	0.00	0.54	0.00	0.00	0.00	0.50	0.28	0.52	0.26	0.24	0.00	2.60	1.68	3.62	2.37	4.95	5.43	11.68	18.80	0.75	0.85	0.85	0.09
皮肤的黑色素瘤	C43	24	0.48	0.00	0.00	0.00	0.00	0.00	0.00	0.28	0.00	0.00	0.00	0.46	1.04	0.28	0.72	1.42	1.86	0.78	3.89	6.27	0.25	0.30	0.30	0.03
乳腺	C50	280	11.44	0.00	0.54	0.45	0.00	0.00	0.55	0.55	0.52	5.82	5.00	10.36	14.47	18.96	27.41	21.57	29.61	48.16	99.21	54.36	2.94	6.67	6.41	0.67
子宫颈	C53	144	5.88	0.00	0.00	0.00	0.00	0.00	0.00	0.52	0.52	1.59	2.50	9.42	13.40	10.30	10.82	16.88	18.95	21.89	17.36	0.00	1.51	3.69	3.55	0.42
子宫体及子宫部位不明	C54~55	70	2.86	0.00	0.00	0.00	0.00	0.00	0.55	0.00	0.77	1.06	2.00	0.94	5.90	5.96	7.93	6.56	7.11	7.30	19.84	11.65	0.74	1.67	1.66	0.19
卵巢	C56	87	3.56	0.00	0.00	0.00	0.00	0.00	0.00	0.00	0.00	0.53	1.70	1.41	8.58	3.25	11.54	10.32	14.21	13.13	14.88	7.77	0.91	2.14	2.14	0.26
前列腺	C61	169	6.67	0.00	0.00	0.00	0.00	0.00	0.00	0.00	0.00	0.00	0.00	0.00	0.00	2.31	7.28	5.74	24.65	57.95	41.54	111.66	1.78	3.37	3.43	0.21
睾丸	C62	1	0.04	0.00	0.00	0.00	0.00	0.00	0.00	0.00	0.00	0.00	0.00	0.00	0.00	0.00	0.00	0.96	0.00	0.00	0.00	0.00	0.01	0.03	0.03	0.00
肾及泌尿系统部位不明	C64~66,C68	156	3.13	0.00	0.00	0.00	0.00	0.00	0.00	0.28	0.77	0.00	0.49	1.83	0.78	3.91	6.52	6.63	13.62	20.17	32.45	43.86	1.64	1.71	1.73	0.17
膀胱	C67	122	2.45	0.00	0.00	0.00	0.00	0.00	0.00	0.00	0.00	0.00	0.00	2.06	0.78	1.68	3.99	5.21	8.05	20.94	32.45	54.30	1.28	1.20	1.23	0.10
脑、神经系统	C70~72	244	4.90	1.98	0.54	0.00	0.47	0.00	0.00	0.26	0.26	2.58	1.70	2.74	3.12	3.63	6.52	7.58	11.14	19.39	22.07	22.97	2.57	3.21	3.16	0.33
甲状腺	C73	26	0.52	0.00	0.00	0.00	0.00	0.00	0.00	0.00	0.00	0.52	0.73	0.23	0.00	0.28	0.36	0.95	0.00	3.10	7.79	6.27	0.27	0.31	0.28	0.02
恶性淋巴瘤	C81~86,C88,C90,C96	102	2.05	0.00	0.00	0.00	0.00	0.00	0.28	0.28	0.77	0.00	0.24	2.06	1.56	3.07	5.07	4.74	8.05	7.76	18.17	20.88	1.07	1.21	1.19	0.13
白血病	C91~95	175	3.51	3.96	0.00	0.45	0.94	0.00	2.22	1.55	1.29	1.29	1.70	2.74	3.12	3.63	6.52	7.58	11.14	19.39	22.07	22.97	1.84	2.41	2.31	0.22
部位不明及其他	Other	420	8.43	1.98	1.62	0.00	0.47	0.00	0.00	2.78	0.77	0.77	4.61	5.71	5.20	11.17	17.75	20.37	32.81	46.54	72.69	77.27	4.42	5.00	5.03	0.52
所有部位合计	ALL	9512	191.01	11.88	3.25	2.72	1.89	0.35	3.51	10.84	13.67	21.16	36.16	86.85	152.69	228.46	438.72	576.05	848.18	1140.25	1677.14	1687.45	100.00	109.03	108.48	12.13

附表14　2017年陕西省城市肿瘤登记地区男性死亡主要指标（1/10万）

部位	ICD-10	病例数	粗率(%)	0~	1~	5~	10~	15~	20~	25~	30~	35~	40~	45~	50~	55~	60~	65~	70~	75~	80~	85+	构成(%)	中标率(1/10万)	世标率(1/10万)	累积率(0~74岁)(%)
口腔和咽喉(除鼻咽外)	C00-10,C12-14	61	2.41	0.00	0.00	0.00	0.00	0.00	0.00	0.00	0.00	0.00	0.00	0.89	1.52	2.88	8.73	4.79	15.57	9.93	21.79	36.15	1.01	1.38	1.44	0.17
鼻咽	C11	31	1.22	0.00	0.00	0.00	0.00	0.00	0.47	0.00	0.00	0.00	0.00	0.44	2.02	0.58	5.10	4.79	3.89	8.28	5.45	9.04	0.51	0.75	0.77	0.09
食管	C15	641	25.31	0.00	0.00	0.00	0.00	0.00	0.47	0.00	0.51	0.00	0.47	4.00	13.14	37.46	69.15	100.52	175.14	175.52	163.41	167.19	10.62	15.05	15.25	2.01
胃	C16	900	35.54	0.00	1.04	0.00	0.00	0.00	0.00	0.56	1.02	2.01	4.71	8.88	20.72	39.19	96.81	135.95	206.27	240.09	307.75	280.16	14.91	21.03	21.06	2.58
结直肠、肛门	C18-21	350	13.82	0.00	0.00	0.00	0.00	0.00	0.00	0.56	1.02	0.50	0.47	3.11	8.08	19.12	29.12	33.51	75.24	97.69	171.58	158.16	5.80	7.87	7.79	0.85
肝脏	C22	863	34.07	3.81	0.00	0.87	0.00	0.00	0.47	1.67	8.68	7.05	12.72	32.87	46.99	66.28	88.08	97.65	111.57	163.93	174.30	203.34	14.30	21.63	21.24	2.38
胆囊及其他	C23-24	124	4.90	0.00	0.00	0.00	0.00	0.00	0.00	0.00	0.00	0.00	0.94	0.44	4.04	9.80	12.37	10.53	18.16	31.46	51.75	67.78	2.05	2.74	2.80	0.28
胰腺	C25	234	9.24	0.00	0.00	0.00	0.00	0.00	0.47	0.00	0.00	0.50	1.41	2.67	7.07	10.95	25.48	23.93	44.11	69.54	76.26	122.01	3.88	5.30	5.37	0.58
喉	C32	48	1.90	0.00	0.00	0.00	0.00	0.00	0.00	0.00	0.00	0.50	0.47	0.44	2.53	2.31	4.37	3.83	10.38	4.97	29.96	18.08	0.80	1.10	1.09	0.12
气管、支气管、肺	C33-34	1759	69.45	0.00	0.00	0.00	0.00	0.00	0.94	2.23	3.07	4.03	4.71	27.10	49.52	96.83	195.81	275.72	285.41	438.79	669.97	524.18	29.15	40.97	41.03	4.72
其他的胸腔器官	C37-38	38	1.50	0.00	0.00	0.00	0.00	0.00	0.00	0.00	0.00	0.00	0.47	0.44	1.52	1.15	2.18	5.74	10.38	6.62	10.89	18.08	0.63	0.91	0.93	0.11
骨	C40-41	42	1.66	0.00	0.00	0.00	0.00	0.67	0.47	0.56	0.51	0.50	0.47	0.00	2.53	2.88	4.37	4.79	3.89	6.62	8.17	31.63	0.70	1.02	1.05	0.10
皮肤的黑色素瘤	C43	17	0.67	0.00	0.00	0.00	0.00	0.00	0.47	0.00	0.00	0.00	0.00	0.00	2.02	0.58	0.73	0.96	2.59	0.00	8.17	13.56	0.28	0.41	0.42	0.04
乳房	C50	16	0.63	0.00	0.00	0.00	0.00	0.00	0.47	0.00	0.00	0.00	1.41	0.00	2.53	0.00	2.91	0.96	1.30	0.00	2.72	13.56	0.27	0.38	0.42	0.04
子宫颈	C53	0	0.00	0.00	0.00	0.00	0.00	0.00	0.00	0.00	0.00	0.00	0.00	0.00	0.00	0.00	0.00	0.00	0.00	0.00	0.00	0.00	0.00	0.00	0.00	0.00
子宫体及子宫部位不明	C54-55	0	0.00	0.00	0.00	0.00	0.00	0.00	0.00	0.00	0.00	0.00	0.00	0.00	0.00	0.00	0.00	0.00	0.00	0.00	0.00	0.00	0.00	0.00	0.00	0.00
卵巢	C56	0	0.00	0.00	0.00	0.00	0.00	0.00	0.00	0.00	0.00	0.00	0.00	0.00	0.00	0.00	0.00	0.00	0.00	0.00	0.00	0.00	0.00	0.00	0.00	0.00
前列腺	C61	169	6.67	0.00	0.00	0.00	0.00	0.00	0.00	0.00	0.00	0.00	0.00	0.00	0.00	2.31	7.28	5.74	24.65	57.95	111.66	225.94	2.80	3.37	3.43	0.21
睾丸	C62	1	0.04	0.00	0.00	0.00	0.00	0.00	0.00	0.00	0.00	0.00	0.00	0.00	0.00	0.00	0.00	0.00	0.00	0.00	0.00	0.00	0.02	0.03	0.03	0.00
肾及泌尿系统部位不明	C64-66,C68	94	3.71	0.00	0.00	1.04	0.00	0.00	0.00	0.00	0.00	0.50	1.04	3.55	1.52	3.46	9.46	5.74	23.35	26.49	35.40	36.15	1.56	2.21	2.23	0.24
膀胱	C67	94	3.71	0.00	0.00	0.00	0.00	0.00	0.00	0.00	0.00	0.00	1.89	0.00	1.52	2.88	6.55	8.62	11.68	34.77	43.58	99.41	1.56	1.93	2.01	0.16
脑、神经系统	C70-72	140	5.53	0.00	0.00	1.04	1.75	0.89	0.89	1.67	0.51	3.52	1.89	4.00	7.58	5.19	16.74	21.06	18.16	23.18	27.23	18.08	2.32	3.86	3.88	0.42
甲状腺	C73	10	0.39	0.00	0.00	0.00	0.00	0.00	0.00	0.00	0.00	0.00	1.41	0.00	0.00	0.00	0.00	0.96	1.30	6.62	5.45	0.00	0.17	0.24	0.21	0.01
恶性淋巴瘤	C81-86,C88,C90,C96	65	2.57	0.00	0.00	0.00	0.00	0.00	0.00	0.56	0.51	0.00	0.47	3.11	2.02	5.19	8.73	6.70	6.49	6.62	27.23	18.08	1.08	1.58	1.57	0.17
白血病	C91-95	95	3.75	7.63	3.13	0.00	1.78	0.00	0.94	4.46	1.53	0.50	1.89	3.11	4.55	3.46	4.37	6.70	12.97	16.56	24.51	36.15	1.57	2.81	2.75	0.24
部位不明及其他	Other	243	9.59	0.00	1.04	0.00	0.89	0.00	0.94	2.23	0.00	1.51	6.13	6.66	7.58	9.80	18.20	25.85	40.22	52.99	92.60	103.93	4.03	5.95	6.01	0.61
所有部位合计	ALL	6035	238.28	15.26	6.25	3.49	3.55	0.67	4.22	14.49	18.90	21.14	39.12	101.72	189.48	321.61	616.54	786.00	1101.41	1478.65	2069.83	2200.63	100.00	142.52	142.79	16.15

附表 15　2017 年陕西省城市肿瘤登记地区女性死亡主要指标（1/10 万）

部位	ICD-10	病例数	粗率(%)	0~	1~	5~	10~	15~	20~	25~	30~	35~	40~	45~	50~	55~	60~	65~	70~	75~	80~	85+	构成(%)	中标率(1/10万)	世标率(1/10万)	累积率0~74岁(%)
口腔和咽喉(除鼻咽外)	C00-10, C12-14	32	1.31	0.00	0.00	0.00	0.00	0.00	0.00	0.00	0.00	0.00	0.00	0.47	0.00	0.00	4.33	5.63	10.66	4.38	14.88	3.88	0.92	0.72	0.72	0.11
鼻咽	C11	15	0.61	0.00	0.00	0.00	0.00	0.00	0.00	0.00	0.52	0.00	0.00	0.47	2.68	0.00	1.44	1.88	1.18	4.38	0.00	0.00	0.43	0.40	0.37	0.04
食管	C15	229	9.36	0.00	0.00	0.00	0.00	0.00	0.00	0.00	0.00	0.00	0.00	2.35	7.51	4.33	13.70	30.95	66.32	55.45	99.21	62.13	6.59	4.95	4.85	0.63
胃	C16	334	13.65	0.00	0.00	0.00	0.00	0.00	0.00	0.00	1.56	1.59	4.00	4.71	8.04	11.38	23.80	34.70	67.50	87.56	138.90	120.37	9.61	7.28	7.08	0.79
结直肠、肛门	C18-21	260	10.62	0.00	0.00	0.00	0.00	0.00	1.08	0.55	1.56	0.53	1.50	4.24	7.51	10.30	14.42	18.76	46.19	74.42	114.09	135.91	7.48	5.42	5.35	0.53
肝脏	C22	353	14.42	4.12	0.00	0.00	0.00	0.00	0.00	1.11	1.56	1.59	0.50	6.12	10.19	15.17	25.96	38.45	76.98	94.85	111.61	120.37	10.15	7.84	7.73	0.89
胆囊及其他	C23-24	174	7.11	0.00	0.00	0.00	0.00	0.00	0.00	0.00	0.00	0.53	0.50	1.88	4.29	4.88	11.54	19.69	31.98	61.29	71.93	62.13	5.00	3.65	3.56	0.38
胰腺	C25	170	6.95	0.00	0.00	0.00	0.00	0.00	0.00	0.00	0.00	0.53	0.50	0.94	5.36	3.79	13.70	25.32	29.61	36.48	101.69	54.36	4.89	3.55	3.52	0.39
喉	C32	14	0.57	0.00	0.00	0.00	0.00	0.00	0.00	0.00	0.00	0.00	0.00	0.00	0.00	0.54	2.88	0.00	1.18	8.76	4.96	54.36	0.40	0.29	0.27	0.02
气管、支气管、肺	C33-34	751	30.69	0.00	0.00	0.00	0.00	0.00	0.54	0.55	3.18	3.18	8.51	9.89	13.94	23.84	51.93	80.65	137.38	195.55	290.19	427.13	21.60	15.78	15.82	1.65
其他的胸腔器官	C37-38	24	0.98	0.00	0.00	0.00	0.00	0.00	0.00	0.55	0.53	0.00	0.00	0.94	0.54	0.54	0.72	4.69	7.11	7.30	4.96	0.00	0.69	0.59	0.56	0.08
骨	C40-41	29	1.19	0.00	0.00	0.00	0.00	0.00	1.08	0.55	0.52	0.00	0.00	0.94	2.68	0.00	2.88	0.00	5.92	4.38	14.88	7.77	0.83	0.69	0.66	0.07
皮肤的黑色素瘤	C43	7	0.29	0.00	0.00	0.00	0.00	0.00	0.00	0.00	0.52	0.00	0.00	0.94	0.00	0.00	0.72	1.88	1.18	1.46	0.00	0.00	0.20	0.18	0.18	0.02
乳腺	C50	280	11.44	0.00	0.00	0.00	0.00	0.00	0.00	0.55	0.52	5.82	5.00	10.36	14.47	18.96	27.41	21.57	29.61	48.16	99.21	54.36	8.05	6.67	6.41	0.67
子宫颈	C53	144	5.88	0.00	0.00	0.00	0.00	0.00	0.00	0.55	0.52	1.59	2.50	9.42	13.40	10.30	10.82	16.88	18.95	21.89	17.36	0.00	4.14	3.69	3.55	0.42
子宫体及子宫部位不明	C54-55	70	2.86	0.00	0.00	0.00	0.00	0.00	0.00	0.55	1.06	1.06	2.00	0.94	5.90	5.96	7.93	6.56	7.11	7.30	19.84	11.65	2.01	1.67	1.66	0.19
卵巢	C56	87	3.56	0.00	0.00	0.00	0.00	0.00	0.00	0.00	1.56	0.53	2.00	1.41	8.58	3.25	11.54	10.32	14.21	13.13	14.88	7.77	2.50	2.14	2.14	0.26
前列腺	C61	0	0.00	0.00	0.00	0.00	0.00	0.00	0.00	0.00	0.00	0.00	0.00	0.00	0.00	0.00	0.00	0.00	0.00	0.00	0.00	0.00	0.00	0.00	0.00	0.00
睾丸	C62	0	0.00	0.00	0.00	0.00	0.00	0.00	0.00	0.00	0.00	0.00	0.00	0.00	0.00	0.00	0.00	0.00	0.00	0.00	0.00	0.00	0.00	0.00	0.00	0.00
肾及泌尿系统部位不明	C64-66, C68	62	2.53	0.00	0.00	0.00	0.00	0.00	0.00	0.00	0.52	0.00	0.50	0.94	0.00	4.33	3.61	7.50	4.74	14.59	29.76	50.48	1.78	1.22	1.25	0.11
膀胱	C67	28	1.14	0.00	0.00	0.00	0.00	0.00	0.00	0.00	0.00	0.00	1.50	2.35	1.61	0.54	1.44	1.88	4.74	8.76	22.32	15.53	0.81	0.52	0.51	0.04
脑、神经系统	C70-72	104	4.25	0.00	0.00	1.88	0.00	0.00	0.00	0.00	1.59	1.59	1.50	7.53	1.61	4.33	3.61	15.94	9.47	20.43	54.57	11.65	2.99	2.55	2.43	0.24
甲状腺	C73	16	0.65	0.00	0.00	0.00	0.00	0.00	0.00	0.00	0.00	1.06	3.00	0.47	2.68	0.54	0.72	0.94	0.00	0.00	9.92	11.65	0.46	0.38	0.36	0.03
恶性淋巴瘤	C81-86, C88	37	1.51	0.00	0.00	0.00	0.00	0.00	0.00	0.00	1.04	0.00	0.50	0.94	1.07	1.08	1.44	2.81	9.47	8.76	9.92	23.30	1.06	0.84	0.80	0.09
白血病	C90, C96 / C91-95	80	3.27	0.00	0.00	0.00	0.00	0.00	0.00	0.00	1.56	2.12	1.50	2.35	1.61	3.79	8.65	8.44	9.47	21.89	19.84	11.65	2.30	2.00	1.85	0.20
部位不明及其他	Other	177	7.23	4.12	0.00	0.00	0.00	0.00	0.00	3.33	0.00	0.00	3.00	4.71	2.68	12.46	17.31	15.00	26.05	40.86	54.57	54.36	5.09	4.07	4.08	0.43
所有部位合计	ALL	3477	142.08	8.24	0.00	1.88	0.00	0.00	2.69	7.21	8.33	21.18	33.02	71.09	113.65	140.88	262.53	370.41	617.01	842.02	1319.51	1246.46	100.00	77.10	75.72	8.26

附表16 2017年陕西省农村肿瘤登记地区男女合计死亡主要指标（1/10万）

部位	ICD-10	病例数	粗率(%)	0~	1~	5~	10~	15~	20~	25~	30~	35~	40~	45~	50~	55~	60~	65~	70~	75~	80~	85+	构成(%)	中标率(1/10万)	世标率(1/10万)	累积率(0~74岁)(%)
口腔和咽喉（除鼻咽外）	C00~10, C12~14	42	1.05	0.00	0.00	0.00	0.00	0.00	0.00	0.00	0.00	0.69	0.89	0.00	1.95	0.36	2.76	1.15	3.21	9.61	14.00	16.13	0.76	0.69	0.66	0.06
鼻咽	C11	28	0.70	0.00	0.00	0.00	0.00	0.00	0.00	0.31	0.00	0.00	0.89	0.00	0.65	1.72	3.22	1.72	2.41	0.00	7.00	4.03	0.51	0.45	0.47	0.06
食管	C15	674	16.86	0.00	0.00	0.00	0.00	0.00	0.00	0.31	0.00	0.00	0.30	2.51	6.84	16.05	42.75	71.65	113.98	156.10	174.96	137.10	12.24	10.49	10.41	1.27
胃	C16	721	18.04	0.00	0.00	0.00	0.00	0.39	0.27	0.31	0.81	2.06	2.37	8.10	11.40	17.88	56.08	73.37	105.96	118.88	165.63	149.19	13.09	11.49	11.49	1.39
结直肠、肛门	C18~21	260	6.51	0.00	0.00	0.00	0.00	0.00	0.00	0.00	0.40	1.71	1.48	3.63	6.84	9.85	16.09	16.62	38.53	44.43	67.65	40.32	4.72	4.19	4.07	0.48
肝脏	C22	798	19.97	0.00	0.00	0.00	0.00	0.39	0.27	1.57	2.02	6.17	8.58	21.51	33.21	31.01	48.73	60.76	77.86	106.87	121.31	100.81	14.49	13.25	12.89	1.46
胆囊及其他	C23~24	236	5.90	0.00	0.00	0.00	0.00	0.00	0.00	0.00	0.00	0.34	1.18	1.12	3.91	8.03	18.85	16.62	38.53	45.63	60.65	48.39	4.29	3.67	3.68	0.44
胰腺	C25	201	5.03	0.00	0.00	0.00	0.00	0.00	0.31	0.31	0.00	0.34	1.77	3.35	6.51	7.66	12.41	17.77	30.50	31.22	25.66	28.23	3.65	3.22	3.21	0.40
喉	C32	15	0.38	0.00	0.00	0.00	0.00	0.00	0.00	0.00	0.00	0.00	0.30	0.00	0.33	0.73	1.38	0.57	0.80	0.00	9.33	8.06	0.27	0.23	0.24	0.02
气管、支气管、肺	C33~34	1392	34.83	0.00	0.00	0.00	0.00	0.00	0.00	1.57	0.81	1.03	5.62	13.69	33.53	48.89	97.92	147.89	192.65	237.76	268.28	213.71	25.28	22.02	22.02	2.72
其他的胸腔器官	C37~38	10	0.25	0.00	0.00	0.00	0.00	0.00	0.00	0.63	0.00	0.00	0.59	0.28	0.46	1.15	0.80	1.15	0.00	2.40	2.33	0.00	0.18	0.17	0.16	0.02
骨	C40~41	44	1.10	0.00	0.00	0.00	0.00	0.00	0.00	0.00	0.79	0.34	1.48	0.28	1.63	2.76	2.76	4.01	4.01	3.60	7.00	8.06	0.80	0.74	0.74	0.08
皮肤的黑色素瘤	C43	7	0.18	0.00	0.00	0.00	0.00	0.00	0.00	0.00	0.34	0.00	0.00	0.28	0.00	0.36	0.00	1.15	0.00	2.40	8.06	0.00	0.13	0.13	0.11	0.01
乳腺	C50	165	8.44	0.00	0.00	0.00	0.00	0.00	0.00	1.29	3.30	2.11	8.51	6.26	17.35	19.97	22.22	22.68	17.27	34.39	8.83	42.26	3.14	5.63	5.49	0.60
子宫颈	C53	116	5.93	0.00	0.00	0.00	0.00	0.00	0.00	0.64	2.48	2.81	3.04	7.96	8.01	15.53	17.59	12.48	23.54	13.76	13.25	14.09	2.11	4.03	3.87	0.47
子宫体及子宫部位不明	C54~55	51	2.61	0.00	0.00	0.00	0.00	0.00	0.00	0.64	0.00	0.00	1.82	2.28	3.34	2.96	7.41	7.94	15.70	18.34	4.42	0.00	0.93	1.67	1.64	0.21
卵巢	C56	47	2.40	0.00	0.00	0.00	0.00	0.00	0.00	1.26	1.21	0.34	1.22	2.28	8.01	5.92	6.48	4.54	7.85	4.59	13.25	0.00	0.85	1.51	1.51	0.18
前列腺	C61	40	1.96	0.00	0.00	0.00	0.00	0.00	0.00	0.00	0.00	0.00	0.00	0.00	0.00	2.16	4.57	3.48	11.50	17.65	39.55	66.03	0.73	1.26	1.31	0.11
睾丸	C62	6	0.29	0.00	1.13	0.00	0.00	0.00	0.00	0.61	0.79	0.00	0.00	0.00	0.00	0.00	0.00	1.16	0.00	5.04	0.00	0.00	0.11	0.29	0.29	0.02
肾及泌尿系统部位不明	C64~66, C68	52	1.30	0.00	0.00	0.00	0.00	0.00	0.31	0.31	0.30	0.34	0.59	0.56	0.33	1.82	4.14	6.31	6.42	9.61	4.67	12.10	0.94	0.85	0.88	0.10
膀胱	C67	69	1.73	0.00	0.00	0.00	0.00	0.00	0.27	0.31	0.40	0.34	0.30	0.28	0.33	1.09	4.14	7.45	8.83	13.21	16.33	40.32	1.25	1.07	1.11	0.12
脑、神经系统	C70~72	163	4.08	0.00	2.98	1.56	0.61	0.39	0.54	1.26	2.83	2.06	4.14	2.79	4.23	8.39	12.87	9.17	14.45	10.81	16.33	8.06	2.96	3.07	2.91	0.32
甲状腺	C73	22	0.55	0.00	0.00	0.00	0.00	0.00	0.00	0.94	0.00	1.71	0.59	1.12	0.33	0.36	0.92	1.72	2.41	3.60	4.03	0.00	0.40	0.39	0.37	0.04
恶性淋巴瘤	C81~86, C88, C90, C96	42	1.05	0.00	0.00	0.00	0.00	0.39	0.27	0.31	0.40	0.34	0.30	0.56	0.33	1.82	1.84	4.59	7.22	3.60	12.10	40.32	0.76	0.74	0.71	0.09
白血病	C91~95	94	2.35	0.00	2.98	1.56	1.83	0.78	1.88	1.26	1.21	0.34	2.37	1.12	1.63	2.92	4.14	6.31	10.44	6.00	11.66	0.00	1.71	1.89	2.00	0.19
部位不明及其他	Other	204	5.10	4.17	0.60	0.00	0.00	1.16	1.08	0.94	2.02	1.71	2.07	2.23	6.84	6.57	11.03	16.05	24.88	22.82	37.33	32.26	3.70	3.69	3.57	0.39
恶性肿瘤所有部位合计	ALL	5507	137.78	4.17	2.60	3.67	3.49	4.57	10.37	13.76	20.21	43.18	72.64	139.34	190.44	371.90	492.40	722.44	878.98	1061.45	911.29		100.00	89.73	88.82	10.47

附表 17　2017 年陕西省农村肿瘤登记地区男性死亡主要指标（1/10 万）

部位	ICD-10	病例数	粗率(%)	0~	1~	5~	10~	15~	20~	25~	30~	35~	40~	45~	50~	55~	60~	65~	70~	75~	80~	85+	构成(%)	中标率(1/10万)	世标率(1/10万)	累积率(0~74岁)(%)
口腔和咽喉（除鼻咽外）	C00-10,C12-14	22	1.08	0.00	0.00	0.00	0.00	0.00	0.00	0.00	0.00	0.67	0.00	0.00	1.91	0.72	3.65	2.32	1.64	10.08	19.78	18.87	0.65	0.72	0.71	0.05
鼻咽	C11	20	0.98	0.00	0.00	0.00	0.00	0.00	0.00	0.00	0.00	0.00	1.15	0.00	1.27	3.60	5.48	1.16	3.29	0.00	4.94	9.43	0.59	0.62	0.67	0.08
食管	C15	495	24.25	0.00	0.00	0.00	0.00	0.00	0.00	0.00	0.00	0.00	0.00	4.39	10.17	25.20	65.74	112.43	161.00	226.90	276.87	216.96	14.56	15.81	15.74	1.89
胃	C16	511	25.04	0.00	0.00	0.00	0.00	0.00	0.53	0.00	1.59	2.01	4.03	10.43	15.26	25.20	88.56	114.75	156.08	166.39	212.60	188.66	15.03	16.58	16.67	2.09
结直肠，肛门	C18-21	134	6.57	0.00	0.00	0.00	0.00	0.00	0.00	2.45	0.00	2.01	2.88	3.29	7.63	12.96	15.52	16.23	32.86	47.90	69.22	56.60	3.94	4.36	4.25	0.47
肝脏	C22	562	27.54	0.00	0.00	0.00	0.00	0.73	0.00	2.45	2.38	10.71	12.68	32.93	51.49	48.25	62.09	90.41	100.22	151.27	118.66	160.36	16.53	18.89	18.40	2.07
胆囊及其他	C23-24	72	3.53	0.00	0.00	0.00	0.00	0.00	0.00	0.00	0.00	0.00	1.15	0.00	3.18	3.60	12.78	12.75	18.07	42.86	19.78	28.30	2.12	2.30	2.30	0.26
胰腺	C25	119	5.83	0.00	0.00	0.00	0.00	0.00	0.00	0.61	0.00	0.67	2.30	4.94	10.81	7.92	13.70	19.70	36.14	37.82	29.66	9.43	3.50	3.91	3.82	0.48
喉	C32	12	0.59	0.00	0.00	0.00	0.00	0.00	0.00	0.00	0.00	0.00	0.58	0.00	0.64	1.44	1.83	1.16	1.64	0.00	9.89	18.87	0.35	0.38	0.41	0.04
气管，支气管，肺	C33-34	985	48.26	0.00	0.00	0.00	0.00	0.00	0.00	2.45	1.59	1.34	7.49	18.11	47.04	69.13	150.65	222.54	272.72	340.35	341.15	320.72	28.97	31.71	31.89	3.97
其他的胸腔器官	C37-38	5	0.24	0.00	0.00	0.00	0.00	0.00	0.00	0.00	0.00	0.00	0.00	0.55	0.00	0.00	4.57	1.16	1.64	2.52	4.94	0.00	0.15	0.17	0.15	0.02
骨	C40-41	26	1.27	0.00	0.00	0.00	0.00	0.00	0.00	0.61	0.00	0.00	2.88	0.55	2.54	2.88	0.00	2.32	3.29	2.52	4.94	0.00	0.76	0.87	0.86	0.10
皮肤的黑色素瘤	C43	5	0.24	0.00	0.00	0.00	0.00	0.00	0.00	0.00	0.00	0.00	0.00	0.55	0.00	0.72	0.00	2.32	0.00	2.52	0.00	0.00	0.15	0.16	0.16	0.02
乳腺	C50	8	0.39	0.00	0.00	1.00	0.00	0.00	0.53	0.61	0.79	0.67	0.58	0.00	1.27	0.72	0.91	0.00	0.00	5.04	4.94	9.43	0.24	0.28	0.24	0.02
子宫颈	C53	0	0.00	0.00	0.00	0.00	0.00	0.00	0.00	0.00	0.00	0.00	0.00	0.00	0.00	0.00	0.00	0.00	0.00	0.00	0.00	0.00	0.00	0.00	0.00	0.00
子宫体及子宫部位不明	C54-55	0	0.00	0.00	0.00	0.00	0.00	0.00	0.00	0.00	0.00	0.00	0.00	0.00	0.00	0.00	0.00	0.00	0.00	0.00	0.00	0.00	0.00	0.00	0.00	0.00
卵巢	C56	0	0.00	0.00	0.00	0.00	0.00	0.00	0.00	0.00	0.00	0.00	0.00	0.00	0.00	0.00	0.00	0.00	0.00	0.00	0.00	0.00	0.00	0.00	0.00	0.00
前列腺	C61	40	1.96	0.00	0.00	0.00	0.00	0.00	0.00	0.00	0.00	0.00	0.00	0.00	0.00	2.16	4.57	3.48	11.50	17.65	39.55	66.03	1.18	1.26	1.31	0.11
睾丸	C62	6	0.29	0.00	0.00	1.13	0.00	0.00	0.00	0.61	0.79	0.00	0.00	0.55	0.00	0.00	0.00	1.16	0.00	5.04	0.00	0.00	0.18	0.29	0.29	0.02
肾及泌尿系统部位不明	C64-66,C68	31	1.52	0.00	0.00	1.00	0.00	0.00	0.53	0.61	0.79	0.67	0.58	1.10	0.64	2.88	5.48	4.64	4.93	15.13	4.94	9.43	0.91	1.05	1.08	0.11
膀胱	C67	57	2.79	0.00	0.00	0.00	0.00	0.00	0.00	1.23	0.00	0.00	1.73	0.55	0.64	2.16	8.22	11.59	9.86	25.21	24.72	84.90	1.68	1.82	1.93	0.17
脑，神经系统	C70-72	94	4.61	0.00	0.00	1.00	0.73	1.06	1.06	0.00	2.68	0.00	4.61	3.29	3.18	7.92	19.17	11.59	13.14	20.17	14.83	0.00	2.76	3.50	3.36	0.37
甲状腺	C73	3	0.15	0.00	0.00	0.00	0.00	0.00	0.00	0.00	0.00	0.00	0.00	0.00	0.00	0.00	0.00	0.00	3.29	2.52	0.00	0.00	0.09	0.10	0.09	0.02
恶性淋巴瘤	C81-86,C88,C90,C96	29	1.42	0.00	0.00	0.00	0.00	1.47	0.53	0.00	0.79	0.67	0.58	0.55	0.64	1.44	1.83	8.11	13.14	2.52	14.83	0.00	0.85	1.03	0.97	0.14
白血病	C91-95	51	2.50	0.00	1.13	1.00	1.47	1.06	1.06	2.45	1.59	0.67	2.30	2.20	1.27	1.44	6.39	5.80	11.50	5.04	19.78	0.00	1.50	2.05	2.13	0.21
部位不明及其他	Other	113	5.54	0.00	1.13	0.00	0.00	0.00	0.00	1.23	2.38	0.67	2.88	2.20	5.72	5.76	11.87	19.70	31.22	27.73	49.44	66.03	3.32	4.03	3.99	0.44
恶性肿瘤所有部位合计	ALL	3400	166.60	0.00	5.63	3.00	2.26	4.40	3.19	12.25	13.49	22.08	47.82	85.63	165.29	226.11	482.99	665.30	887.17	1157.19	1285.47	1254.60	100.00	111.89	111.42	13.13

233

附表18 2017年陕西省农村肿瘤登记地区女性死亡主要指标(1/10万)

部位	ICD-10	病例数	粗率(%)	0~	1~	5~	10~	15~	20~	25~	30~	35~	40~	45~	50~	55~	60~	65~	70~	75~	80~	85+	构成(%)	中标率(1/10万)	世标率(1/10万)	累积率(0~74岁)(%)
口腔和咽喉(除鼻咽外)	C00-10,C12-14	20	1.02	0.00	0.00	0.00	0.00	0.00	0.00	0.00	0.00	0.70	1.82	0.00	2.00	0.00	1.85	0.00	4.71	9.17	8.83	14.09	0.95	0.66	0.63	0.06
鼻咽	C11	8	0.41	0.00	0.00	0.00	0.00	0.00	0.00	0.00	0.00	0.00	0.61	0.00	0.00	0.00	0.93	2.27	1.57	0.00	8.83	0.00	0.38	0.28	0.27	0.03
食管	C15	179	9.15	0.00	0.00	0.00	0.00	0.00	0.00	0.00	0.00	0.00	0.61	0.57	3.34	6.66	19.44	31.76	69.06	91.72	83.92	77.47	8.50	5.42	5.34	0.66
胃	C16	210	10.74	0.00	0.00	0.00	0.00	0.82	0.00	0.64	0.00	2.11	0.61	5.69	7.34	10.35	23.15	32.89	58.08	75.67	123.67	119.73	9.97	6.55	6.46	0.71
结直肠、肛门	C18-21	126	6.44	0.00	0.00	0.00	0.00	0.00	0.54	0.00	0.83	1.40	3.98	3.98	6.01	6.66	16.67	17.01	43.95	41.27	66.25	28.17	5.98	4.02	3.88	0.48
肝脏	C22	236	12.07	0.00	0.00	0.00	0.00	0.00	0.00	0.00	1.65	1.40	4.25	9.67	14.01	13.31	35.18	31.76	56.51	66.49	123.67	56.34	11.20	7.61	7.40	0.84
胆囊及其他	C23-24	164	8.38	0.00	0.00	0.00	0.00	0.00	0.00	0.00	0.00	0.00	1.22	2.28	4.67	12.57	25.00	20.41	58.08	48.15	97.17	63.38	7.78	4.99	5.00	0.62
胰腺	C25	82	4.19	0.00	0.00	0.00	0.00	0.00	0.00	0.00	0.00	0.00	1.22	1.71	2.00	7.39	11.11	15.88	25.11	25.22	22.08	42.26	3.89	2.51	2.57	0.32
喉	C32	3	0.15	0.00	0.00	0.00	0.00	0.00	0.00	0.00	0.00	0.00	0.00	0.00	0.00	0.00	0.93	0.00	0.00	0.00	8.83	0.00	0.14	0.09	0.08	0.00
气管、支气管、肺	C33-34	407	20.81	0.00	0.00	0.00	0.00	0.00	0.00	0.00	0.00	0.70	3.65	9.10	19.35	28.10	44.44	74.85	116.15	144.45	203.18	133.81	19.32	12.59	12.43	1.48
其他的胸腔器官	C37-38	5	0.26	0.00	0.00	0.00	0.00	0.00	0.00	0.00	0.00	0.00	1.22	0.00	0.00	0.00	0.93	1.13	0.00	2.29	0.00	0.00	0.24	0.17	0.17	0.02
骨	C40-41	18	0.92	0.00	0.00	0.00	0.00	0.00	0.00	0.00	0.00	0.00	0.00	0.00	0.67	0.00	0.93	5.67	4.71	4.59	8.83	14.09	0.85	0.58	0.59	0.07
皮肤的黑色素瘤	C43	2	0.10	0.00	0.00	0.00	0.00	0.00	0.00	0.00	0.00	0.00	0.00	0.00	0.67	0.00	0.00	0.00	0.00	4.59	0.00	0.00	0.09	0.09	0.07	0.00
乳腺	C50	165	8.44	0.00	0.00	0.00	0.00	0.00	0.00	0.00	3.30	2.11	8.51	6.26	17.35	19.97	22.22	22.68	17.27	34.39	8.83	42.26	7.83	5.63	5.49	0.60
子宫颈	C53	116	5.93	0.00	0.00	0.00	0.00	0.00	0.00	1.29	2.48	2.81	3.04	7.96	8.01	15.53	17.59	12.48	23.54	13.76	13.25	14.09	5.51	4.03	3.87	0.47
子宫体及子宫部位不明	C54-55	51	2.61	0.00	0.00	0.00	0.00	0.00	2.72	0.64	0.00	0.00	1.82	2.28	3.34	2.96	7.41	7.94	15.70	18.34	4.42	0.00	2.42	1.67	1.64	0.21
卵巢	C56	47	2.40	0.00	0.00	0.00	0.00	0.00	0.00	1.29	0.00	0.00	1.22	2.28	8.01	5.92	6.48	4.54	7.85	4.59	13.25	0.00	2.23	1.51	1.51	0.18
前列腺	C61	0	0.00	0.00	0.00	0.00	0.00	0.00	0.00	0.00	0.00	0.00	0.00	0.00	0.00	0.00	0.00	0.00	0.00	0.00	0.00	0.00	0.00	0.00	0.00	0.00
睾丸	C62	0	0.00	0.00	0.00	0.00	0.00	0.00	0.00	0.00	0.00	0.00	0.00	0.00	0.00	0.00	0.00	0.00	0.00	0.00	0.00	0.00	0.00	0.00	0.00	0.00
肾及泌尿系统部位不明	C64-66,C68	21	1.07	0.00	0.00	0.00	0.00	0.82	0.54	0.00	0.00	0.00	0.57	0.00	0.00	0.74	2.78	7.94	7.85	4.59	4.42	14.09	1.00	0.64	0.67	0.10
膀胱	C67	12	0.61	0.00	0.00	0.00	0.00	0.00	0.00	0.00	0.00	0.00	0.00	0.00	0.00	0.00	1.85	6.80	9.42	6.88	4.42	7.04	0.57	0.37	0.36	0.06
脑、神经系统	C70-72	69	3.53	0.00	0.00	0.00	0.00	0.00	0.00	0.00	0.00	1.40	3.65	2.28	5.34	8.87	6.48	6.80	15.70	2.29	17.67	14.09	3.27	2.64	2.44	0.28
甲状腺	C73	19	0.97	0.00	0.00	0.00	1.33	0.82	2.17	0.00	0.00	0.00	0.00	2.28	0.67	0.74	1.85	3.40	1.57	2.29	0.00	7.04	0.90	0.69	0.65	0.07
恶性淋巴瘤	C81-86,C88,C90,C96	13	0.66	0.00	0.00	0.00	0.00	0.00	0.00	0.00	0.00	0.00	0.00	0.57	0.00	2.22	1.85	1.13	1.57	4.59	4.42	0.00	0.62	0.46	0.46	0.04
白血病	C91-95	43	2.20	0.00	2.53	2.17	1.33	0.00	0.00	0.00	0.83	0.70	0.00	0.00	2.00	4.44	1.85	6.80	9.42	6.88	4.42	0.00	2.04	1.75	1.87	0.18
部位不明及其他恶性肿瘤	Other	91	4.65	0.00	0.00	0.00	2.66	0.00	0.00	0.64	1.65	2.81	1.22	2.28	8.01	7.39	10.18	12.48	18.84	18.34	26.50	7.04	4.32	3.41	3.22	0.36
所有部位合计	ALL	2107	107.72	0.00	2.53	2.17	5.32	2.47	5.98	8.38	14.03	18.24	38.27	59.17	112.11	153.81	259.25	323.22	565.06	625.96	861.31	654.98	100.00	68.37	67.06	7.85

三、2018年陕西省肿瘤登记地区恶性肿瘤发病主要结果

附表19　2018年陕西省肿瘤登记地区男女合计发病主要指标(1/10万)

部位	ICD-10	病例数	粗率(%)	0~	1~	5~	10~	15~	20~	25~	30~	35~	40~	45~	50~	55~	60~	65~	70~	75~	80~	85+	构成(%)	中标率(1/10万)	世标率(1/10万)	累积率(0~74岁)(%)
口腔和咽喉(除鼻咽外)	C00-10, C12-14	337	2.27	0.00	0.16	0.13	0.14	0.11	0.15	0.51	0.78	0.35	0.65	1.41	1.48	3.22	6.33	10.88	8.05	11.61	18.20	20.11	1.04	1.56	1.55	0.17
鼻咽	C11	163	1.10	0.00	0.16	0.00	0.14	0.00	0.00	0.08	0.68	0.62	0.73	1.80	1.20	2.11	3.91	4.29	2.83	1.19	4.11	1.06	0.50	0.82	0.79	0.09
食管	C15	2833	19.05	0.00	0.00	0.00	0.00	0.00	0.07	0.08	0.19	0.71	1.46	5.33	13.87	26.04	63.04	87.70	105.94	123.27	164.98	152.38	8.75	12.12	12.30	1.52
胃	C16	3888	26.15	0.00	0.16	0.00	0.00	0.65	0.65	0.85	2.24	2.57	5.10	12.30	24.69	36.89	88.63	114.07	125.30	157.21	191.99	191.53	12.01	17.02	17.14	2.07
结直肠、肛门	C18-21	2489	16.74	0.00	0.16	0.27	0.00	0.42	0.22	0.59	2.43	3.10	4.78	8.70	18.68	33.93	46.74	62.48	75.05	99.15	155.59	141.79	7.69	10.99	10.88	1.24
肝脏	C22	3254	21.88	0.00	0.00	0.00	0.00	0.42	0.36	1.44	5.06	5.40	11.50	21.15	33.85	38.10	64.66	70.72	72.66	99.45	147.37	135.45	10.05	14.87	14.58	1.63
胆囊及其他	C23-24	907	6.10	0.00	0.00	0.00	0.00	0.00	0.00	0.00	0.10	0.35	0.81	2.12	5.09	6.43	14.68	23.90	34.15	49.72	64.58	61.37	2.80	3.85	3.83	0.44
胰腺	C25	1011	6.80	0.00	0.00	0.00	0.00	0.00	0.07	0.17	1.07	0.71	1.05	2.98	7.40	10.15	20.07	26.54	34.15	38.11	61.06	61.37	3.12	4.42	4.42	0.52
喉	C32	143	0.96	0.00	0.00	0.00	0.00	0.00	0.29	0.00	0.10	0.71	0.32	0.24	1.02	1.21	2.42	5.77	4.79	4.76	7.63	8.47	0.44	0.62	0.63	0.08
气管、支气管、肺	C33-34	7212	48.50	0.00	0.00	0.13	0.00	0.00	0.36	1.70	2.04	4.07	8.42	21.31	45.87	73.99	157.33	207.38	244.73	284.94	380.46	377.77	22.28	31.30	31.61	3.84
其他的胸腔器官	C37-38	109	0.73	0.00	0.00	0.00	0.00	0.00	0.00	0.17	0.19	0.44	0.32	0.31	0.92	1.21	3.91	2.97	1.96	2.38	3.52	0.00	0.34	0.52	0.51	0.06
骨	C40-41	270	1.82	0.00	0.00	0.13	0.43	0.74	0.29	0.25	0.88	0.35	0.81	1.02	2.31	3.82	4.04	6.43	5.00	10.12	8.22	12.70	0.83	1.31	1.28	0.13
皮肤的黑色素瘤	C43	17	0.11	0.00	0.00	0.00	0.00	0.00	0.00	0.00	0.00	0.00	0.08	0.08	0.09	0.20	0.54	0.66	0.66	0.89	0.59	1.06	0.05	0.07	0.08	0.01
乳腺	C50	1944	26.82	0.00	0.00	0.00	0.00	0.22	0.60	2.43	12.65	19.32	27.67	46.13	60.35	55.37	74.76	56.86	49.12	42.87	55.80	52.50	6.15	19.60	18.49	2.03
子宫颈	C53	1262	17.41	0.00	0.00	0.00	0.00	0.00	0.30	3.29	7.03	12.21	17.10	33.07	39.60	33.87	40.40	40.19	38.95	32.58	31.25	18.75	3.90	12.76	11.96	1.33
子宫体及子宫部位不明	C54-55	593	8.18	0.00	0.00	0.00	0.00	0.21	0.00	1.21	1.61	3.10	8.05	13.71	22.85	18.86	23.64	18.95	14.82	13.15	12.28	3.75	1.83	5.78	5.60	0.63
卵巢	C56	456	6.29	0.00	0.00	0.00	0.61	0.22	1.34	1.73	3.62	4.01	5.70	7.74	10.85	12.98	20.06	12.42	18.21	9.15	21.20	3.75	1.41	4.67	4.40	0.50
前列腺	C61	500	6.56	0.00	0.00	0.00	0.00	0.00	0.00	0.00	0.00	0.52	0.00	0.00	0.90	2.59	10.57	26.28	47.87	70.85	112.74	116.58	1.54	4.27	4.20	0.44
睾丸	C62	21	0.28	1.25	0.00	0.00	0.00	0.63	0.33	0.33	0.38	0.34	0.31	0.30	0.54	0.40	0.53	0.67	0.00	0.00	0.00	2.43	0.06	0.24	0.23	0.02
肾及泌尿系统部位不明	C64-66, C68	547	3.68	0.00	0.33	0.13	0.14	0.21	0.15	0.25	0.39	0.62	0.97	2.35	5.18	6.43	11.58	13.68	15.01	14.89	28.18	28.57	1.69	2.46	2.49	0.29
膀胱	C67	684	4.60	0.00	0.00	0.00	0.00	0.00	0.07	0.17	0.19	0.53	0.57	2.74	3.88	4.93	13.74	15.00	21.75	31.56	48.73	60.32	2.11	2.95	2.96	0.32
脑、神经系统	C70-72	919	6.18	1.30	1.31	1.74	1.29	0.63	1.31	1.53	3.21	2.48	4.29	5.88	8.51	11.16	17.24	16.81	19.36	18.16	28.18	26.45	2.84	4.65	4.59	0.48
甲状腺	C73	533	3.58	0.00	0.00	0.00	0.14	0.11	0.73	1.87	3.99	3.98	3.89	5.64	6.47	7.04	7.00	6.43	6.74	5.66	4.70	4.23	1.65	2.92	2.59	0.27
恶性淋巴瘤	C81-86, C90, C96	394	2.65	1.30	0.33	0.27	0.29	0.21	0.36	0.42	0.97	1.06	1.30	1.65	2.40	3.92	7.68	10.39	7.61	12.51	24.07	14.81	1.22	1.88	1.83	0.19
白血病	C91-95	435	2.93	1.30	2.78	2.28	1.14	1.16	0.80	1.10	1.36	1.06	1.21	1.49	2.40	4.12	6.47	9.07	10.88	10.72	18.20	13.76	1.34	2.33	2.46	0.23
部位不明及其他	Other	1398	9.40	1.30	2.78	1.61	1.86	1.16	0.87	1.53	2.73	2.83	4.13	7.76	11.38	14.17	25.32	29.51	35.68	41.98	59.30	69.84	4.32	6.74	6.78	0.72
所有部位合计	ALL	32364	217.65	5.21	8.19	6.83	5.86	4.96	7.54	17.22	41.18	50.62	80.96	155.57	262.64	340.99	650.08	804.12	917.58	1104.34	1536.52	1480.38	100.00	146.91	145.63	16.77

附表20　2018年陕西省肿瘤登记地区男性发病主要指标（1/10万）

部位	ICD-10	病例数	粗率(%)	0~	1~	5~	10~	15~	20~	25~	30~	35~	40~	45~	50~	55~	60~	65~	70~	75~	80~	85+	构成(%)	中标率(1/10万)	世标率(1/10万)	累积率(0~74岁)(%)
口腔和咽（除外鼻咽）	C00~10, C12~14	225	2.95	0.00	0.31	0.00	0.27	0.00	0.28	0.66	0.94	0.34	0.94	1.98	2.34	4.38	8.72	13.97	8.50	19.27	22.30	31.57	1.23	2.08	2.07	0.22
鼻咽	C11	100	1.31	0.00	0.31	0.00	0.27	0.00	0.00	0.00	0.94	0.86	0.78	2.13	1.44	1.99	4.76	5.99	3.13	1.86	4.96	2.43	0.55	1.01	0.98	0.11
食管	C15	2127	27.91	0.00	0.00	0.00	0.00	0.00	0.00	0.17	0.38	1.20	2.82	7.01	22.48	42.25	95.11	137.06	164.20	180.23	242.82	221.01	11.63	18.54	18.83	2.36
胃	C16	2776	36.42	0.00	0.31	0.00	0.27	0.00	0.99	0.83	1.70	3.61	4.54	14.47	34.89	55.21	134.20	178.97	188.81	217.52	265.12	257.44	15.18	24.51	24.89	3.09
结直肠、肛门	C18~21	1383	18.14	0.00	0.00	0.26	0.40	0.00	0.00	0.83	1.89	3.96	5.64	9.75	22.66	26.71	53.63	70.86	81.43	110.63	164.77	177.30	7.56	12.37	12.32	1.39
肝脏	C22	2198	28.84	0.00	0.31	0.26	0.20	0.20	0.42	1.99	7.94	8.26	17.38	33.81	49.46	54.21	90.35	92.81	93.06	113.11	159.82	170.01	12.02	20.38	19.99	2.25
胆囊及其他	C23~24	347	4.55	0.00	0.00	0.00	0.00	0.00	0.00	0.33	0.19	0.69	0.94	1.22	3.24	5.18	11.36	15.30	27.74	48.48	44.60	46.15	1.90	3.02	2.96	0.33
胰腺	C25	553	7.26	0.00	0.00	0.00	0.00	0.00	0.33	0.33	0.76	0.69	1.41	3.81	8.27	12.76	21.93	27.28	38.03	44.75	55.75	77.72	3.02	4.89	4.92	0.58
喉	C32	135	1.77	0.00	0.00	0.00	0.00	0.00	0.00	0.00	0.47	0.00	0.47	0.46	1.98	1.99	4.76	11.31	9.84	9.94	14.87	14.57	0.74	1.19	1.21	0.15
气管、支气管、肺	C33~34	5009	65.72	0.00	0.00	0.00	0.54	0.14	0.14	2.33	2.08	4.13	8.45	24.06	60.25	109.42	223.50	310.71	358.38	406.46	491.84	561.03	27.39	43.92	44.67	5.52
其他的胸腔器官	C37~38	69	0.91	0.00	0.00	0.00	0.00	0.00	0.00	0.33	0.00	0.34	0.31	0.15	1.08	1.99	5.28	4.32	1.79	3.73	2.48	0.00	0.38	0.64	0.65	0.08
骨	C40~41	157	2.06	0.00	0.26	0.26	0.54	0.42	0.42	0.33	0.00	0.52	0.78	1.22	3.60	3.99	4.76	6.65	5.82	11.81	6.19	14.57	0.86	1.57	1.53	0.16
皮肤的黑色素瘤	C43	7	0.09	0.00	0.00	0.00	0.00	0.00	0.00	0.15	0.00	0.34	0.00	0.15	0.00	0.20	0.00	0.67	0.00	1.24	1.24	0.00	0.04	0.06	0.06	0.01
乳腺	C50	45	0.59	1.25	0.26	0.00	0.20	0.00	0.00	0.17	0.00	0.34	0.47	0.61	0.54	0.80	2.38	2.66	0.89	2.49	0.00	2.43	0.25	0.46	0.45	0.05
子宫颈	C53	0	0.00	0.00	0.00	0.00	0.00	0.00	0.00	0.00	0.00	0.00	0.00	0.00	0.00	0.00	0.00	0.00	0.00	0.00	0.00	0.00	0.00	0.00	0.00	0.00
子宫体及子宫部位不明	C54~55	0	0.00	0.00	0.00	0.00	0.00	0.00	0.00	0.00	0.00	0.00	0.00	0.00	0.00	0.00	0.00	0.00	0.00	0.00	0.00	0.00	0.00	0.00	0.00	0.00
卵巢	C56	0	0.00	0.00	0.00	0.00	0.00	0.00	0.00	0.00	0.00	0.00	0.00	0.00	0.00	0.00	0.00	0.00	0.00	0.00	0.00	0.00	0.00	0.00	0.00	0.00
前列腺	C61	500	6.56	0.00	0.31	0.00	0.00	0.00	0.00	0.00	0.00	0.52	0.00	0.00	0.90	2.59	10.57	26.28	47.87	70.85	112.74	116.58	2.73	4.27	4.20	0.44
睾丸	C62	21	0.28	1.25	0.00	0.00	0.00	0.00	0.00	0.00	0.00	0.34	0.31	0.30	0.54	0.40	0.53	0.67	0.00	0.00	2.43	2.43	0.11	0.24	0.23	0.02
肾及泌尿系统部位不明	C64~66, C68	311	4.08	0.00	0.31	0.00	0.00	0.40	0.00	0.33	0.00	0.52	0.78	2.74	5.75	8.37	12.68	14.97	17.00	16.16	32.21	48.57	1.70	2.79	2.87	0.32
膀胱	C67	520	6.82	1.25	0.62	0.00	0.00	0.00	0.14	0.33	0.38	0.86	0.63	4.72	5.93	8.17	20.87	23.62	30.42	45.99	79.29	106.86	2.84	4.58	4.62	0.48
脑、神经系统	C70~72	430	5.64	1.25	1.81	1.81	1.88	1.27	0.85	2.33	3.78	2.75	4.23	4.26	7.91	9.97	14.27	13.64	21.92	18.64	23.54	21.86	2.35	4.48	4.31	0.46
甲状腺	C73	151	1.98	0.00	0.62	0.00	0.00	0.71	0.00	1.00	2.83	2.58	1.57	1.68	2.88	3.79	4.76	3.99	5.37	6.21	1.24	2.43	0.83	1.65	1.45	0.16
恶性淋巴瘤	C81~86, C88, C90, C96	244	3.20	0.00	0.31	0.52	0.20	0.56	0.50	0.86	1.51	0.86	1.72	1.83	3.24	3.99	8.72	12.97	8.95	16.16	35.93	24.29	1.33	2.35	2.29	0.23
白血病	C91~95	239	3.14	1.25	3.11	1.81	1.61	1.20	0.85	1.66	0.76	1.38	1.57	1.83	1.98	4.58	7.13	10.98	12.08	11.81	16.11	14.57	1.31	2.56	2.70	0.26
部位不明及其他	Other	738	9.68	0.00	3.42	1.29	2.95	1.20	0.42	1.66	3.02	3.27	3.29	5.48	12.05	15.15	27.47	31.94	39.82	45.37	70.62	92.29	4.04	7.17	7.23	0.76
恶性肿瘤所有部位合计	ALL.	18285	239.90	5.00	9.01	6.73	8.05	5.39	6.21	16.12	31.75	38.02	59.02	123.66	253.39	378.08	767.71	1017.61	1165.07	1402.71	1848.41	2006.12	100.00	164.73	165.43	19.43

附表 21 2018 年陕西省肿瘤登记地区女性发病主要指标（1/10 万）

部位	ICD-10	病例数	粗率(%)	0~	1~	5~	10~	15~	20~	25~	30~	35~	40~	45~	50~	55~	60~	65~	70~	75~	80~	85+	构成(%)	中标率(1/10万)	世标率(1/10万)	累积率(0~74岁)(%)
口腔和咽喉(除鼻咽外)	C00~10, C12~14	112	1.55	0.00	0.00	0.28	0.00	0.22	0.00	0.35	0.60	0.36	0.34	0.81	0.57	2.03	3.85	7.84	7.62	4.57	14.51	11.25	0.80	1.04	1.03	0.12
鼻咽	C11	63	0.87	0.00	0.00	0.00	0.00	0.00	0.00	0.17	0.40	0.36	0.67	1.45	0.95	2.23	3.02	2.61	2.54	0.57	3.35	0.00	0.45	0.62	0.60	0.07
食管	C15	706	9.74	0.00	0.00	0.00	0.00	0.00	0.15	0.00	0.00	0.18	0.00	3.55	4.76	9.53	29.68	39.21	50.81	70.88	94.86	99.38	5.01	5.85	5.91	0.69
胃	C16	1112	15.34	0.00	0.00	0.28	0.00	0.00	0.30	0.87	2.81	1.46	5.70	10.00	13.90	18.25	41.23	50.32	65.20	101.74	126.11	140.64	7.90	9.67	9.53	1.05
结直肠、肛门	C18~21	1106	15.26	0.00	0.00	0.00	0.00	0.45	0.45	0.35	3.01	2.19	3.86	7.58	14.47	21.09	39.58	54.24	69.02	88.60	147.32	114.38	7.86	9.64	9.48	1.08
肝脏	C22	1056	14.57	0.00	0.00	0.00	0.00	0.67	0.30	0.87	2.01	2.37	5.20	7.74	17.33	21.70	37.93	49.02	53.35	86.88	136.16	108.76	7.50	9.22	9.08	0.99
胆囊及其他	C23~24	560	7.73	0.00	0.00	0.00	0.00	0.00	0.15	0.00	0.00	0.00	0.67	3.06	7.04	7.71	18.14	32.35	40.22	50.87	82.59	73.13	3.98	4.66	4.67	0.55
胰腺	C25	458	6.32	0.00	0.00	0.00	0.00	0.00	0.00	0.00	1.41	0.73	0.67	2.10	6.47	7.50	18.14	25.82	30.49	32.01	65.85	48.75	3.25	3.97	3.93	0.47
喉	C32	8	0.11	0.00	0.00	0.00	0.00	0.00	0.00	0.00	0.20	0.00	0.17	0.00	0.00	0.41	0.00	0.33	0.00	1.00	1.12	3.75	0.06	0.08	0.07	0.01
气管、支气管、肺	C33~34	2203	30.40	0.00	0.00	0.00	0.00	0.00	0.45	1.04	2.01	4.01	8.38	18.39	30.65	37.93	88.50	105.88	137.18	173.19	280.13	236.27	15.65	19.02	18.91	2.17
其他的胸腔器官	C37~38	40	0.55	0.00	0.00	0.00	0.00	0.00	0.30	0.17	0.20	0.55	0.34	0.48	0.76	0.41	2.47	1.63	2.12	1.14	4.46	0.00	0.28	0.39	0.37	0.04
骨	C40~41	113	1.56	0.00	0.00	0.00	0.31	0.22	0.00	0.00	0.60	0.18	0.84	0.81	0.95	3.65	3.30	6.21	4.23	8.57	10.04	11.25	0.80	1.04	1.02	0.11
皮肤的黑色素瘤	C43	10	0.14	0.00	0.00	0.00	0.00	0.22	0.00	0.17	0.00	0.00	0.00	0.00	0.19	0.20	1.10	0.65	0.00	0.57	1.88	0.00	0.07	0.09	0.10	0.01
乳腺	C50	1944	26.82	0.00	0.00	0.00	0.00	0.22	0.60	2.43	12.65	19.32	27.67	46.13	60.35	55.37	74.76	56.86	49.12	42.87	55.80	52.50	13.81	19.60	18.49	2.03
子宫颈	C53	1262	17.41	0.00	0.00	0.00	0.00	0.00	0.30	3.29	7.03	12.21	17.10	33.07	39.60	33.87	40.40	40.19	38.95	32.58	31.25	18.75	8.96	12.76	11.96	1.33
子宫体及子宫部位不明	C54~55	593	8.18	0.00	0.00	0.00	0.61	0.00	0.00	1.21	1.61	3.10	8.05	13.71	22.85	18.86	23.64	18.95	14.82	13.15	12.28	3.75	4.21	5.78	5.60	0.63
卵巢	C56	456	6.29	0.00	0.00	0.00	0.61	0.22	1.34	1.73	3.62	4.01	5.70	7.74	10.85	12.98	20.06	12.42	18.21	9.15	21.20	3.75	3.24	4.67	4.40	0.50
前列腺	C61	0	0.00	0.00	0.00	0.00	0.00	0.00	0.00	0.00	0.00	0.00	0.00	0.00	0.00	0.00	0.00	0.00	0.00	0.00	0.00	0.00	0.00	0.00	0.00	0.00
睾丸	C62	0	0.00	0.00	0.00	0.00	0.00	0.00	0.00	0.00	0.00	0.00	0.00	0.00	0.00	0.00	0.00	0.00	0.00	0.00	0.00	0.00	0.00	0.00	0.00	0.00
肾及泌尿系统部位不明	C64~66, C68	236	3.26	0.00	0.35	0.00	0.31	0.22	0.30	0.17	0.40	0.73	1.17	1.94	4.57	4.46	10.44	12.42	13.13	13.72	24.55	13.13	1.68	2.14	2.14	0.25
膀胱	C67	164	2.26	0.00	0.00	0.00	0.00	0.00	0.15	0.35	0.40	0.18	0.50	0.65	1.71	1.62	6.32	6.54	13.55	18.29	21.20	24.38	1.16	1.36	1.36	0.16
脑、神经系统	C70~72	489	6.75	1.36	2.08	1.67	0.61	0.67	0.75	0.52	2.61	2.19	4.36	7.58	9.14	12.37	20.34	19.93	16.94	17.72	32.37	30.00	3.47	4.83	4.87	0.51
甲状腺	C73	382	5.27	0.00	0.00	0.00	0.31	0.22	1.34	2.77	5.22	5.47	6.37	9.84	10.28	10.34	9.34	8.82	8.04	5.14	7.81	5.63	2.71	4.25	3.79	0.39
恶性淋巴瘤	C81~86, C88, C90, C96	150	2.07	0.00	0.35	0.00	0.00	0.22	0.15	0.35	0.40	1.28	0.84	1.45	1.52	3.85	6.60	7.84	6.35	9.15	13.39	7.50	1.07	1.41	1.38	0.16
白血病	C91~95	196	2.70	2.73	2.08	2.78	0.61	1.12	1.34	1.39	2.41	2.37	5.03	1.13	2.86	3.65	5.77	7.19	9.74	9.72	20.09	13.13	1.39	2.09	2.20	0.21
部位不明及其他	Other	660	9.11	1.36	2.42	1.94	0.61	1.12	1.34	0.52	2.01	0.73	5.03	10.16	10.66	13.18	23.09	27.12	31.76	38.87	49.11	52.50	4.69	6.34	6.36	0.67
恶性肿瘤 所有部位合计	ALL	14079	194.26	5.45	7.27	6.94	3.36	4.48	8.96	18.37	51.22	63.96	104.47	189.37	272.44	303.24	527.70	594.40	683.38	829.94	1255.55	1074.46	100.00	130.53	127.27	14.20

附表22 2018年陕西省城市地区肿瘤登记地区男女合计发病主要指标（1/10万）

部位	ICD-10	病例数	粗率(%)	0~	1~	5~	10~	15~	20~	25~	30~	35~	40~	45~	50~	55~	60~	65~	70~	75~	80~	85+	构成(%)	中标率(1/10万)	世标率(1/10万)	累积率(0~74岁)(%)
口腔和咽喉(除鼻咽外)	C00-10, C12-14	211	2.95	0.00	0.39	0.00	0.00	0.23	0.15	0.52	0.71	0.70	0.84	1.96	1.95	4.16	8.52	12.16	13.50	12.49	28.24	30.11	1.29	2.02	2.02	0.23
鼻咽	C11	78	1.09	0.00	0.39	0.00	0.00	0.00	0.00	0.17	0.89	0.18	1.01	1.80	0.98	1.97	3.53	5.16	3.72	0.59	3.39	2.15	0.48	0.83	0.81	0.10
食管	C15	1273	17.82	0.00	0.00	0.00	0.00	0.00	0.15	0.17	0.00	0.53	1.35	5.56	13.07	23.21	64.04	87.31	107.52	108.21	128.77	152.69	7.81	11.59	11.87	1.51
胃	C16	1913	26.79	0.00	0.39	0.00	0.00	0.75	0.75	1.05	3.02	1.94	5.22	11.78	25.94	37.00	91.36	120.47	129.39	154.59	208.97	230.11	11.73	17.67	17.87	2.14
结直肠、肛门	C18-21	1419	19.87	0.00	0.00	0.58	0.46	0.15	0.15	0.52	1.95	3.52	4.38	8.18	21.07	30.21	58.16	70.00	88.90	117.73	196.54	230.11	8.70	12.95	13.01	1.44
肝脏	C22	1495	20.93	0.00	0.00	0.58	0.23	0.15	0.15	0.87	4.80	5.10	10.27	17.99	33.16	36.34	61.98	67.42	68.42	99.89	155.88	165.59	9.17	14.22	14.02	1.54
胆囊及其他	C23-24	402	5.63	0.00	0.00	0.00	0.00	0.00	0.00	0.00	0.18	0.35	1.18	1.96	4.68	5.91	14.69	21.74	27.46	45.19	63.26	62.37	2.47	3.57	3.56	0.39
胰腺	C25	518	7.25	0.00	0.00	0.00	0.00	0.00	0.00	0.17	1.07	0.53	1.35	3.11	7.02	9.85	21.74	32.05	32.12	41.03	70.03	83.87	3.18	4.73	4.78	0.55
喉	C32	75	1.05	0.00	0.00	0.00	0.00	0.00	0.00	0.17	0.00	0.00	0.17	0.33	1.37	1.31	2.94	7.74	4.65	4.76	5.65	10.75	0.46	0.69	0.72	0.09
气管、支气管、肺	C33-34	3542	49.59	0.00	0.00	0.00	0.00	0.30	0.30	1.92	2.13	4.05	7.40	20.28	45.45	71.37	173.61	221.05	249.48	264.58	405.51	507.53	21.72	32.42	33.11	3.99
其他的胸腔器官	C37-38	53	0.74	0.00	0.00	0.00	0.00	0.00	0.00	0.18	0.18	0.35	0.17	0.16	0.16	1.17	2.19	2.95	1.86	2.38	3.39	0.00	0.33	0.51	0.52	0.06
骨	C40-41	102	1.43	0.00	0.00	0.00	0.00	0.92	0.45	0.17	0.36	0.35	1.01	0.82	1.37	1.97	2.94	5.16	3.26	9.51	10.17	15.05	0.63	1.01	0.99	0.09
皮肤的黑色素瘤	C43	13	0.18	0.00	0.00	0.00	0.00	0.00	0.00	0.17	0.00	0.00	0.00	0.16	0.00	0.00	1.18	1.47	0.00	1.19	0.00	2.15	0.08	0.12	0.13	0.02
乳腺	C50	1063	30.36	0.00	0.00	0.00	0.00	0.93	0.00	1.74	13.16	20.60	26.11	49.74	64.63	70.42	94.90	68.84	56.29	51.65	75.89	77.16	6.67	22.11	21.11	2.34
子宫颈	C53	588	16.79	0.00	0.00	0.00	0.00	0.00	0.00	2.44	6.95	13.73	17.06	33.16	39.56	39.34	37.00	38.40	30.38	24.10	28.19	19.29	3.61	12.52	11.72	1.29
子宫体及子宫部位不明	C54-55	261	7.45	0.00	0.00	0.00	0.00	0.48	0.93	0.70	1.83	3.98	6.27	11.50	22.08	15.65	22.08	19.56	17.87	14.92	4.34	3.86	1.60	5.40	5.22	0.61
卵巢	C56	264	7.54	0.00	0.00	0.59	0.59	0.48	0.75	1.74	3.29	5.06	7.31	8.80	14.85	16.95	22.68	12.32	25.91	10.33	28.19	7.72	1.62	5.57	5.28	0.60
前列腺	C61	316	8.68	0.00	0.00	0.00	0.00	0.00	0.00	0.00	0.00	0.00	0.00	0.00	1.52	3.53	11.57	35.97	60.23	83.89	155.61	184.64	1.94	5.57	5.54	0.57
睾丸	C62	8	0.22	0.00	0.00	2.67	0.00	0.00	0.00	0.35	0.00	0.00	0.33	0.00	0.38	0.32	0.00	0.33	0.00	0.20	4.86	0.00	0.05	0.20	0.22	0.01
肾及泌尿系统不明	C64-66, C68	308	4.31	0.00	0.39	0.00	0.28	0.23	0.30	0.17	0.36	0.35	0.84	2.78	5.27	8.10	14.10	18.05	18.15	16.05	32.76	43.01	1.89	2.90	2.98	0.35
膀胱	C67	356	4.98	0.00	0.00	0.00	0.00	0.00	0.15	0.00	0.36	0.70	0.34	2.45	4.49	14.98	15.84	15.84	25.60	33.89	47.44	88.17	2.18	3.19	3.25	0.35
脑、神经系统	C70-72	416	5.82	0.00	0.39	1.38	1.11	0.23	1.66	0.87	1.78	1.41	4.71	4.91	7.61	11.16	16.21	16.21	19.55	18.43	30.50	36.56	2.55	4.26	4.28	0.46
甲状腺	C73	345	4.83	0.00	0.00	0.00	0.28	0.23	1.21	3.32	5.15	5.98	5.72	7.52	8.39	8.98	9.95	9.95	6.98	6.54	5.65	8.60	2.12	3.99	3.53	0.36
恶性淋巴瘤	C81-86, C88, C90, C96	232	3.25	0.00	0.00	0.29	0.28	0.00	0.45	0.70	1.24	1.58	1.35	1.15	3.51	3.94	9.69	11.42	10.71	19.03	31.63	17.20	1.42	2.29	2.21	0.23
白血病	C91-95	237	3.32	0.00	2.75	0.58	1.39	0.69	0.75	1.22	1.24	0.88	1.68	1.47	2.34	5.69	7.05	12.53	11.64	10.11	24.85	25.81	1.45	2.56	2.75	0.26
部位不明及其他	Other	791	11.08	0.00	1.38	1.74	2.22	1.15	0.75	1.92	3.02	2.64	4.88	8.34	14.04	14.67	29.08	38.68	38.63	48.75	86.98	101.08	4.85	7.95	8.08	0.83
恶性肿瘤所有部位合计	ALL	16304	228.29	8.26	10.84	5.21	5.83	4.38	8.29	17.49	41.03	53.32	81.95	132.94	272.51	356.62	702.95	867.61	958.81	1108.28	1685.30	1959.14	100.00	155.11	155.01	17.70

附表 23　2018 年陕西省城市肿瘤登记地区男性发病主要指标（1/10 万）

部位	ICD-10	病例数	粗率(%)	年龄组(岁)																				构成(%)	中标率(1/10万)	世标率(1/10万)	累积率(0~74岁)(%)
				0~	1~	5~	10~	15~	20~	25~	30~	35~	40~	45~	50~	55~	60~	65~	70~	75~	80~	85+				
口腔和咽喉(除鼻咽外)	C00-10,C12-14	135	3.71	0.00	0.74	0.00	0.00	0.00	0.29	0.35	0.69	0.69	0.98	2.22	3.04	6.62	12.15	14.99	13.60	20.97	33.01	43.73	1.48	2.57	2.61	0.28
鼻咽	C11	40	1.10	0.00	0.74	0.00	0.00	0.00	0.00	0.00	1.38	0.00	0.98	1.58	1.52	1.76	4.05	5.25	3.89	0.00	0.00	4.86	0.44	0.87	0.88	0.11
食管	C15	903	24.81	0.00	0.00	0.00	0.00	0.00	0.00	0.35	0.00	1.03	2.61	6.65	20.87	37.05	95.44	127.41	163.21	145.57	169.76	184.64	9.88	16.88	17.30	2.27
胃	C16	1340	36.81	0.00	0.00	0.00	0.00	0.00	1.17	0.70	2.76	2.40	5.21	12.35	37.19	52.48	133.62	184.36	199.15	213.42	292.36	325.54	14.66	25.13	25.63	3.16
结直肠,肛门	C18-21	807	22.17	0.00	0.00	0.56	0.44	0.00	0.00	1.05	1.04	4.80	3.91	9.82	26.18	38.37	66.52	77.94	114.63	130.77	202.77	276.95	8.83	15.05	15.20	1.73
肝脏	C22	1005	27.61	0.00	0.74	0.00	0.00	0.00	0.00	1.05	8.29	8.23	14.33	28.81	47.81	53.80	92.55	93.68	85.49	103.63	167.40	204.07	10.99	19.62	19.39	2.17
胆囊及其他	C23-24	172	4.73	0.00	0.00	0.00	0.00	0.00	0.00	0.00	0.35	0.69	1.63	1.58	4.17	6.17	10.99	15.74	27.20	46.88	42.44	48.59	1.88	3.15	3.09	0.34
胰腺	C25	292	8.02	0.00	0.00	0.00	0.00	0.00	0.00	0.35	0.35	0.34	1.95	3.48	8.35	14.99	24.87	34.47	36.92	50.58	58.94	111.75	3.19	5.40	5.54	0.63
喉	C32	75	2.06	0.00	0.00	0.00	0.00	0.00	0.00	0.00	0.00	0.00	0.33	0.63	2.66	2.65	5.78	15.74	9.71	9.87	11.79	24.29	0.82	1.41	1.47	0.19
气管,支气管,肺	C33-34	2494	68.51	0.00	0.00	0.00	0.00	0.00	0.00	3.16	2.07	3.77	6.52	22.80	59.20	109.81	257.41	335.00	387.62	378.73	502.20	777.42	27.28	46.53	48.00	5.94
其他的胸腔器官	C37-38	34	0.93	0.00	0.00	0.00	0.00	0.00	0.88	0.35	0.00	0.34	0.33	0.32	0.76	3.97	5.21	4.50	0.97	4.93	0.00	0.00	0.37	0.64	0.67	0.08
骨	C40-41	61	1.68	0.00	0.00	0.00	1.77	0.00	0.00	0.35	0.35	0.34	1.30	0.63	1.52	2.21	2.89	6.75	4.86	11.10	7.07	24.29	0.67	1.25	1.26	0.12
皮肤的黑色素瘤	C43	6	0.16	0.00	0.00	0.00	0.00	0.00	0.00	0.00	0.00	0.00	0.00	0.32	0.38	0.44	0.00	1.50	0.00	2.47	0.00	4.86	0.07	0.11	0.11	0.01
乳腺	C50	25	0.69	2.67	0.00	0.00	0.00	0.44	0.00	0.35	0.69	0.69	0.98	0.32	0.38	0.88	2.31	3.75	0.97	1.23	4.86	4.86	0.27	0.57	0.57	0.06
子宫颈	C53	0	0.00	0.00	0.00	0.00	0.00	0.00	0.00	0.00	0.00	0.00	0.00	0.00	0.00	0.00	0.00	0.00	0.00	0.00	0.00	0.00	0.00	0.00	0.00	0.00
子宫体及子宫部位不明	C54-55	0	0.00	0.00	0.00	0.00	0.00	0.00	0.00	0.00	0.00	0.00	0.00	0.00	0.00	0.00	0.00	0.00	0.00	0.00	0.00	0.00	0.00	0.00	0.00	0.00
卵巢	C56	0	0.00	0.00	0.00	0.00	0.00	0.00	0.00	0.00	0.00	0.00	0.00	0.00	0.00	0.00	0.00	0.00	0.00	0.00	0.00	0.00	0.00	0.00	0.00	0.00
前列腺	C61	316	8.68	0.00	0.00	0.00	0.00	0.00	0.00	1.40	2.76	0.69	0.00	0.00	1.52	3.53	11.57	35.97	60.23	83.89	155.61	184.64	3.46	5.57	5.54	0.57
睾丸	C62	8	0.22	2.67	0.00	2.79	1.06	0.44	0.00	0.00	0.00	0.00	0.00	0.00	0.00	0.00	0.00	0.00	0.00	0.00	0.00	0.00	0.09	0.20	0.22	0.01
肾及泌尿系统部位不明	C64-66,C68	170	4.67	0.00	0.00	0.00	0.00	0.00	0.00	0.35	0.69	0.34	0.98	3.80	5.31	10.14	15.62	18.74	18.46	14.80	37.72	77.74	1.86	3.19	3.33	0.37
膀胱	C67	271	7.44	0.00	0.00	0.56	0.53	0.00	0.59	0.70	0.69	1.71	1.95	0.95	6.45	7.94	23.14	25.48	31.09	51.81	80.16	155.48	2.96	4.97	5.08	0.51
脑,神经系统	C70-72	191	5.25	2.67	0.00	1.11	2.11	0.44	1.76	1.40	2.76	1.03	3.91	2.85	6.07	11.03	14.46	11.99	28.17	16.04	25.94	24.29	2.09	4.04	4.02	0.45
甲状腺	C73	105	2.88	0.00	0.00	2.23	4.23	0.89	1.17	2.11	4.15	4.46	3.26	1.90	4.17	4.85	7.52	6.00	3.89	7.40	4.86	4.86	1.15	2.45	2.15	0.22
恶性淋巴瘤	C81-86,C88,C90,C96	145	3.98	0.00	4.46	0.56	0.53	0.44	0.59	0.70	1.73	1.71	1.95	0.95	4.93	3.53	11.57	11.99	13.60	28.37	47.16	29.15	1.59	2.87	2.73	0.27
白血病	C91-95	133	3.65	2.67	0.00	1.11	1.33	1.33	0.59	1.76	1.38	1.03	1.95	2.22	2.66	6.62	8.10	14.24	12.63	9.87	21.22	24.29	1.45	3.01	3.22	0.31
部位不明及其他	Other	413	11.35	0.00	3.71	2.23	4.23	0.89	0.88	1.40	3.46	2.74	3.26	4.43	13.66	14.11	31.24	43.47	46.63	55.51	106.10	131.19	4.52	8.40	8.53	0.88
所有部位合计	ALL	9141	251.11	10.68	11.14	7.24	7.93	5.32	7.62	15.80	32.14	37.04	57.34	112.40	258.80	392.94	837.01	1088.95	1262.92	1387.84	1961.66	2667.51	100.00	173.89	176.54	20.67

附表24 2018年陕西省城市肿瘤登记地区女性发病主要指标(1/10万)

部位	ICD-10	病例数	粗率(%)	年龄组(岁)																		构成(%)	中标率(1/10万)	世标率(1/10万)	累积率(0~74岁)(%)
				0~	1~	5~	10~	15~	20~	25~	30~	35~	40~	45~	50~	55~	60~	65~	70~	75~	80~	85+				
口腔和咽喉(除鼻咽外)	C00-10、C12-14	76	2.17	0.00	0.00	0.00	0.00	0.48	0.00	0.70	0.73	0.72	0.70	1.69	0.80	1.74	4.77	9.42	13.40	4.59	23.85	19.29	1.06	1.49	1.44	0.18
鼻咽	C11	38	1.09	0.00	0.00	0.00	0.00	0.00	0.00	0.35	0.37	0.36	1.04	2.03	0.40	2.17	2.98	5.07	3.57	1.15	6.51	0.00	0.53	0.78	0.75	0.09
食管	C15	370	10.57	0.00	0.00	0.00	0.00	0.00	0.31	0.00	0.00	0.00	0.00	4.40	4.82	9.56	31.63	48.55	56.29	73.46	91.07	127.32	5.17	6.44	6.59	0.78
胃	C16	573	16.36	0.00	0.00	0.00	0.00	0.00	0.31	1.40	3.29	1.45	5.22	11.17	14.05	21.73	47.75	58.69	65.23	99.85	132.27	154.33	8.00	10.47	10.38	1.15
结直肠、肛门	C18-21	612	17.48	0.00	0.00	0.60	0.00	0.48	0.31	0.00	2.92	2.17	4.87	6.43	15.65	22.17	49.54	62.32	65.23	105.59	190.82	192.91	8.54	10.93	10.91	1.16
肝脏	C22	490	13.99	0.00	0.00	0.00	0.00	0.48	0.31	0.70	1.10	1.81	5.92	6.43	17.66	19.13	30.44	42.03	52.72	96.41	145.28	135.04	6.84	8.73	8.59	0.89
胆囊及其他	C23-24	230	6.57	0.00	0.00	0.00	0.00	0.00	0.31	0.70	1.83	0.00	0.70	2.37	5.22	5.65	18.50	27.54	27.70	43.61	82.40	73.31	3.21	3.97	4.01	0.44
胰腺	C25	226	6.45	0.00	0.00	0.00	0.00	0.00	0.31	0.70	0.00	0.72	0.70	2.71	5.62	4.78	18.50	29.71	27.70	32.14	80.23	61.73	3.16	4.10	4.05	0.46
喉	C32	0	0.00	0.00	0.00	0.00	0.00	0.00	0.00	0.00	0.00	0.00	0.00	0.00	0.00	0.00	0.00	0.00	0.00	0.00	0.00	0.00	0.00	0.00	0.00	0.00
气管、支气管、肺	C33-34	1048	29.93	0.00	0.00	0.00	0.00	0.00	0.62	0.70	2.19	4.34	8.35	17.60	30.91	33.47	87.14	110.87	122.42	158.39	316.59	293.22	14.63	18.86	18.83	2.09
其他的胸腔器官	C37-38	19	0.54	0.00	0.00	0.00	0.00	0.00	0.00	1.74	0.37	0.36	0.70	0.00	1.61	0.43	2.39	1.45	2.68	0.00	6.51	0.00	0.27	0.38	0.37	0.05
骨	C40-41	41	1.17	0.00	0.00	0.00	0.00	0.00	0.31	0.00	0.37	0.36	0.70	1.02	1.20	1.74	2.98	3.62	1.79	8.03	13.01	7.72	0.57	0.76	0.72	0.07
皮肤的黑色素瘤	C43	7	0.20	0.00	0.00	0.00	0.00	0.00	0.00	0.00	0.00	0.00	0.00	0.00	0.00	0.00	2.39	1.45	1.45	0.00	3.86	3.86	0.10	0.13	0.16	0.02
乳腺	C50	1063	30.36	0.00	0.00	0.00	0.00	0.00	0.93	1.74	13.16	20.60	26.11	49.74	64.63	70.42	94.90	68.84	56.29	51.65	75.89	77.16	14.84	22.11	21.11	2.34
子宫颈	C53	588	16.79	0.00	0.00	0.00	0.00	0.00	0.00	2.44	6.95	13.73	17.06	33.16	39.34	39.56	37.00	38.40	30.38	24.10	28.19	19.29	8.21	12.52	11.72	1.29
子宫体及子宫部位不明	C54-55	261	7.45	0.00	0.00	0.59	0.00	0.00	0.00	0.70	1.83	3.98	6.27	11.50	22.08	15.65	22.08	19.56	17.87	14.92	4.34	3.86	3.64	5.40	5.22	0.61
卵巢	C56	264	7.54	0.00	0.00	0.59	0.00	0.48	0.93	1.74	3.29	5.06	7.31	8.80	14.85	16.95	22.68	12.32	25.91	10.33	28.19	7.72	3.69	5.57	5.28	0.60
前列腺	C61	0	0.00	0.00	0.00	0.00	0.00	0.00	0.00	0.00	0.00	0.00	0.00	0.00	0.00	0.00	0.00	0.00	0.00	0.00	13.01	7.72	0.00	0.00	0.00	0.00
睾丸	C62	0	0.00	0.00	1.21	1.21	0.59	0.00	1.24	4.53	6.21	7.59	8.35	12.52	12.84	13.04	8.95	13.77	9.83	5.74	10.84	11.57	0.00	0.00	0.00	0.00
肾及泌尿系统部位不明	C64-66、C68	138	3.94	0.81	0.81	0.00	0.59	0.59	0.62	0.70	0.73	0.36	0.70	1.69	5.22	6.09	12.53	17.39	17.87	17.22	28.19	15.43	1.93	2.66	2.63	0.32
膀胱	C67	85	2.43	0.00	0.00	0.00	0.00	0.00	0.00	0.35	0.73	0.36	0.00	0.34	2.41	0.87	6.57	6.52	20.55	17.22	17.35	34.72	1.19	1.48	1.50	0.19
脑、神经系统	C70-72	225	6.43	0.00	1.21	1.21	1.17	0.00	1.55	0.35	0.73	1.81	5.57	7.11	9.23	11.30	20.29	20.29	11.62	20.66	34.69	46.30	3.14	4.50	4.55	0.46
甲状腺	C73	240	6.85	0.00	4.86	0.00	0.59	0.00	1.24	4.53	6.21	7.59	8.35	13.54	12.84	13.04	8.95	13.77	9.83	5.74	10.84	11.57	3.35	5.57	4.96	0.50
恶性淋巴瘤	C81-86、C88、C90、C96	87	2.48	0.00	0.00	0.00	0.00	0.31	0.31	0.70	0.73	1.45	0.70	1.35	2.01	4.35	7.76	10.87	8.04	10.33	17.35	7.72	1.21	1.73	1.71	0.19
白血病	C91-95	104	2.97	0.00	0.00	0.59	0.59	0.93	0.93	0.70	1.10	0.72	1.39	0.68	2.01	4.78	5.97	10.87	10.72	10.33	28.19	27.01	1.45	2.09	2.25	0.22
部位不明及其他恶性肿瘤	Other	378	10.79	2.84	2.84	1.21	0.00	1.44	0.62	2.44	2.56	2.53	6.61	12.52	14.45	15.21	26.86	34.06	31.27	42.47	69.39	77.16	5.28	7.55	7.69	0.78
所有部位合计	ALL	7163	204.56	5.69	10.52	3.02	3.51	3.36	9.00	19.18	50.44	70.48	108.25	196.26	287.00	320.81	564.62	653.60	679.10	848.19	1431.14	1396.66	100.00	138.21	135.42	14.89

附表 25　2018 年陕西省农村肿瘤登记地区男女合计发病主要指标(1/10 万)

部位	ICD-10	病例数	粗率(%)	0~	1~	5~	10~	15~	20~	25~	30~	35~	40~	45~	50~	55~	60~	65~	70~	75~	80~	85+	构成(%)	中标率(1/10万)	世标率(1/10万)	累积率(0~74岁)(%)
口腔和咽喉(除鼻咽喉)	C00~10,C12~14	126	1.63	0.00	0.00	0.25	0.29	0.00	0.14	0.49	0.86	0.00	0.47	0.90	1.06	2.42	4.48	9.85	3.27	10.74	7.34	10.42	0.78	1.14	1.12	0.12
鼻咽	C11	85	1.10	0.00	0.00	0.00	0.29	0.00	0.00	0.00	0.43	1.07	0.47	1.80	1.41	2.23	4.23	3.58	2.04	1.79	4.89	0.00	0.53	0.82	0.77	0.09
食管	C15	1560	20.19	0.00	0.00	0.00	0.00	0.00	0.00	0.43	0.43	0.89	1.56	5.11	14.60	28.44	62.20	88.01	104.56	138.37	204.18	152.07	9.71	12.66	12.73	1.53
胃	C16	1975	25.56	0.00	0.00	0.00	0.00	0.39	0.56	0.66	1.29	3.20	4.99	12.78	23.56	36.81	86.33	108.89	121.71	159.84	173.62	154.16	12.30	16.41	16.48	2.00
结直肠、肛门	C18~21	1070	13.85	0.00	0.00	0.00	0.00	0.39	0.28	0.66	3.02	2.67	5.15	9.17	16.53	18.59	37.07	56.39	62.90	80.52	111.26	56.25	6.66	9.21	8.96	1.06
肝脏	C22	1759	22.76	0.00	0.00	0.25	0.29	0.58	0.56	1.98	5.39	5.70	12.64	24.05	34.47	39.59	66.92	73.39	76.38	99.01	138.16	106.24	10.95	15.44	15.07	1.71
胆囊及其他	C23~24	505	6.54	0.00	0.00	0.00	0.00	0.00	0.14	0.16	0.00	0.36	0.47	2.25	5.45	6.88	14.68	25.66	40.03	54.27	66.02	60.41	3.14	4.10	4.06	0.48
胰腺	C25	493	6.38	0.00	0.00	0.00	0.00	0.00	0.00	0.16	1.08	0.89	0.78	2.86	7.74	10.41	18.66	22.08	35.94	35.19	51.35	39.58	3.07	4.14	4.10	0.50
喉	C32	68	0.88	0.00	0.00	0.00	0.00	0.00	0.00	0.00	0.22	0.00	0.47	0.15	0.70	1.12	1.99	4.18	4.90	4.77	9.78	6.25	0.42	0.57	0.56	0.07
气管、支气管、肺	C33~34	3670	47.49	0.00	0.00	0.00	0.00	0.00	0.28	1.48	1.94	4.09	9.36	22.25	46.25	76.21	143.55	196.31	240.57	305.37	353.34	252.07	22.85	30.32	30.28	3.71
其他的胸腔器官	C37~38	56	0.72	0.00	0.00	0.25	0.00	0.00	0.28	0.33	0.22	0.53	0.47	0.45	0.70	0.37	3.98	2.98	2.04	2.39	3.67	0.00	0.35	0.52	0.51	0.06
骨	C40~41	168	2.17	0.00	0.00	0.25	0.88	0.58	0.28	0.33	1.51	0.36	0.62	1.20	3.17	5.39	4.98	7.46	6.53	10.74	6.11	10.42	1.05	1.60	1.54	0.17
皮肤的黑色素瘤	C43	4	0.05	0.00	0.00	0.00	0.00	0.00	0.00	0.00	0.00	0.00	0.00	0.00	0.18	0.19	0.97	1.20	0.00	0.60	1.22	0.00	0.02	0.03	0.03	0.00
乳腺	C50	881	23.52	0.00	0.28	0.00	0.00	0.42	0.29	3.10	12.04	18.01	29.12	42.85	56.50	42.21	57.57	47.02	42.65	34.16	34.49	29.19	5.61	17.35	16.17	1.76
子宫颈	C53	674	17.99	0.00	0.00	0.00	0.00	0.00	0.58	4.14	7.13	10.66	17.15	32.98	39.84	28.90	43.30	41.66	46.67	40.99	34.49	18.24	4.20	12.99	12.19	1.37
子宫体及子宫部位不明	C54~55	332	8.86	0.00	0.00	0.00	0.00	0.00	0.00	1.72	1.34	2.21	9.71	15.72	23.54	21.68	24.96	18.45	12.07	11.39	20.70	3.65	2.07	6.11	5.95	0.66
卵巢	C56	192	5.13	0.00	0.00	0.00	0.64	0.97	1.73	1.72	4.01	2.94	4.21	6.78	7.24	9.51	17.83	12.50	11.27	7.97	13.80	0.00	1.20	3.86	3.61	0.40
前列腺	C61	184	4.62	0.00	1.99	1.49	1.47	0.19	0.98	0.32	0.83	0.35	0.00	0.00	0.34	1.82	9.73	18.54	37.32	57.61	65.27	48.56	1.15	3.04	2.95	0.34
睾丸	C62	13	0.33	0.00	0.00	0.25	0.00	0.19	0.28	0.49	2.59	1.96	2.18	3.91	4.75	5.39	5.97	3.58	6.53	4.77	3.67	0.00	0.08	0.28	0.25	0.03
肾及泌尿系统部位不明	C64~66,C68	239	3.09	0.00	0.28	0.25	0.29	0.39	0.28	0.16	0.43	0.89	1.09	1.95	5.10	5.02	9.45	10.14	12.25	13.72	23.23	14.58	1.49	2.08	2.07	0.24
膀胱	C67	328	4.24	0.00	0.00	0.25	0.00	0.00	0.33	0.33	0.00	0.36	0.78	3.01	3.34	5.39	12.69	14.32	18.38	29.22	50.13	33.33	2.04	2.72	2.70	0.29
脑、神经系统	C70~72	503	6.51	1.24	1.99	1.49	1.47	0.97	0.98	2.14	4.96	3.56	3.90	6.76	9.32	11.15	17.17	17.30	19.20	17.89	25.68	16.67	3.13	5.05	4.88	0.51
甲状腺	C73	188	2.43	0.00	0.00	0.00	0.00	0.19	0.28	0.49	2.59	1.96	2.18	3.91	4.75	5.39	5.97	3.58	6.53	4.77	3.67	0.00	1.17	1.90	1.71	0.19
恶性淋巴瘤	C81~86,C88,C90,C96	162	2.10	0.00	0.28	0.25	0.29	0.39	0.28	0.16	0.65	0.53	1.25	2.10	1.41	3.90	5.97	9.55	4.90	5.96	15.89	12.50	1.01	1.47	1.47	0.16
白血病	C91~95	198	2.56	0.00	1.24	3.74	0.88	0.78	0.84	0.99	1.51	1.25	0.78	1.50	2.46	2.79	5.97	6.27	10.21	11.33	11.00	2.08	1.23	2.13	2.21	0.21
部位不明及其他恶性肿瘤	Other	607	7.85	1.24	1.70	1.49	1.47	1.17	0.98	1.15	2.37	3.03	3.43	7.22	8.97	13.76	22.14	22.08	33.08	35.19	29.34	39.58	3.78	5.64	5.62	0.62
所有部位合计	ALL	16060	207.83	2.48	6.24	8.22	5.89	5.45	6.86	16.96	41.37	47.89	80.05	157.99	253.75	327.72	605.30	752.70	881.40	1100.39	1375.47	1016.60	100.00	139.53	137.23	15.99

附表26　2018年陕西省农村肿瘤登记地区男性发病主要指标（1/10万）

年龄组（岁）

部位	ICD-10	病例数	粗率(1/10万)	0~	1~	5~	10~	15~	20~	25~	30~	35~	40~	45~	50~	55~	60~	65~	70~	75~	80~	85+	构成(%)	中标率(1/10万)	世标率(1/10万)	累积率(0~74岁)(%)
口腔和咽喉（除鼻咽外）	C00~10, C12~14	90	2.26	0.00	0.00	0.00	0.55	0.00	0.27	0.95	1.25	0.00	0.90	1.76	1.71	2.55	5.84	13.16	4.15	17.53	10.44	19.42	0.98	1.66	1.60	0.17
鼻咽	C11	60	1.51	0.00	0.00	0.00	0.55	0.00	0.00	0.00	0.42	1.73	0.60	2.64	1.37	2.18	5.35	6.58	2.49	3.76	10.44	0.00	0.66	1.15	1.08	0.12
食管	C15	1224	30.74	0.00	0.00	0.00	0.00	0.00	0.00	0.00	0.83	1.38	3.01	7.34	23.93	46.55	94.82	144.76	165.05	215.43	323.72	257.37	13.39	20.17	20.31	2.44
胃	C16	1436	36.06	0.00	0.00	0.00	0.00	0.00	0.82	0.95	0.42	4.83	3.92	16.43	32.82	57.46	134.69	174.67	179.98	221.69	234.96	189.38	15.70	23.90	24.18	3.03
结直肠、肛门	C18~21	576	14.47	0.00	0.00	0.48	0.00	0.36	0.82	0.63	2.92	3.11	7.23	9.68	19.48	17.09	42.79	65.20	53.08	90.18	122.70	77.70	6.30	9.98	9.75	1.11
肝脏	C22	1193	29.96	0.00	0.00	0.48	0.36	0.36	0.82	2.84	7.51	8.29	20.19	38.44	50.93	54.55	88.50	92.12	99.53	122.74	151.42	135.97	13.05	21.07	20.53	2.32
胆囊及其他	C23~24	175	4.40	0.00	0.00	0.00	0.00	0.00	0.00	0.00	0.00	0.69	0.30	0.88	2.39	4.36	11.67	14.95	28.20	50.10	46.99	43.70	1.91	2.90	2.84	0.32
胰腺	C25	261	6.55	0.00	0.00	0.00	0.00	0.00	0.00	0.32	1.25	1.04	0.90	4.11	8.20	10.91	19.45	21.53	38.98	38.83	52.21	43.70	2.85	4.45	4.38	0.53
喉	C32	60	1.51	0.00	0.00	0.00	0.00	0.00	0.00	0.00	0.00	0.00	0.60	0.29	1.37	1.45	3.89	7.78	9.95	10.02	18.27	4.86	0.66	1.00	0.98	0.13
气管、支气管、肺	C33~34	2515	63.16	0.00	0.00	0.00	0.00	0.00	0.27	1.58	2.08	4.49	10.25	25.23	61.19	109.09	194.99	291.31	333.42	434.61	480.36	344.78	27.50	41.70	41.77	5.17
其他的胸腔器官	C37~38	35	0.88	0.00	0.00	0.00	0.00	0.00	0.00	0.63	0.42	0.35	0.30	1.37	0.36	5.35	4.19	2.49	2.50	5.22	0.00	0.00	0.38	0.65	0.64	0.08
骨	C40~41	96	2.41	0.00	0.48	0.00	1.09	0.73	0.00	0.32	2.08	0.69	0.30	1.76	5.47	5.45	6.32	6.58	6.64	12.52	5.22	4.86	1.05	1.88	1.78	0.19
皮肤的黑色素瘤	C43	1	0.03	0.00	0.00	0.00	0.00	0.00	0.00	0.00	0.00	0.00	0.00	0.00	0.00	0.00	0.00	0.00	0.00	0.00	2.61	0.00	0.01	0.02	0.01	0.00
乳腺	C50	20	0.50	0.00	0.00	0.48	0.00	0.36	0.00	0.42	0.00	0.69	0.00	0.88	0.68	0.73	2.43	1.79	0.83	0.00	3.76	0.00	0.22	0.36	0.35	0.04
子宫颈	C53	0	0.00	0.00	0.00	0.00	0.00	0.00	0.00	0.00	0.00	0.00	0.00	0.00	0.00	0.00	0.00	0.00	0.00	0.00	0.00	0.00	0.00	0.00	0.00	0.00
子宫体及子宫部位不明	C54~55	0	0.00	0.00	0.00	0.00	0.00	0.00	0.00	0.00	0.00	0.00	0.00	0.00	0.00	0.00	0.00	0.00	0.00	0.00	0.00	0.00	0.00	0.00	0.00	0.00
卵巢	C56	0	0.00	0.00	0.00	0.00	0.00	0.00	0.00	0.00	0.00	0.00	0.00	0.00	0.00	0.00	0.00	0.00	0.00	0.00	0.00	0.00	0.00	0.00	0.00	0.00
前列腺	C61	184	4.62	0.00	0.00	0.00	0.00	0.00	0.00	0.00	0.00	0.00	0.00	0.34	1.82	2.91	9.73	18.54	37.32	57.61	65.27	48.56	2.01	3.04	2.95	0.34
睾丸	C62	13	0.33	0.00	0.00	0.00	0.00	0.00	0.00	0.32	0.00	0.00	0.69	0.30	0.68	0.73	0.97	1.20	0.00	0.00	0.00	0.00	0.14	0.28	0.25	0.03
肾及泌尿系统部位不明	C64~66, C68	141	3.54	0.00	0.53	0.48	0.00	0.36	0.32	0.32	0.83	0.69	0.60	1.76	6.15	6.91	10.21	11.96	15.76	17.53	26.11	19.42	1.54	2.45	2.46	0.28
膀胱	C67	249	6.25	0.00	0.00	0.48	0.00	0.00	0.00	0.63	0.69	0.69	0.60	4.99	5.47	8.36	18.96	22.13	29.86	40.08	78.32	58.27	2.72	4.20	4.19	0.46
脑、神经系统	C70~72	239	6.00	0.00	1.07	0.97	2.73	0.73	0.82	3.15	5.00	4.49	4.52	5.57	9.57	9.09	14.95	16.59	14.10	21.29	20.89	19.42	2.61	4.93	4.60	0.47
甲状腺	C73	46	1.16	0.00	0.00	0.00	0.00	0.00	0.27	0.32	1.25	0.69	3.31	1.47	1.71	2.91	2.43	2.39	6.64	5.01	2.61	19.42	0.50	0.87	0.79	0.10
恶性淋巴瘤	C88, C90, C96	99	2.49	0.00	0.53	0.48	0.55	0.36	0.54	0.32	1.25	0.00	1.51	2.64	1.71	4.36	6.32	13.76	4.98	3.76	23.50	19.42	1.08	1.83	1.85	0.20
白血病	C91~95	106	2.66	0.00	2.14	2.41	1.09	1.09	1.58	1.58	0.00	1.73	1.21	1.37	1.37	2.91	6.32	8.37	11.61	13.78	10.44	4.86	1.16	2.16	2.26	0.22
部位不明及其他	Other	325	8.16	0.00	3.21	0.48	1.64	1.45	0.00	1.89	2.50	3.80	3.31	6.46	10.60	16.00	24.31	22.73	34.01	35.07	31.33	53.42	3.55	6.01	6.03	0.66
所有部位合计	ALL	9144	229.65	0.00	7.48	6.28	8.18	5.44	4.90	16.40	31.27	39.01	60.57	134.09	248.51	365.83	709.46	960.67	1081.53	1417.80	1723.01	1345.12	100.00	156.66	155.58	18.39

附表27　2018年陕西省农村肿瘤登记地区女性发病主要指标(1/10万)

部位	ICD-10	病例数	粗率(%)	0~	1~	5~	10~	15~	20~	25~	30~	35~	40~	45~	50~	55~	60~	65~	70~	75~	80~	85+	构成(%)	中标率(1/10万)	世标率(1/10万)	累积率(0~74岁)(%)
口腔和咽喉(除鼻咽外)	C00-10, C12-14	36	0.96	0.00	0.00	0.51	0.00	0.00	0.00	0.00	0.45	0.00	0.00	0.00	0.36	2.28	3.06	6.55	2.41	4.55	4.60	3.65	0.52	0.62	0.64	0.08
鼻咽	C11	25	0.67	0.00	0.00	0.00	0.00	0.00	0.00	0.00	0.45	0.37	0.32	0.92	1.45	2.28	3.06	0.60	1.61	0.00	0.00	0.00	0.36	0.47	0.46	0.06
食管	C15	336	8.97	0.00	0.00	0.00	0.00	0.00	0.00	0.00	0.00	0.37	0.00	2.77	4.71	9.51	28.02	31.54	45.87	68.32	98.88	72.97	4.86	5.33	5.33	0.61
胃	C16	539	14.39	0.00	0.00	0.00	0.00	0.00	0.29	0.34	2.23	1.47	6.15	8.94	13.76	15.21	35.66	43.45	65.18	103.61	119.58	127.69	7.79	8.96	8.78	0.96
结直肠、肛门	C18-21	494	13.19	0.00	0.00	0.00	0.00	0.42	0.58	0.69	3.12	2.21	2.91	8.63	13.40	20.15	31.08	47.61	72.42	71.73	101.18	40.13	7.14	8.44	8.17	1.02
肝脏	C22	566	15.11	0.00	0.00	0.00	0.00	0.84	0.29	1.03	3.12	2.94	4.53	8.94	17.02	23.96	44.32	54.76	53.92	77.43	126.48	83.91	8.18	9.65	9.48	1.08
胆囊及其他	C23-24	330	8.81	0.00	0.00	0.00	0.00	0.00	0.00	0.00	0.00	0.00	0.65	3.70	8.69	9.51	17.83	36.31	51.50	58.07	82.79	72.97	4.77	5.28	5.27	0.64
胰腺	C25	232	6.19	0.00	0.00	0.00	0.00	0.00	0.29	0.89	0.89	0.74	0.65	1.54	7.24	9.89	17.83	22.62	32.99	31.88	50.59	36.48	3.35	3.83	3.82	0.47
喉	C32	8	0.21	0.00	0.00	0.00	0.00	0.00	0.29	0.45	0.45	0.00	0.32	0.00	0.00	0.76	0.00	0.60	0.00	0.00	2.30	7.30	0.12	0.15	0.14	0.01
气管、支气管、肺	C33-34	1155	30.83	0.00	0.00	0.00	0.00	0.00	0.29	1.38	1.78	3.68	8.41	19.11	30.42	41.83	89.66	101.78	150.48	187.87	241.46	182.42	16.70	19.14	18.95	2.24
其他的胸腔器官	C37-38	21	0.56	0.00	0.00	0.00	0.00	0.00	0.00	0.34	0.89	0.74	0.65	0.92	0.00	0.38	2.55	1.79	1.61	2.28	2.30	0.00	0.30	0.40	0.38	0.04
骨	C40-41	72	1.92	0.00	0.00	0.00	0.64	0.42	0.58	0.34	0.89	0.00	0.97	0.62	0.72	5.32	3.57	8.33	6.44	9.11	6.90	14.59	1.04	1.30	1.29	0.14
皮肤的黑色素瘤	C43	3	0.08	0.00	0.00	0.00	0.00	0.00	0.00	0.00	0.00	0.00	0.00	0.00	0.36	0.38	0.00	0.00	0.00	1.14	0.00	0.00	0.04	0.05	0.04	0.00
乳腺	C50	881	23.52	0.00	0.00	0.00	0.00	0.42	0.29	3.10	12.04	18.01	29.12	42.85	56.50	42.21	57.57	47.02	42.65	34.16	34.49	29.19	12.74	17.35	16.17	1.76
子宫颈	C53	674	17.99	0.00	0.00	0.00	0.00	0.00	0.58	4.14	7.13	10.66	17.15	32.98	39.84	28.90	43.30	41.66	46.67	40.99	34.49	18.24	9.75	12.99	12.19	1.37
子宫体及子宫部位不明	C54-55	332	8.86	0.00	0.00	0.00	0.00	0.00	1.73	1.72	1.34	2.21	9.71	15.72	23.54	21.68	24.96	18.45	12.07	11.39	20.70	3.65	4.80	6.11	5.95	0.66
卵巢	C56	192	5.13	0.00	0.00	0.00	0.64	0.42	0.00	1.72	4.01	2.94	4.21	6.78	7.24	9.51	17.83	12.50	11.27	7.97	13.80	0.00	2.78	3.86	3.61	0.40
前列腺	C61	0	0.00	0.00	0.00	0.00	0.00	0.00	0.00	0.00	0.00	0.00	0.00	0.00	0.00	0.00	0.00	0.00	0.00	0.00	0.00	0.00	0.00	0.00	0.00	0.00
睾丸	C62	0	0.00	0.00	0.00	0.00	0.00	0.00	0.00	0.00	0.00	0.00	0.00	0.00	0.00	0.00	0.00	0.00	0.00	0.00	0.00	0.00	0.00	0.00	0.00	0.00
肾及泌尿系统部位不明	C64-66, C68	98	2.62	0.00	0.00	0.00	0.00	0.00	0.00	0.34	0.00	1.10	1.62	2.16	3.98	3.04	8.66	8.33	8.85	10.25	20.70	10.94	1.42	1.71	1.68	0.19
膀胱	C67	79	2.11	0.00	0.00	0.00	0.00	0.00	0.00	0.00	0.00	0.00	0.97	0.92	1.09	2.28	6.11	6.55	7.24	19.36	25.30	14.59	1.14	1.26	1.24	0.13
脑、神经系统	C70-72	264	7.05	0.00	1.81	2.06	0.00	1.26	1.15	1.03	4.90	2.57	3.24	8.01	9.05	13.31	20.38	19.64	21.73	14.80	29.90	14.59	3.82	5.16	5.17	0.56
甲状腺	C73	142	3.79	0.00	0.00	0.00	0.00	0.42	0.29	1.03	4.01	3.31	4.53	6.47	7.97	7.99	9.68	4.76	6.44	4.55	4.60	0.00	2.05	2.98	2.69	0.28
恶性淋巴瘤	C81-86, C88, C90, C96	63	1.68	0.00	0.00	0.00	0.42	0.42	0.58	0.00	1.10	1.10	0.97	1.54	1.09	3.42	5.60	5.36	4.83	7.97	9.20	7.30	0.91	1.11	1.09	0.12
白血病	C91-95	92	2.46	0.00	0.00	5.14	0.64	0.42	0.58	0.34	3.12	0.74	0.32	1.54	3.62	2.66	5.60	4.17	8.85	9.11	11.50	0.00	1.33	2.10	2.16	0.20
部位不明及其他恶性肿瘤	Other	282	7.53	2.62	1.81	2.57	1.28	0.84	2.02	0.34	2.23	2.21	3.56	8.01	7.24	11.41	19.87	21.43	32.19	35.30	27.60	29.19	4.08	5.25	5.20	0.58
所有部位合计	ALL	6916	184.63	5.24	4.84	10.28	3.20	5.46	8.93	17.57	52.16	57.34	100.96	183.09	259.31	287.86	496.18	545.78	687.23	811.83	1069.33	769.79	100.00	123.51	119.89	13.60

四、2018 年陕西省肿瘤登记地区恶性肿瘤死亡主要结果

附表 28　2018 年陕西省肿瘤登记地区男女合计死亡主要指标（1/10 万）

部位	ICD-10	病例数	粗率(%)	0~	1~	5~	10~	15~	20~	25~	30~	35~	40~	45~	50~	55~	60~	65~	70~	75~	80~	85+	构成(%)	中标率(1/10万)	世标率(1/10万)	累积率(0~74岁)(%)
口腔和咽喉（除鼻咽外）	C00~10, C12~14	257	1.73	0.00	0.00	0.13	0.00	0.11	0.07	0.08	0.00	0.27	0.32	1.10	0.65	1.71	4.18	6.43	8.70	13.10	18.79	23.28	1.16	0.79	1.11	0.12
鼻咽	C11	95	0.64	0.00	0.00	0.00	0.00	0.00	0.00	0.08	0.29	0.09	0.32	0.78	1.20	1.31	1.62	1.65	2.39	1.49	4.70	4.23	0.43	0.33	0.43	0.05
食管	C15	2215	14.90	0.00	0.00	0.00	0.00	0.00	0.00	0.00	0.00	0.35	1.13	2.90	8.51	16.08	42.30	60.50	85.06	121.18	162.05	160.84	9.99	6.60	9.37	1.08
胃	C16	2974	20.00	0.00	0.00	0.00	0.00	0.00	0.29	0.59	1.17	1.68	3.16	5.80	13.96	24.23	56.44	85.23	111.38	133.69	200.80	198.94	13.41	9.14	12.82	1.52
结直肠、肛门	C18~21	1346	9.05	0.00	0.00	0.13	0.00	0.21	0.22	0.68	0.88	1.42	2.51	4.00	7.31	8.75	19.94	28.85	41.33	70.27	119.77	113.22	6.07	4.08	5.69	0.58
肝脏	C22	2884	19.40	0.00	0.00	0.00	0.00	0.42	0.36	1.36	3.21	3.72	9.07	17.78	27.47	30.86	54.55	67.09	71.14	92.00	147.96	148.14	13.01	9.54	12.84	1.44
胆囊及其他	C23~24	798	5.37	0.00	0.00	0.00	0.00	0.00	0.00	0.00	0.19	0.27	0.97	1.41	3.61	5.73	13.20	20.44	27.19	45.26	66.35	58.20	3.60	2.37	3.34	0.37
胰腺	C25	850	5.72	0.00	0.00	0.00	0.00	0.00	0.00	0.25	0.88	0.44	1.05	2.12	4.35	8.85	16.97	22.09	30.24	30.67	61.65	53.97	3.83	2.66	3.69	0.44
喉	C32	100	0.67	0.00	0.00	0.00	0.00	0.00	0.00	0.00	0.00	0.09	0.00	0.08	0.65	0.40	1.48	1.98	4.13	5.66	7.63	13.76	0.45	0.28	0.42	0.04
气管、支气管、肺	C33~34	5890	39.61	0.00	0.00	0.00	0.00	0.11	0.15	0.68	1.66	2.83	5.51	13.87	29.78	54.08	114.90	174.41	204.05	253.98	351.10	450.78	26.57	18.08	25.61	3.01
其他的胸腔器官	C37~38	57	0.38	0.00	0.00	0.00	0.00	0.00	0.00	0.17	0.10	0.09	0.32	0.08	0.28	0.50	1.21	1.81	2.18	1.49	3.52	0.26	0.26	0.21	0.26	0.03
骨	C40~41	195	1.31	0.00	0.00	0.00	0.14	0.74	0.15	0.25	0.68	0.09	0.32	0.63	0.92	2.31	2.96	5.93	5.00	7.44	6.46	12.70	0.88	0.74	0.92	0.10
皮肤的黑色素瘤	C43	18	0.12	0.00	0.00	0.00	0.00	0.00	0.00	0.00	0.00	0.00	0.00	0.00	0.18	0.30	0.67	0.66	0.00	0.30	1.17	0.00	0.08	0.06	0.08	0.01
乳腺	C50	521	7.19	0.00	0.00	0.00	0.00	0.00	0.00	0.69	2.21	3.10	6.04	8.23	10.85	14.00	23.91	18.63	16.94	25.15	33.75	33.48	2.44	3.66	4.77	0.52
子宫颈	C53	440	6.07	0.00	0.00	0.00	0.00	0.00	0.00	0.87	1.00	1.09	3.02	6.29	10.09	10.55	18.14	23.85	19.48	24.01	25.67	22.50	1.98	3.03	3.99	0.47
子宫体及子宫部位不明	C54~55	188	2.59	0.00	0.00	0.00	0.00	0.00	0.00	0.35	0.40	0.36	0.17	1.45	3.43	3.85	6.60	12.09	13.55	14.86	13.39	7.50	0.85	1.24	1.65	0.21
卵巢	C56	242	3.34	0.00	0.00	0.00	0.00	0.00	0.00	0.52	0.40	1.09	1.34	3.23	6.85	7.10	9.62	10.13	11.01	13.15	13.39	9.38	1.09	1.68	2.19	0.26
前列腺	C61	252	3.31	0.00	0.00	0.00	0.00	0.00	0.00	0.00	0.19	0.34	0.00	0.15	0.54	1.20	2.64	7.32	14.32	38.53	78.05	121.44	1.14	1.30	2.11	0.13
睾丸	C62	4	0.05	0.00	0.00	0.00	0.00	0.00	0.00	0.00	0.00	0.00	0.00	0.00	0.00	0.00	0.00	0.00	0.00	0.00	0.00	0.00	0.02	0.03	0.04	0.01
肾及泌尿系统其他及部位不明	C64~66, C68	246	1.65	0.00	0.00	0.16	0.00	0.00	0.19	0.00	0.19	0.18	0.16	0.71	0.92	1.31	5.12	6.92	8.27	8.34	19.38	28.57	1.11	0.76	1.10	0.12
膀胱	C67	284	1.91	0.00	0.00	0.00	0.00	0.00	0.00	0.08	0.00	0.09	0.24	0.31	1.20	0.70	2.83	4.95	9.35	16.38	35.23	48.68	1.28	0.76	1.17	0.10
脑、神经系统	C70~72	631	4.24	0.00	0.65	0.80	0.86	0.63	0.80	1.44	1.07	1.50	2.27	4.15	6.29	5.63	9.97	12.03	18.93	16.97	17.61	22.22	2.85	2.54	3.14	0.34
甲状腺	C73	66	0.44	0.00	0.00	0.00	0.00	0.00	0.00	0.00	0.19	0.09	0.16	0.08	0.55	0.40	0.94	1.32	2.18	3.57	4.11	5.29	0.30	0.21	0.30	0.03
恶性淋巴瘤	C81~86, C88, C90, C96	274	1.84	0.00	0.00	0.00	0.27	1.06	0.29	0.42	0.58	0.88	0.32	0.55	1.48	2.21	5.79	6.10	5.87	11.31	21.14	17.99	1.24	0.93	1.23	0.12
白血病	C91~95	361	2.43	0.00	0.66	1.07	0.71	0.65	0.65	0.85	0.68	0.71	0.81	1.65	2.22	3.22	4.71	8.41	11.31	10.12	18.20	10.58	1.63	1.56	1.83	0.19
部位不明及其他恶性肿瘤	Other	963	6.48	0.00	1.31	0.40	0.57	0.32	0.65	1.02	0.88	1.15	2.83	3.29	6.57	9.75	15.09	22.75	27.41	39.60	51.67	63.49	4.34	3.31	4.39	0.47
所有部位合计	ALL	22172	149.11	0.65	3.60	2.95	2.29	3.59	3.63	9.33	14.70	19.03	36.43	70.74	133.54	196.83	405.86	576.96	714.40	941.47	#	#	100.00	70.41	97.14	10.97

附表 29　2018 年陕西省肿瘤登记地区男性死亡主要指标（1/10 万）

部位	ICD-10	病例数	粗率(%)	0~	1~	5~	10~	15~	20~	25~	30~	35~	40~	45~	50~	55~	60~	65~	70~	75~	80~	85+	构成(%)	中标率(1/10万)	世标率(1/10万)	累积率(0~74岁)(%)
口腔和咽喉（除鼻咽外）	C00~10, C12~14	166	2.18	0.00	0.00	0.26	0.00	0.00	0.14	0.00	0.00	0.52	0.31	1.68	1.26	1.79	7.13	9.31	8.05	18.02	18.58	36.43	1.19	1.05	1.50	0.15
鼻咽	C11	69	0.91	0.00	0.00	0.00	0.00	0.00	0.00	0.00	0.19	0.17	0.31	1.37	1.80	1.99	2.64	2.00	3.13	2.49	7.43	7.29	0.49	0.46	0.62	0.07
食管	C15	1639	21.50	0.00	0.00	0.00	0.00	0.00	0.00	0.17	0.00	0.52	2.04	4.42	14.21	26.91	63.93	93.48	128.86	170.91	249.02	223.44	11.75	10.07	14.23	1.67
胃	C16	2138	28.05	0.00	0.00	0.00	0.00	0.00	0.28	0.83	0.94	2.06	2.35	8.68	18.70	34.48	86.65	134.06	172.25	190.18	271.31	301.16	15.33	13.40	18.94	2.31
结直肠、肛门	C18~21	787	10.33	0.00	0.00	0.00	0.20	0.28	0.28	0.66	0.76	1.72	3.29	4.57	9.71	10.56	25.36	36.93	50.11	81.42	126.37	136.01	5.64	4.90	6.87	0.72
肝脏	C22	1965	25.78	0.00	0.00	0.26	0.20	0.20	0.42	2.33	4.72	5.33	15.03	29.09	40.64	43.65	76.88	92.48	92.61	111.25	168.49	162.72	14.09	13.32	17.76	2.02
胆囊及其他	C23~24	299	3.92	0.00	0.00	0.00	0.00	0.00	0.00	0.00	0.19	0.34	0.78	0.61	2.88	5.38	9.25	12.97	20.13	39.78	49.56	51.00	2.14	1.80	2.54	0.26
胰腺	C25	467	6.13	0.00	0.00	0.00	0.00	0.00	0.00	0.50	0.57	0.34	1.57	2.89	6.29	9.57	19.81	24.62	32.66	31.70	58.23	65.58	3.35	2.99	4.18	0.49
喉	C32	89	1.17	0.00	0.00	0.00	0.00	0.00	0.00	0.00	0.00	0.17	0.00	0.15	1.26	0.60	2.11	3.99	8.05	11.19	14.87	21.86	0.64	0.52	0.77	0.08
气管、支气管、肺	C33~34	4218	55.34	0.00	0.00	0.00	0.00	0.00	0.14	0.83	2.46	4.13	6.57	16.45	43.52	82.11	169.34	265.80	306.48	373.52	465.82	653.32	30.24	26.49	37.52	4.49
其他的胸腔器官	C37~38	33	0.43	0.00	0.00	0.00	0.00	0.00	0.00	0.33	0.00	0.17	0.00	0.15	0.36	0.40	1.06	2.66	2.24	1.86	4.96	0.00	0.24	0.25	0.31	0.04
骨	C40~41	125	1.64	0.00	0.00	0.00	0.20	0.28	0.28	0.50	1.32	0.17	0.47	0.76	1.08	2.99	3.96	7.98	7.16	7.46	6.19	14.57	0.90	0.98	1.21	0.14
皮肤的黑色素瘤	C43	11	0.14	0.00	0.00	0.00	0.00	0.00	0.00	0.00	0.00	0.00	0.00	0.15	0.18	0.40	0.53	1.00	0.00	0.62	2.48	0.00	0.08	0.07	0.09	0.01
乳腺	C50	21	0.28	0.00	0.00	0.00	0.00	0.00	0.00	0.00	0.00	0.17	0.15	0.15	0.40	0.40	1.85	1.66	0.00	0.00	3.72	4.86	0.15	0.14	0.20	0.02
子宫颈	C53	0	0.00	0.00	0.00	0.00	0.00	0.00	0.00	0.00	0.00	0.00	0.00	0.00	0.00	0.00	0.00	0.00	0.00	0.00	0.00	0.00	0.00	0.00	0.00	0.00
子宫体及子宫部位不明	C54~55	0	0.00	0.00	0.00	0.00	0.00	0.00	0.00	0.00	0.00	0.00	0.00	0.00	0.00	0.00	0.00	0.00	0.00	0.00	0.00	0.00	0.00	0.00	0.00	0.00
卵巢	C56	0	0.00	0.00	0.00	0.00	0.00	0.00	0.00	0.00	0.00	0.00	0.00	0.00	0.00	0.00	0.00	0.00	0.00	0.00	0.00	0.00	0.00	0.00	0.00	0.00
前列腺	C61	252	3.31	0.00	0.00	0.00	0.00	0.00	0.00	0.00	0.19	0.34	0.00	0.15	0.54	1.20	2.64	7.32	14.32	38.53	78.05	121.44	1.81	1.30	2.11	0.13
睾丸	C62	4	0.05	0.00	0.00	0.00	0.00	0.00	0.00	0.17	0.19	0.00	0.00	0.00	0.00	0.26	0.00	0.67	0.00	0.00	0.00	0.00	0.03	0.03	0.04	0.01
肾及泌尿系统部位不明	C64~66, C68	156	2.05	0.00	0.31	0.26	0.00	0.00	0.00	0.33	0.38	0.17	0.31	0.91	1.26	1.79	5.28	9.65	10.74	9.32	24.78	46.15	1.12	0.99	1.46	0.16
膀胱	C67	215	2.82	0.00	0.00	0.00	0.00	0.00	0.00	0.17	0.00	0.00	0.47	0.46	1.80	1.00	4.76	7.98	13.42	26.10	58.23	75.29	1.54	1.20	1.84	0.15
脑、神经系统	C70~72	348	4.57	1.25	1.24	1.03	1.61	0.80	0.85	2.66	1.51	1.38	2.04	4.11	7.19	6.38	11.89	10.98	21.03	19.89	18.58	17.00	2.49	2.95	3.51	0.37
甲状腺	C73	29	0.38	0.00	0.00	0.00	0.00	0.00	0.00	0.17	0.19	0.17	0.16	0.00	0.36	0.40	1.32	1.33	1.34	3.11	3.72	2.43	0.21	0.20	0.26	0.03
恶性淋巴瘤	C81~86, C88, C90, C96	177	2.32	0.00	0.00	0.52	0.00	0.00	0.56	0.33	0.57	1.38	0.31	0.76	1.44	2.39	7.93	7.98	6.71	13.67	34.69	29.14	1.27	1.20	1.62	0.15
白血病	C91~95	207	2.72	0.93	0.93	1.55	0.81	1.60	1.13	1.16	0.57	1.20	1.10	1.68	2.52	3.79	4.76	8.98	10.74	11.19	23.54	12.14	1.48	1.88	2.16	0.21
部位不明及其他恶性肿瘤	Other	535	7.02	0.00	1.86	0.78	0.54	0.20	0.99	1.50	0.94	1.03	2.19	3.05	7.55	11.56	13.74	27.28	32.21	44.75	61.94	82.58	3.84	3.73	4.98	0.53
所有部位合计	ALL	13950	183.02	1.25	4.35	4.66	2.95	4.19	5.08	12.13	15.50	21.68	39.29	82.08	164.55	249.93	523.08	771.11	942.26	#	#	#	100.00	89.91	124.72	14.21

年龄组（岁）

附表30　2018年陕西省肿瘤登记地区女性死亡主要指标（1/10万）

部位	ICD-10	病例数	粗率(%)	0~	1~	5~	10~	15~	20~	25~	30~	35~	40~	45~	50~	55~	60~	65~	70~	75~	80~	85+	构成(%)	中标率(1/10万)	世标率(1/10万)	累积率(0~74岁)(%)
口腔和咽喉(除鼻咽)	C00-10,C12-14	91	1.26	0.00	0.00	0.00	0.00	0.22	0.00	0.17	0.00	0.00	0.34	0.48	0.00	1.62	1.10	3.59	9.31	8.57	18.97	13.13	1.11	0.54	0.73	0.08
鼻咽	C11	26	0.36	0.00	0.00	0.00	0.00	0.00	0.00	0.17	0.40	0.00	0.34	0.16	0.57	0.61	0.55	1.31	1.69	0.57	2.23	1.88	0.32	0.20	0.24	0.03
食管	C15	576	7.95	0.00	0.00	0.00	0.00	0.00	0.00	0.00	0.00	0.18	0.17	1.29	2.48	5.07	19.79	28.10	43.61	75.45	83.70	112.51	7.01	3.20	4.67	0.50
胃	C16	836	11.53	0.00	0.00	0.00	0.00	0.00	0.30	0.35	0.00	1.28	4.02	2.74	8.95	13.79	25.01	37.25	53.77	81.74	137.27	120.01	10.17	4.98	6.91	0.74
结直肠 肛门	C18-21	559	7.71	0.00	0.00	0.00	0.00	0.22	0.15	0.69	1.00	1.09	1.68	3.39	4.76	6.90	14.29	20.91	33.03	60.02	113.84	95.63	6.80	3.26	4.54	0.44
肝脏	C22	919	12.68	0.00	0.00	0.00	0.00	0.67	0.30	0.35	1.61	2.00	2.68	5.81	13.52	17.85	31.33	42.15	50.81	74.31	129.46	136.89	11.18	5.68	7.84	0.85
胆囊及其他	C23-24	499	6.89	0.00	0.00	0.00	0.00	0.00	0.00	0.00	0.20	0.18	1.17	2.26	4.38	6.08	17.32	27.78	33.87	50.30	81.47	63.76	6.07	2.93	4.12	0.47
胰腺	C25	383	5.28	0.00	0.00	0.00	0.00	0.00	0.00	0.00	1.21	0.55	0.50	1.29	2.28	8.11	14.02	19.61	27.94	29.72	64.73	45.00	4.66	2.32	3.21	0.38
喉	C32	11	0.15	0.00	0.00	0.00	0.00	0.00	0.00	0.00	0.00	0.00	0.00	0.00	0.00	0.20	0.82	0.00	0.42	0.57	1.12	7.50	0.13	0.05	0.10	0.01
气管,支气管,肺	C33-34	1672	23.07	0.00	0.00	0.00	0.00	0.15	0.15	0.52	0.80	1.46	4.36	11.13	15.23	25.56	58.27	84.63	107.12	144.04	247.76	294.40	20.34	9.84	14.07	1.55
其他的胸腔器官	C37-38	24	0.33	0.00	0.00	0.00	0.00	0.00	0.00	0.00	0.00	0.34	0.34	0.19	0.19	0.61	1.37	0.98	2.12	1.14	2.23	0.00	0.29	0.17	0.22	0.03
骨	C40-41	70	0.97	0.00	0.00	0.00	0.45	0.45	0.30	0.00	0.00	0.18	0.17	0.48	0.76	1.62	1.92	3.92	2.96	7.43	6.70	11.25	0.85	0.49	0.63	0.06
皮肤的黑色素瘤	C43	7	0.10	0.00	0.00	0.00	0.00	0.00	0.00	0.00	0.00	0.00	0.00	0.19	0.19	0.20	0.82	0.33	0.00	0.00	0.00	0.00	0.09	0.05	0.07	0.01
乳腺	C50	521	7.19	0.00	0.00	0.00	0.00	0.00	0.00	0.69	2.21	3.10	6.04	8.23	10.85	14.00	23.91	18.63	16.94	25.15	33.48	33.75	6.34	3.66	4.77	0.52
子宫颈	C53	440	6.07	0.00	0.00	0.00	0.00	0.00	0.00	0.87	1.00	1.09	3.02	6.29	10.09	10.55	18.14	23.85	19.48	24.01	25.67	22.50	5.35	3.03	3.99	0.47
子宫体及子宫部位不明	C54-55	188	2.59	0.00	0.00	0.00	0.00	0.00	0.40	0.35	0.40	0.36	0.17	1.45	3.43	3.85	6.60	12.09	13.55	14.86	13.39	7.50	2.29	1.24	1.65	0.21
卵巢	C56	242	3.34	0.00	0.00	0.00	0.00	0.00	0.00	0.52	0.40	1.09	1.34	3.23	6.85	7.10	9.62	10.13	11.01	13.15	13.39	9.38	2.94	1.68	2.19	0.26
前列腺	C61	0	0.00	0.00	0.00	0.00	0.00	0.00	0.00	0.00	0.00	0.00	0.00	0.00	0.00	0.00	0.00	0.00	0.00	0.00	0.00	0.00	0.00	0.00	0.00	0.00
睾丸	C62	0	0.00	0.00	0.00	0.00	0.00	0.00	0.00	0.00	0.00	0.00	0.00	0.00	0.00	0.00	0.00	0.00	0.00	0.00	0.00	0.00	0.00	0.00	0.00	0.00
肾及泌尿系统部位不明	C64-66,C68	90	1.24	0.00	0.00	0.00	0.00	0.00	0.75	0.52	0.60	0.18	0.00	0.16	0.00	0.81	4.95	4.25	5.93	7.43	14.51	15.00	1.09	0.53	0.77	0.09
膀胱	C67	69	0.95	0.00	0.00	0.00	0.00	0.00	0.00	0.52	0.00	0.00	0.00	0.16	0.57	0.41	0.82	1.96	5.50	7.43	14.51	28.13	0.84	0.34	0.54	0.05
脑、神经系统	C70-72	283	3.90	0.00	1.73	0.56	0.00	0.45	0.75	0.52	0.60	1.64	2.52	4.19	5.33	4.87	7.97	13.07	16.94	14.29	16.74	26.25	3.44	2.10	2.74	0.30
甲状腺	C73	37	0.51	0.00	0.00	0.00	0.00	0.00	0.30	0.52	0.20	0.00	0.17	0.16	0.76	0.41	0.55	1.31	2.96	4.00	4.46	7.50	0.45	0.22	0.31	0.03
恶性淋巴瘤	C81-86,C88,C90,C96	97	1.34	0.00	0.00	0.00	0.00	0.00	0.00	0.52	0.60	0.36	0.34	0.32	1.52	2.03	3.57	4.25	5.08	7.43	8.93	9.38	1.18	0.66	0.85	0.09
白血病	C91-95	154	2.12	0.00	0.00	0.56	0.61	0.45	0.15	0.52	0.80	0.18	0.50	1.61	1.90	2.64	4.67	7.84	11.86	9.15	13.39	9.38	1.87	1.22	1.49	0.17
部位不明及其他	Other	428	5.91	0.00	0.69	0.00	0.61	0.45	0.30	0.52	0.80	1.28	3.52	3.55	5.52	7.91	16.49	18.30	22.86	34.87	42.41	48.75	5.21	2.89	3.84	0.41
恶性肿瘤 所有部位合计	ALL.	8222	113.45	2.77	2.77	1.11	1.53	2.91	2.09	6.41	13.86	16.22	33.37	58.71	100.71	142.79	283.91	386.25	498.77	697.33	#	#	100.00	51.27	70.48	7.75

附表31　2018年陕西省城市肿瘤登记地区男女合计死亡主要指标(1/10万)

部位	ICD-10	病例数	粗率(%)	0~	1~	5~	10~	15~	20~	25~	30~	35~	40~	45~	50~	55~	60~	65~	70~	75~	80~	85+	构成(%)	中标率(1/10万)	世标率(1/10万)	累积率(0~74岁)(%)
口腔和咽喉(除鼻咽)	C00~10,C12~14	189	2.65	0.00	0.00	0.29	0.00	0.23	0.15	0.17	0.00	0.35	0.50	1.80	1.17	2.41	7.05	8.84	14.43	19.03	28.24	34.41	1.74	1.24	1.73	0.19
鼻咽	C11	52	0.73	0.00	0.00	0.00	0.00	0.00	0.00	0.17	0.36	0.00	0.17	1.47	0.98	1.09	2.35	2.58	2.79	0.00	4.52	8.60	0.48	0.38	0.52	0.06
食管	C15	945	13.23	0.00	0.00	0.00	0.00	0.00	0.00	0.00	0.00	0.35	0.84	3.27	7.80	15.32	40.83	61.52	74.47	95.73	125.38	150.54	8.69	6.00	8.58	1.02
胃	C16	1451	20.32	0.00	0.00	0.00	0.00	0.45	0.15	1.05	1.07	1.23	4.21	5.56	15.41	22.99	57.58	89.89	108.91	122.48	220.26	238.71	13.34	9.33	13.23	1.54
结直肠、肛门	C18~21	718	10.05	0.00	0.00	0.00	0.23	0.15	0.30	1.05	1.07	1.23	1.51	3.93	7.02	7.22	24.38	31.68	43.75	70.75	143.45	184.95	6.60	4.39	6.37	0.62
肝脏	C22	1368	19.15	0.00	0.00	0.00	0.46	0.30	0.00	1.05	2.84	3.52	8.92	16.52	23.99	29.33	57.27	68.16	72.61	86.81	161.53	184.95	12.58	9.36	12.82	1.42
胆囊及其他	C23~24	330	4.62	0.00	0.00	0.00	0.00	0.00	0.00	0.00	0.36	0.18	0.84	0.82	2.93	4.60	13.81	13.26	22.81	37.46	61.00	68.82	3.03	2.00	2.89	0.30
胰腺	C25	436	6.10	0.00	0.00	0.00	0.00	0.00	0.17	0.00	0.89	0.35	1.51	1.96	3.51	8.10	19.09	23.95	33.51	29.73	73.42	75.27	4.01	2.81	3.99	0.47
喉	C32	52	0.73	0.00	0.00	0.00	0.00	0.00	0.00	0.00	0.00	0.00	0.00	0.00	0.98	0.44	1.47	1.84	5.59	4.76	10.17	12.90	0.48	0.31	0.45	0.05
气管、支气管、肺	C33~34	2883	40.37	0.00	0.00	0.00	0.00	0.15	0.87	0.87	1.42	2.64	4.21	11.29	30.24	53.42	125.14	184.94	211.78	228.32	370.50	572.04	26.51	18.50	26.69	3.13
其他的胸腔脏器	C37~38	32	0.45	0.00	0.00	0.00	0.00	0.00	0.17	0.17	0.18	0.00	0.00	0.16	0.39	1.09	1.47	1.84	3.26	1.19	3.39	0.00	0.29	0.24	0.31	0.04
骨	C40~41	69	0.97	0.00	0.00	0.00	0.00	0.69	0.30	0.52	0.18	0.00	0.34	0.33	0.39	1.31	1.76	2.58	4.65	7.13	6.78	15.05	0.63	0.56	0.69	0.07
皮肤的黑色素瘤	C43	13	0.18	0.00	0.00	0.00	0.00	0.00	0.00	0.00	0.00	0.18	0.00	0.00	0.20	0.44	1.18	0.74	0.00	0.59	2.26	0.00	0.12	0.09	0.12	0.01
乳腺	C50	236	6.74	0.00	0.00	0.00	0.00	0.69	0.35	0.35	2.92	2.53	4.87	7.78	10.04	12.17	19.70	14.49	22.34	25.25	39.03	46.30	2.25	3.38	4.45	0.49
子宫颈	C53	197	5.63	0.00	0.00	0.00	0.00	0.00	0.00	0.70	1.10	1.08	4.18	5.75	10.44	10.43	14.92	22.46	15.19	19.51	28.19	27.01	1.81	2.86	3.77	0.43
子宫体及子宫部位不明	C54~55	87	2.48	0.00	0.00	0.00	0.00	0.00	0.00	0.00	0.37	0.72	0.00	2.03	4.82	3.04	7.16	11.59	11.62	12.63	8.67	11.57	0.80	1.22	1.64	0.21
卵巢	C56	152	4.34	0.00	0.00	0.00	0.00	0.00	0.35	0.35	0.73	1.81	1.74	2.37	8.83	11.74	12.53	12.32	16.98	18.36	15.18	11.57	1.40	2.21	2.87	0.35
前列腺	C61	144	3.96	0.00	0.00	0.00	0.00	0.00	0.75	0.00	0.35	0.69	0.00	0.32	1.14	0.88	2.89	6.00	17.49	38.24	87.24	174.92	1.32	1.47	2.51	0.15
睾丸	C62	1	0.03	0.00	0.00	0.00	0.00	0.00	0.00	0.00	0.00	0.18	0.00	0.00	0.00	0.00	0.00	0.00	0.00	0.00	0.00	0.00	0.01	0.01	0.02	0.00
肾及泌尿系统部位不明	C64~66,C68	141	1.97	0.00	0.00	0.00	0.00	0.00	0.00	0.70	0.18	0.18	0.17	0.49	1.17	1.09	6.46	8.11	9.77	10.11	22.59	47.31	1.30	0.85	1.31	0.14
膀胱	C67	151	2.11	0.00	0.00	0.00	0.00	0.00	0.00	0.00	0.00	0.00	0.34	0.33	1.37	1.09	3.23	5.16	6.98	18.43	33.89	73.12	1.39	0.79	1.29	0.09
脑、神经系统	C70~72	276	3.86	0.00	0.77	0.58	0.83	0.69	0.75	0.70	1.07	0.35	1.51	3.76	6.05	4.60	9.11	11.05	18.62	18.43	21.46	30.11	2.54	2.21	2.78	0.30
甲状腺	C73	31	0.43	0.00	0.00	0.00	0.00	0.00	0.00	0.17	0.18	0.18	0.00	0.00	0.78	0.44	0.88	0.74	2.79	2.38	2.26	10.75	0.29	0.21	0.29	0.03
恶性淋巴瘤	C81~86,C88,C90,C96	160	2.24	0.00	0.00	0.00	0.00	0.00	0.00	0.00	0.89	1.76	0.00	0.33	1.17	2.41	6.76	6.26	7.45	16.05	28.24	25.81	1.47	1.13	1.49	0.14
白血病	C91~95	197	2.76	0.00	0.00	1.16	0.58	1.61	0.90	0.87	0.53	0.35	0.50	1.47	2.15	4.60	5.29	11.05	11.64	10.70	24.85	19.35	1.81	1.76	2.08	0.22
部位不明及其他	Other	556	7.79	0.00	1.55	0.58	0.56	0.69	0.75	1.05	0.53	1.06	3.03	3.44	6.44	9.63	19.68	27.26	31.65	52.32	75.68	96.77	5.11	3.90	5.28	0.54
所有部位合计	ALL.	10876	152.29	0.00	2.71	3.19	2.50	4.61	3.92	9.45	14.21	17.42	33.82	65.92	131.28	191.33	433.58	596.46	730.28	890.08	#	#	100.00	71.68	100.59	11.20

附表32　2018年陕西省省城市肿瘤登记地区男性死亡主要指标(1/10万)

部位	ICD-10	病例数	粗率(%)	0~	1~	5~	10~	15~	20~	25~	30~	35~	40~	45~	50~	55~	60~	65~	70~	75~	80~	85+	构成(%)	中标率(1/10万)	世标率(1/10万)	累积率(0~74岁)(%)
口腔和咽喉(除鼻咽外)	C00~10, C12~14	120	3.30	0.00	0.56	0.00	0.00	0.00	0.29	0.00	0.00	0.69	0.65	2.85	2.28	3.09	12.15	11.99	12.63	23.44	28.29	53.45	1.74	1.62	2.31	0.24
鼻咽	C11	35	0.96	0.00	0.00	0.00	0.00	0.00	0.00	0.00	0.35	0.00	0.33	2.53	1.52	1.76	3.47	2.25	2.91	0.00	4.72	14.58	0.51	0.50	0.70	0.08
食管	C15	677	18.60	0.00	0.00	0.00	0.00	0.00	0.00	0.00	0.00	0.69	1.63	5.38	12.90	26.02	60.74	93.68	111.72	127.06	179.19	174.92	9.83	8.98	12.66	1.56
胃	C16	1042	28.62	0.00	0.00	0.00	0.00	0.00	0.29	1.40	1.04	1.37	3.58	6.97	20.49	32.64	86.77	139.40	174.87	177.64	308.87	378.99	15.12	13.69	19.61	2.34
结直肠、肛门	C18~21	415	11.40	0.00	0.00	0.00	0.00	0.00	0.29	1.05	0.69	1.37	1.95	4.12	9.87	9.70	32.97	36.72	59.26	78.95	146.18	218.65	6.02	5.27	7.70	0.79
肝脏	C22	952	26.15	0.00	0.00	0.00	0.00	0.00	0.29	1.76	3.80	5.14	14.66	26.60	37.19	42.78	86.19	105.67	97.15	104.86	181.55	208.93	13.82	13.52	18.35	2.11
胆囊及其他	C23~24	139	3.82	0.00	0.00	0.00	0.00	0.00	0.00	0.00	0.35	0.00	0.65	0.63	3.42	5.29	10.41	11.24	21.37	35.78	33.01	72.88	2.02	1.75	2.55	0.27
胰腺	C25	253	6.95	0.00	0.00	0.00	0.00	0.00	0.00	0.35	0.35	0.34	1.95	2.53	6.07	11.03	23.14	27.73	35.94	38.24	66.02	106.89	3.67	3.34	4.81	0.55
喉	C32	46	1.26	0.00	0.00	0.00	0.00	0.00	0.00	0.00	0.00	0.00	0.65	0.00	1.90	0.44	1.74	3.75	10.69	9.87	21.22	19.44	0.67	0.56	0.81	0.09
气管、支气管、肺	C33~34	2108	57.91	0.00	0.00	0.00	0.00	0.00	0.00	1.05	2.76	3.09	5.21	14.25	46.68	84.67	196.67	293.04	328.36	335.55	452.69	869.73	30.60	28.03	40.52	4.88
其他的胸腔器官	C37~38	15	0.41	0.00	0.00	0.00	0.00	0.00	0.59	0.35	0.00	0.69	0.65	0.32	0.38	0.88	0.58	2.25	2.91	2.47	2.36	0.00	0.22	0.23	0.29	0.04
骨	C40~41	39	1.07	0.00	0.00	0.00	1.33	0.00	0.00	1.05	0.35	0.00	0.00	0.00	0.00	1.76	2.31	3.75	4.86	4.93	4.72	24.29	0.57	0.70	0.86	0.08
皮肤的黑色素瘤	C43	8	0.22	0.00	0.00	0.00	0.00	0.00	0.00	0.00	0.00	0.34	0.00	0.32	0.00	0.88	0.58	1.50	0.00	1.23	4.72	4.86	0.12	0.11	0.14	0.01
乳腺	C50	9	0.25	0.00	0.00	0.00	0.00	0.00	0.00	0.00	0.00	0.00	0.00	0.00	0.00	0.44	1.16	2.25	0.00	0.00	0.00	4.86	0.13	0.13	0.20	0.02
子宫颈	C53	0	0.00	0.00	0.00	0.00	0.00	0.00	0.00	0.00	0.00	0.00	0.00	0.00	0.00	0.00	0.00	0.00	0.00	0.00	0.00	0.00	0.00	0.00	0.00	0.00
子宫体及子宫部位不明	C54~55	0	0.00	0.00	0.00	0.00	0.00	0.00	0.00	0.00	0.00	0.00	0.00	0.00	0.00	0.00	0.00	0.00	0.00	0.00	0.00	0.00	0.00	0.00	0.00	0.00
卵巢	C56	0	0.00	0.00	0.00	0.00	0.00	0.00	0.00	0.00	0.00	0.00	0.00	0.00	0.00	0.00	0.00	0.00	0.00	0.00	0.00	0.00	0.00	0.00	0.00	0.00
前列腺	C61	144	3.96	0.00	0.00	0.00	0.00	0.00	0.00	0.00	0.35	0.69	0.00	0.32	1.14	0.88	2.89	6.00	17.49	38.24	87.24	174.92	2.09	1.47	2.51	0.15
睾丸	C62	1	0.03	0.00	0.00	0.00	0.00	0.00	0.88	0.00	0.00	0.00	0.00	0.00	0.00	0.00	0.00	0.00	0.00	0.00	0.00	0.00	0.01	0.01	0.02	0.00
肾及泌尿系统部位不明	C64~66, C68	85	2.34	0.00	0.00	0.00	0.00	0.00	0.00	0.35	0.35	0.00	0.33	0.63	1.52	1.76	7.52	8.99	13.60	8.64	25.94	77.74	1.23	1.05	1.67	0.17
膀胱	C67	117	3.21	0.00	0.00	0.00	0.00	0.00	0.00	0.00	0.69	0.00	0.65	0.63	2.66	1.76	5.21	8.24	9.71	29.61	54.23	121.47	1.70	1.29	2.10	0.14
脑、神经系统	C70~72	160	4.40	0.00	0.74	0.56	1.59	1.33	0.88	1.40	0.35	0.69	1.95	4.43	6.83	5.73	11.57	8.99	23.32	19.74	25.94	19.44	2.32	2.75	3.29	0.36
甲状腺	C73	11	0.30	0.00	0.00	0.00	0.00	0.00	0.00	0.35	0.00	0.34	0.00	0.00	0.76	0.44	1.16	0.75	0.00	1.23	2.36	4.86	0.16	0.17	0.22	0.02
恶性淋巴瘤	C81~86, C88, C90, C96	103	2.83	0.00	0.00	1.11	0.00	0.00	1.76	0.35	0.69	2.74	1.63	0.63	1.52	3.09	8.68	8.24	6.80	22.21	42.44	43.73	1.49	1.44	1.95	0.17
白血病	C91~95	114	3.13	0.00	0.74	2.23	1.06	2.66	1.76	1.05	0.69	0.69	0.33	1.90	3.04	5.29	4.63	10.49	11.66	11.10	33.01	19.44	1.65	2.25	2.54	0.24
部位不明及其他	Other	297	8.16	0.00	1.49	1.11	1.06	0.44	0.88	1.05	1.73	0.34	1.63	2.85	7.21	11.03	16.77	33.73	39.83	56.75	94.31	106.89	4.31	4.24	5.73	0.60
恶性肿瘤所有部位合计	ALL	6890	189.28	0.00	2.97	5.57	3.70	6.20	5.27	11.23	13.82	18.52	36.16	77.57	167.35	251.82	577.29	820.65	985.08	♯	1798.98	♯	100.00	93.11	131.52	14.91

附表 33　2018 年陕西省城市肿瘤登记地区女性死亡主要指标（1/10 万）

部位	ICD-10	病例数	粗率(%)	0~	1~	5~	10~	15~	20~	25~	30~	35~	40~	45~	50~	55~	60~	65~	70~	75~	80~	85+	构成(%)	中标率(1/10万)	世标率(1/10万)	累积率(0~74岁)(%)
口腔和咽喉(除鼻咽)	C00—10.	69	1.97	0.00	0.00	0.00	0.00	0.48	0.00	0.35	0.00	0.00	0.35	0.68	0.00	1.74	1.79	5.80	16.08	14.92	28.19	19.29	1.73	0.86	1.16	0.14
鼻咽	C11	17	0.49	0.00	0.00	0.00	0.00	0.00	0.00	0.35	0.37	0.00	0.00	0.34	0.40	0.43	1.19	2.90	2.68	0.00	4.34	3.86	0.43	0.26	0.34	0.04
食管	C15	268	7.65	0.00	0.00	0.00	0.00	0.00	0.00	0.00	0.00	0.00	0.00	1.02	2.41	4.78	20.29	30.43	40.21	66.57	75.89	131.18	6.72	3.09	4.60	0.50
胃	C16	409	11.68	0.00	0.00	0.00	0.00	0.62	0.70	1.10	1.10	1.08	4.87	4.06	10.04	13.48	27.46	42.03	48.25	71.16	138.78	127.32	10.26	5.15	7.18	0.77
结直肠 肛门	C18—21	303	8.65	0.00	0.00	0.00	0.00	0.48	0.00	1.05	1.46	1.08	1.04	3.72	4.01	4.78	15.52	26.81	29.49	63.13	140.95	158.19	7.60	3.54	5.10	0.45
肝脏	C22	416	11.88	0.00	0.00	0.00	0.00	0.48	0.31	0.35	1.83	1.81	2.78	5.75	10.04	16.08	27.46	31.88	50.04	70.01	143.11	165.90	10.44	5.18	7.27	0.74
胆囊及其他	C23—24	191	5.45	0.00	0.00	0.00	0.00	0.00	0.00	0.00	0.37	0.36	1.04	1.02	2.41	3.91	17.31	15.22	24.13	39.02	86.74	65.59	4.79	2.25	3.23	0.33
胰腺	C25	183	5.23	0.00	0.00	0.00	0.00	0.00	0.00	0.00	1.46	0.36	1.04	1.35	0.80	5.22	14.92	20.29	31.27	21.81	80.23	50.16	4.59	2.28	3.20	0.38
喉	C32	6	0.17	0.00	0.00	0.00	0.00	0.00	0.00	0.00	0.00	0.00	0.00	0.00	0.00	0.43	1.19	0.00	0.89	0.00	0.00	7.72	0.15	0.07	0.12	0.01
气管、支气管、肺	C33—34	775	22.13	0.00	0.00	0.00	0.00	0.31	0.00	0.70	0.00	2.17	3.13	8.12	12.84	22.60	51.33	80.43	104.55	128.55	294.59	335.66	19.44	9.23	13.43	1.43
其他的胸腔器官	C37—38	17	0.49	0.00	0.00	0.00	0.00	0.00	0.37	0.00	0.37	0.00	0.00	0.00	0.40	1.30	2.39	1.45	3.57	0.00	4.34	0.00	0.43	0.25	0.33	0.05
骨	C40—41	30	0.86	0.00	0.00	0.00	0.59	0.00	0.00	0.00	0.00	0.00	0.00	0.68	0.80	0.87	1.19	1.45	4.47	9.18	8.67	7.72	0.75	0.42	0.52	0.05
皮肤的黑色素瘤	C43	5	0.14	0.00	0.00	0.00	0.00	0.00	0.00	0.00	0.36	0.36	0.00	0.00	0.40	0.00	1.79	0.00	0.00	0.00	0.00	0.00	0.13	0.08	0.11	0.01
乳腺	C50	236	6.74	0.00	0.00	0.00	0.00	0.00	0.00	0.35	2.92	2.53	4.87	7.78	10.04	12.17	19.70	14.49	22.34	25.25	39.03	46.30	5.92	3.38	4.45	0.49
子宫颈	C53	197	5.63	0.00	0.00	0.00	0.00	0.00	0.00	0.70	1.10	1.08	4.18	5.75	10.44	10.43	14.92	22.46	15.19	19.51	28.19	27.01	4.94	2.86	3.77	0.43
子宫体及子宫部位不明	C54—55	87	2.48	0.00	0.00	0.00	0.00	0.00	0.00	0.37	0.37	0.72	0.00	2.03	4.82	3.04	7.16	11.59	11.62	12.63	8.67	11.57	2.18	1.22	1.64	0.21
卵巢	C56	152	4.34	0.00	0.00	0.00	0.00	0.00	0.00	0.35	0.73	1.81	1.74	2.37	8.83	11.74	12.53	12.32	16.98	18.36	15.18	11.57	3.81	2.21	2.87	0.35
前列腺	C61	0	0.00	0.00	0.00	0.00	0.00	0.00	0.00	0.00	0.00	0.00	0.00	0.00	0.00	0.00	0.00	0.00	0.00	0.00	0.00	0.00	0.00	0.00	0.00	0.00
睾丸	C62	0	0.00	0.00	0.00	0.00	0.00	0.00	0.00	0.00	0.00	0.00	0.00	0.00	0.00	0.00	0.00	0.00	0.00	0.00	0.00	0.00	0.00	0.00	0.00	0.00
肾及泌尿系统部位不明	C64—66.	56	1.60	0.00	0.00	0.00	0.00	0.00	0.00	1.05	1.10	0.36	0.00	0.34	0.80	0.43	5.37	7.25	6.25	11.48	19.52	23.15	1.40	0.67	0.98	0.10
膀胱	C67	34	0.97	0.00	0.00	0.00	0.00	0.00	0.00	0.70	0.37	0.00	0.00	0.00	0.00	0.43	1.19	2.17	4.47	8.03	15.18	34.72	0.85	0.32	0.55	0.04
脑、神经系统	C70—72	116	3.31	0.00	0.81	0.60	0.59	0.48	0.62	0.70	0.37	1.81	1.04	3.05	5.22	3.48	6.57	13.04	14.30	17.22	17.35	38.58	2.91	1.64	2.25	0.24
甲状腺	C73	20	0.57	0.00	0.00	0.00	0.00	0.00	0.37	0.00	0.37	0.00	0.00	0.00	0.80	0.43	0.60	0.72	5.36	3.44	2.17	15.43	0.50	0.24	0.35	0.04
恶性淋巴瘤	C81—86.,C88,C90,C96	57	1.63	0.00	0.00	0.00	0.00	0.00	0.00	1.05	1.10	0.72	0.70	0.34	0.80	1.74	4.77	4.35	8.04	10.33	15.18	11.57	1.43	0.82	1.04	0.11
白血病	C91—95	83	2.37	0.00	0.00	0.00	0.00	0.48	0.00	0.70	0.37	0.00	0.70	1.02	1.20	3.91	5.97	11.59	11.62	10.33	17.35	19.29	2.08	1.24	1.60	0.19
部位不明及其他	Other	259	7.40	0.00	1.62	0.00	0.00	0.96	0.62	1.05	0.37	1.81	4.52	4.06	5.62	8.26	22.68	21.01	24.13	48.21	58.55	88.74	6.50	3.57	4.87	0.48
恶性肿瘤 所有部位合计	ALL	3986	113.83	0.00	2.43	0.60	1.17	2.88	2.48	7.67	14.62	16.26	31.33	53.46	93.13	131.71	285.29	379.70	495.92	669.14	1242.49	#	100.00	50.83	70.96	7.59

附表34　2018年陕西省农村肿瘤登记地区男女合计死亡主要指标（1/10万）

部位	ICD-10	病例数	粗率(%)	年龄组(岁)																			构成(%)	中标率(1/10万)	世标率(1/10万)	累积率(0~74岁)(%)
				0~	1~	5~	10~	15~	20~	25~	30~	35~	40~	45~	50~	55~	60~	65~	70~	75~	80~	85+				
口腔和咽喉(除鼻咽外)	C00—10,C12—14	68	0.88	0.00	0.00	0.00	0.00	0.00	0.00	0.00	0.00	0.18	0.16	0.45	0.18	1.12	1.74	4.48	3.68	7.16	8.56	12.50	0.60	0.39	0.55	0.06
鼻咽	C11	43	0.56	0.00	0.00	0.00	0.00	0.00	0.00	0.00	0.22	0.18	0.47	0.15	1.41	1.49	1.00	0.90	2.04	2.98	4.89	0.00	0.38	0.28	0.35	0.04
食管	C15	1270	16.43	0.00	0.00	0.00	0.00	0.00	0.00	0.16	0.00	0.36	1.40	2.56	9.14	16.73	43.54	59.67	94.35	146.72	201.74	170.82	11.24	7.18	10.15	1.14
胃	C16	1523	19.71	0.00	0.00	0.00	0.00	0.14	0.14	0.16	1.29	2.14	2.18	6.01	12.66	25.28	55.48	81.45	113.54	144.93	179.73	160.41	13.48	8.96	12.45	1.50
结直肠、肛门	C18—21	628	8.13	0.00	0.00	0.00	0.19	0.28	0.33	0.65	3.66	1.60	3.43	4.06	7.56	10.04	16.17	26.55	39.21	69.78	94.14	43.75	5.56	3.78	5.05	0.55
肝脏	C22	1516	19.62	0.00	0.00	0.25	0.39	0.42	1.65	3.66	3.92	9.21	18.94	30.60	32.16	52.25	69.84	66.23	97.22	133.27	112.49	47.91	13.42	9.70	12.86	1.45
胆囊及其他	C23—24	468	6.06	0.00	0.00	0.00	0.00	0.00	0.00	0.33	0.86	0.36	1.09	1.95	4.22	6.69	12.69	26.25	31.04	53.08	72.14	47.91	4.14	2.69	3.73	0.42
胰腺	C25	414	5.36	0.00	0.00	0.00	0.00	0.00	0.00	0.33	0.33	0.53	0.62	2.25	5.10	9.48	15.18	20.59	27.37	31.61	48.91	33.33	3.67	2.52	3.42	0.41
喉	C32	48	0.62	0.00	0.00	0.00	0.00	0.00	0.00	0.00	0.00	0.18	0.00	0.15	0.37	1.49	2.09	2.86	6.56	6.56	4.89	14.58	0.42	0.26	0.39	0.04
气管、支气管、肺	C33—34	3007	38.91	0.00	0.00	0.00	0.00	0.14	0.14	0.49	1.94	3.03	6.71	16.23	29.37	54.65	106.23	165.88	197.27	279.72	330.11	333.31	26.62	17.76	24.67	2.91
其他的胸腔器官	C37—38	25	0.32	0.00	0.00	0.00	0.19	0.00	0.00	0.16	0.16	0.18	0.31	0.00	0.18	0.00	1.00	1.79	1.23	1.79	3.67	0.00	0.22	0.18	0.22	0.03
骨	C40—41	126	1.63	0.00	0.00	0.00	0.78	0.00	0.00	0.16	0.00	0.18	0.31	0.90	1.41	3.16	3.98	8.65	5.31	7.75	6.11	10.42	1.12	0.91	1.13	0.13
皮肤的黑色素瘤	C43	5	0.06	0.00	0.00	0.00	0.00	0.00	0.00	0.00	0.00	0.00	0.00	0.00	0.18	0.19	0.25	0.60	0.00	0.00	0.00	0.00	0.04	0.03	0.04	0.01
乳腺	C50	285	7.61	0.00	0.00	0.25	0.00	0.00	0.00	1.03	1.34	3.68	7.12	8.63	11.59	15.59	27.51	22.02	12.07	25.05	27.60	21.89	2.63	3.87	5.03	0.55
子宫颈	C53	243	6.49	0.00	0.00	0.00	0.00	0.00	0.00	1.03	0.89	1.10	1.94	6.78	9.78	10.65	20.89	23.34	23.00	28.47	23.00	18.24	2.15	3.18	4.18	0.51
子宫体及子宫部位不明	C54—55	101	2.70	0.00	0.00	0.00	0.00	0.00	0.00	0.69	0.45	0.00	0.32	0.92	2.17	4.56	6.11	12.50	15.29	17.08	18.40	18.40	0.89	1.27	1.65	0.22
卵巢	C56	90	2.40	0.00	0.00	0.00	0.00	0.00	0.00	0.69	0.69	0.37	0.97	4.01	5.07	3.04	7.13	8.33	5.63	7.97	11.50	7.30	0.80	1.20	1.57	0.18
前列腺	C61	108	2.71	0.00	0.00	1.00	0.00	0.00	0.00	0.16	0.00	0.18	1.40	2.56	0.00	1.45	2.43	8.37	11.61	38.83	67.88	67.98	0.96	1.13	1.71	0.12
睾丸	C62	3	0.08	0.00	0.00	0.00	0.00	0.00	0.00	0.00	0.22	0.00	0.00	0.00	0.19	0.00	0.49	0.60	1.20	0.00	0.00	0.00	0.03	0.04	0.06	0.01
肾及泌尿系统部位不明	C64—66,C68	105	1.36	0.00	0.00	0.00	0.00	0.56	0.56	0.16	0.22	0.18	0.16	0.90	0.70	1.49	3.98	5.97	6.94	6.56	15.89	10.42	0.93	0.66	0.91	0.11
膀胱	C67	133	1.72	0.00	0.00	0.00	0.00	0.00	0.00	0.16	0.22	0.18	0.16	0.30	1.06	0.37	2.49	4.77	11.44	14.31	36.68	25.00	1.18	0.72	1.04	0.10
脑、神经系统	C70—72	355	4.59	1.24	1.24	1.00	0.88	0.58	0.84	2.14	1.08	2.67	2.96	4.51	6.51	6.51	10.70	12.83	19.20	15.51	13.45	14.58	3.14	2.83	3.44	0.37
甲状腺	C73	35	0.45	0.00	0.00	0.00	0.00	0.00	0.00	0.00	0.22	0.00	0.31	0.15	0.35	0.37	1.00	1.79	1.63	4.77	6.11	6.11	0.31	0.22	0.28	0.03
恶性淋巴瘤	C81—86,C88,C90、C96	114	1.48	0.00	0.00	0.00	0.00	0.00	0.56	0.16	0.22	0.00	0.62	0.75	1.76	2.04	4.98	5.97	6.94	6.56	13.45	10.42	1.01	0.72	0.98	0.11
白血病	C91—95	164	2.12	0.00	0.85	0.59	0.59	0.42	0.99	0.82	0.86	1.07	1.09	1.80	2.29	2.04	4.23	6.27	11.03	9.54	11.00	2.08	1.45	1.38	1.61	0.17
部位不明及其他	Other	407	5.27	0.00	1.14	0.25	0.59	0.56	0.56	0.99	1.29	1.25	2.65	3.16	6.68	9.85	11.20	19.09	23.69	26.84	25.68	31.25	3.60	2.78	3.59	0.41
恶性肿瘤 所有部位合计	ALL.	11296	146.18	1.24	4.26	2.74	2.06	2.73	3.36	9.22	15.30	20.65	38.85	75.16	135.58	201.50	382.39	561.17	700.47	993.03	1288.67	#	100.00	69.30	93.97	10.77

附表 35　2018 年陕西省农村肿瘤登记地区男性死亡主要指标(1/10 万)

部位	ICD-10	病例数	粗率(1/10万)	年龄组(岁)																			构成(%)	中标率(1/10万)	世标率(1/10万)	累积率(0~74岁)(%)
				0~	1~	5~	10~	15~	20~	25~	30~	35~	40~	45~	50~	55~	60~	65~	70~	75~	80~	85+				
口腔和咽喉(除鼻咽外)	C00~10, C12~14	46	1.16	0.00	0.00	0.00	0.00	0.00	0.00	0.00	0.00	0.35	0.00	0.00	0.34	0.73	2.92	7.18	4.15	12.52	7.83	19.42	0.65	0.54	0.78	0.08
鼻咽	C11	34	0.85	0.00	0.00	0.00	0.00	0.00	0.00	0.00	0.00	0.35	0.30	0.29	2.05	2.18	1.95	1.79	3.32	5.01	10.44	0.00	0.48	0.42	0.55	0.06
食管	C15	962	24.16	0.00	0.00	0.00	0.00	0.00	0.00	0.00	0.00	0.35	2.41	3.52	15.38	27.64	66.62	93.32	143.49	215.43	326.33	271.94	13.63	11.13	15.76	1.77
胃	C16	1096	27.53	0.00	0.00	0.00	0.00	0.00	0.27	0.32	0.83	2.76	1.21	10.27	17.09	36.00	86.55	129.80	170.03	202.90	229.74	223.38	15.52	13.12	18.30	2.28
结直肠、肛门	C18~21	372	9.34	0.00	0.00	0.48	0.00	0.36	0.27	0.32	0.83	2.07	4.52	4.99	9.57	11.27	18.96	37.09	42.30	83.92	104.43	53.42	5.27	4.57	6.10	0.66
肝脏	C22	1013	25.44	0.00	0.00	0.48	0.00	0.00	0.54	2.84	5.84	5.52	15.37	31.40	43.75	44.36	69.05	81.95	88.75	117.73	154.03	116.54	14.35	13.19	17.29	1.95
胆囊及其他	C23~24	160	4.02	0.00	0.00	0.00	0.00	0.00	0.00	0.63	0.83	0.69	0.90	2.39	5.45	8.36	8.27	14.36	19.08	43.84	67.88	29.14	2.27	1.86	2.54	0.26
胰腺	C25	214	5.37	0.00	0.00	0.00	0.00	0.00	0.00	0.00	0.42	0.35	1.21	3.23	6.49	17.02	22.13	29.86	25.05	49.60	24.28	24.28	3.03	2.68	3.61	0.45
喉	C32	43	1.08	0.00	0.00	0.00	0.00	0.00	0.00	0.00	0.00	0.35	0.00	0.29	0.68	0.73	2.43	4.19	5.81	12.52	7.83	24.28	0.61	0.49	0.73	0.07
气管、支气管、肺	C33~34	2110	52.99	0.00	0.00	0.00	0.00	0.27	0.27	0.63	2.08	5.18	7.84	18.49	40.68	80.00	146.37	244.06	287.80	412.06	480.36	437.04	29.89	25.25	34.96	4.17
其他的胸腔器官	C37~38	18	0.45	0.00	0.00	0.00	0.00	0.00	0.00	0.32	0.00	0.35	0.00	0.00	0.34	0.00	1.46	2.99	1.66	1.25	7.83	0.00	0.25	0.27	0.33	0.04
骨	C40~41	86	2.16	0.00	0.00	0.00	0.73	0.36	0.00	0.00	2.92	0.35	0.30	1.47	2.05	4.00	5.35	11.37	9.12	10.02	7.83	4.86	1.22	1.26	1.53	0.19
皮肤的黑色素瘤	C43	3	0.08	0.00	0.00	0.00	0.00	0.00	0.00	0.00	0.00	0.00	0.30	0.00	0.34	0.00	0.49	0.60	0.00	0.00	0.00	0.00	0.04	0.04	0.05	0.01
乳房	C50	12	0.30	0.00	0.00	0.48	0.00	0.00	0.00	0.00	0.42	0.35	0.00	0.00	0.00	0.36	2.43	1.20	0.00	0.00	7.83	4.86	0.17	0.14	0.21	0.02
子宫颈	C53	0	0.00	0.00	0.00	0.00	0.00	0.00	0.00	0.00	0.00	0.00	0.00	0.00	0.00	0.00	0.00	0.00	0.00	0.00	0.00	0.00	0.00	0.00	0.00	0.00
子宫体及子宫部位不明	C54~55	0	0.00	0.00	0.00	0.00	0.00	0.00	0.00	0.00	0.00	0.00	0.00	0.00	0.00	0.00	0.00	0.00	0.00	0.00	0.00	0.00	0.00	0.00	0.00	0.00
卵巢	C56	0	0.00	0.00	0.00	0.00	0.00	0.00	0.00	0.00	0.00	0.00	0.00	0.00	0.00	0.00	0.00	0.00	0.00	0.00	0.00	0.00	0.00	0.00	0.00	0.00
前列腺	C61	108	2.71	0.00	0.00	0.00	0.00	0.00	0.00	0.00	0.00	0.00	0.00	0.00	0.00	1.45	2.43	8.37	11.61	38.83	67.88	67.98	1.53	1.13	1.71	0.12
睾丸	C62	3	0.08	0.00	0.00	0.00	0.00	0.00	0.00	0.00	0.00	0.00	0.00	0.00	0.00	0.00	0.49	1.20	0.00	0.00	0.00	0.00	0.04	0.04	0.06	0.01
肾及泌尿系统部位不明	C64~66, C68	71	1.78	0.00	0.53	0.00	0.00	0.00	0.00	0.00	0.42	0.35	0.60	1.17	1.03	1.82	3.40	10.17	8.29	10.02	23.50	14.57	1.01	0.93	1.26	0.14
膀胱	C67	98	2.46	0.00	0.00	0.00	0.00	0.00	0.00	0.32	0.00	0.35	0.30	0.29	1.03	0.36	4.38	7.78	16.59	22.54	62.66	29.14	1.39	1.11	1.57	0.16
脑、神经系统	C70~72	188	4.72	2.35	1.60	1.45	1.64	0.36	0.82	3.79	1.25	2.07	2.11	3.81	7.52	6.91	12.16	12.56	19.08	20.04	10.44	14.57	2.66	3.12	3.68	0.39
甲状腺	C73	18	0.45	0.00	0.00	0.00	0.00	0.00	0.00	0.00	0.42	0.00	0.30	0.00	0.00	0.36	1.46	1.79	2.49	5.22	5.22	0.00	0.25	0.23	0.30	0.03
恶性淋巴瘤	C81~86, C88, C90, C96	74	1.86	0.00	0.00	0.00	0.00	0.00	1.09	0.32	0.42	1.73	0.60	1.17	1.37	1.82	7.29	7.78	6.64	5.01	14.57	14.57	1.05	0.96	1.30	0.14
白血病	C91~95	93	2.34	0.00	1.07	0.97	0.55	0.73	0.54	1.26	0.42	1.73	1.81	1.47	2.05	2.55	4.86	7.78	9.95	11.27	13.05	4.86	1.32	1.54	1.82	0.19
部位不明及其他	Other	238	5.98	0.00	2.14	0.48	0.00	1.09	0.54	1.89	1.25	1.73	2.71	3.23	7.86	12.00	11.18	22.13	25.71	32.56	26.11	58.27	3.37	3.25	4.27	0.46
恶性肿瘤所有部位合计	ALL	7060	177.31	2.35	5.35	3.86	2.18	2.54	4.90	12.93	17.51	24.86	42.19	86.26	162.03	248.37	477.51	731.57	905.70	#	1696.91	#	100.00	87.28	118.68	13.64

251

附表36 2018年陕西省农村肿瘤登记地区女性死亡主要指标(1/10万)

部位	ICD-10	病例数	粗率(%)	年龄组(岁)																			构成(%)	中标率(1/10万)	世标率(1/10万)	累积率(0~74岁)(%)
				0~	1~	5~	10~	15~	20~	25~	30~	35~	40~	45~	50~	55~	60~	65~	70~	75~	80~	85+				
口腔和咽喉(除鼻咽外)	C00~10, C12~14	22	0.59	0.00	0.00	0.00	0.00	0.00	0.00	0.00	0.00	0.00	0.32	0.31	0.00	1.52	0.51	1.79	3.22	2.28	9.20	7.30	0.52	0.24	0.34	0.04
鼻咽	C11	9	0.24	0.00	0.00	0.00	0.00	0.00	0.00	0.00	0.45	0.00	0.65	0.00	0.72	0.76	0.00	0.00	0.80	1.14	0.00	0.00	0.21	0.14	0.16	0.02
食管	C15	308	8.22	0.00	0.00	0.00	0.00	0.00	0.00	0.00	0.00	0.37	0.32	1.54	2.54	5.32	19.36	26.19	46.67	84.26	91.99	94.86	7.27	3.32	4.74	0.51
胃	C16	427	11.40	0.00	0.00	0.00	0.00	0.00	0.00	0.00	1.28	1.47	3.24	1.54	7.97	14.07	22.92	33.33	58.74	92.23	135.68	113.10	10.08	4.84	6.70	0.73
结直肠、肛门	C18~21	256	6.83	0.00	0.00	0.00	0.00	0.00	0.29	0.34	0.45	1.10	2.27	3.08	5.43	8.75	13.25	16.07	36.21	56.93	85.09	36.48	6.04	2.98	4.00	0.44
肝脏	C22	503	13.43	0.00	0.00	0.00	0.00	0.84	0.29	0.34	1.34	2.21	2.59	5.86	16.66	19.39	34.64	50.59	51.50	78.56	114.98	109.45	11.87	6.10	8.30	0.93
胆囊及其他	C23~24	308	8.22	0.00	0.00	0.00	0.00	0.00	0.00	0.00	0.00	0.00	1.29	3.39	6.16	7.99	17.32	38.00	42.65	61.49	75.89	62.02	7.27	3.52	4.90	0.58
胰腺	C25	200	5.34	0.00	0.00	0.00	0.00	0.00	0.00	0.00	0.89	0.74	0.00	1.23	3.62	10.65	13.25	19.05	24.95	37.57	48.29	40.13	4.72	2.34	3.20	0.37
喉	C32	5	0.13	0.00	0.00	0.00	0.00	0.00	0.00	0.00	0.00	0.00	0.00	0.00	0.00	0.00	0.51	0.00	0.00	1.14	2.30	7.30	0.12	0.04	0.08	0.00
气管、支气管、肺	C33~34	897	23.95	0.00	0.00	0.00	0.00	0.00	0.34	0.34	1.78	0.74	5.50	13.87	17.38	28.14	64.19	88.09	109.44	159.41	197.77	255.38	21.18	10.37	14.59	1.65
其他的胸腔器官	C37~38	7	0.19	0.00	0.00	0.00	0.00	0.00	0.00	0.00	0.00	0.00	0.65	0.00	0.00	0.00	0.51	0.60	0.80	2.28	0.00	0.00	0.17	0.09	0.12	0.01
骨	C40~41	40	1.07	0.00	0.00	0.00	0.00	0.84	0.00	0.69	0.00	0.00	0.32	0.31	0.54	2.28	2.55	5.95	1.61	5.69	4.60	14.59	0.94	0.54	0.71	0.07
皮肤的黑色素瘤	C43	2	0.05	0.00	0.00	0.00	0.00	0.00	0.00	0.00	0.00	0.00	0.00	0.00	0.00	0.38	0.00	0.60	0.00	0.00	0.00	0.00	0.05	0.03	0.03	0.00
乳腺	C50	285	7.61	0.00	0.00	0.00	0.00	0.00	0.00	1.03	1.34	3.68	7.12	8.63	11.59	15.59	27.51	22.02	12.07	25.05	27.60	21.89	6.73	3.87	5.03	0.55
子宫颈	C53	243	6.49	0.00	0.00	0.00	0.00	0.00	0.00	1.03	0.89	1.10	1.94	6.78	9.78	10.65	20.89	25.00	23.34	28.47	23.00	18.24	5.74	3.18	4.18	0.51
子宫体及子宫部位不明	C54~55	101	2.70	0.00	0.00	0.00	0.00	0.00	0.00	0.69	0.45	0.00	0.32	0.92	2.17	4.56	6.11	12.50	15.29	17.08	18.40	3.65	2.38	1.27	1.65	0.22
卵巢	C56	90	2.40	0.00	0.00	0.00	0.00	0.00	0.00	0.69	0.00	0.37	0.97	4.01	5.07	3.04	7.13	8.33	5.63	7.97	11.50	7.30	2.12	1.20	1.57	0.18
前列腺	C61	0	0.00	0.00	0.00	0.00	0.00	0.00	0.00	0.00	0.00	0.00	0.00	0.00	0.00	0.00	0.00	0.00	0.00	0.00	0.00	0.00	0.00	0.00	0.00	0.00
睾丸	C62	0	0.00	0.00	0.00	0.00	0.00	0.00	0.00	0.00	0.00	0.00	0.00	0.00	0.00	0.00	0.00	0.00	0.00	0.00	0.00	0.00	0.00	0.00	0.00	0.00
肾及泌尿系统部位不明	C64~66, C68	34	0.91	0.00	0.00	0.00	0.00	0.00	0.00	0.00	0.00	0.00	0.00	0.62	0.36	1.14	4.58	1.79	5.63	3.42	9.20	7.30	0.80	0.40	0.57	0.07
膀胱	C67	35	0.93	0.00	0.00	0.00	0.00	0.00	0.00	0.00	0.00	0.00	0.00	0.31	1.09	0.38	0.51	1.79	6.44	6.83	13.80	21.89	0.83	0.35	0.54	0.05
脑、神经系统	C70~72	167	4.46	0.00	2.42	0.51	0.00	0.84	0.86	0.34	0.89	3.31	3.88	5.24	5.43	6.08	9.17	13.09	19.31	11.39	16.10	14.59	3.94	2.52	3.18	0.35
甲状腺	C73	17	0.45	0.00	0.00	0.00	0.00	0.00	0.00	0.00	0.00	0.00	0.32	0.31	0.72	0.38	0.51	1.79	0.80	4.55	6.90	7.30	0.40	0.20	0.26	0.02
恶性淋巴瘤	C81~86, C88, C90, C96	40	1.07	0.00	0.00	0.00	0.00	0.00	0.00	0.00	0.00	0.00	0.65	0.31	2.17	2.28	2.55	4.17	2.41	7.97	2.30	7.30	0.94	0.49	0.66	0.07
白血病	C91~95	71	1.90	0.00	0.60	1.03	0.64	0.42	0.29	0.34	1.34	0.37	0.32	2.16	2.54	1.52	3.57	4.76	12.07	7.97	9.20	10.94	1.68	1.21	1.40	0.16
部位不明及其他恶性肿瘤	Other	169	4.51	0.00	0.00	0.00	1.28	0.00	0.00	0.00	1.34	0.74	2.59	3.08	5.43	7.61	11.21	16.07	21.73	21.63	25.30	10.94	3.99	2.30	2.92	0.36
所有部位合计	ALL	4236	113.09	0.00	3.02	1.54	1.92	2.94	1.73	5.17	12.93	16.17	35.27	63.50	107.56	152.49	282.73	391.63	501.34	725.30	929.06	853.70	100.00	51.55	69.84	7.90

参考文献

[1] 国家卫生计生委 国家中医药管理局. 关于印发肿瘤登记管理办法的通知[EB/OL]. http：//www.nhc.gov.cn/2015-2-4/2020-5-5.

[2] 国家癌症中心. 中国肿瘤登记工作指导手册(2016)[M]. 北京：人民卫生出版社，2016.

[3] 卢伟，郑莹. 肿瘤命名与编码[M]. 上海：第二军医大学出版社，2011.

[4] GB/T 14396－2016，疾病分类与代码[S]. 北京：中国标准出版社，2016.